건강혁명
HEALTH REVOLUTION

습관이 전부다

건강혁명(HEALTH REVOLUTION): 습관이 전부다

초판 인쇄 ┃ 2021년 8월 15일
초판 발행 ┃ 2021년 9월 1일

지은이 ┃ 김병곤 금명기
펴낸곳 ┃ 유니크커뮤니케이션
펴낸이 ┃ 김성민
북디자인 ┃ 유니크커뮤니케이션
영업 마케팅 ┃ 김명자, 이호연

출판등록 ┃ 2013년 7월 26일 (제2014-21호)
주소 ┃ 대전광역시 서구 대덕대로 249번길 30(둔산동, 베스트피엘씨빌딩)
전화 ┃ 070-7426-4000
팩스 ┃ 042-622-1140
전자우편 ┃ ucs114@naver.com

ISBN ┃ 979-11-966114-3-9

이 책의 저작권은 저자와 출판사에 있습니다.
서면에 의한 저자와 출판사의 허락 없이 책의 전부 또는 일부 내용을 사용할 수 없습니다.

건강혁명

HEALTH REVOLUTION

습관이 전부다

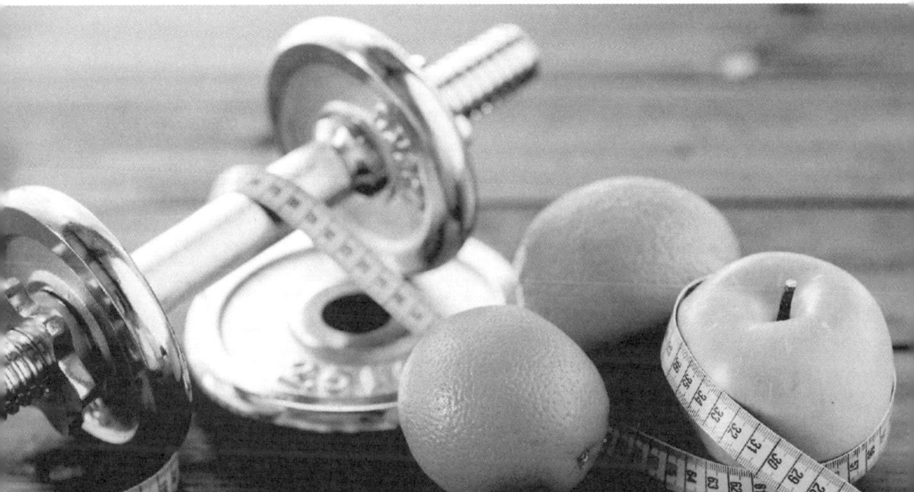

저자 김병곤 | 금명기 감수자 김선열 원장(선한메디컬의원)

천하를 얻고도 건강을 잃으면 무슨 소용인가?

자신의 건강한 삶을 위해서,
생각을 바꾸고 의식을 뒤집어야 한다!

미래북
MIRAEBOOKS

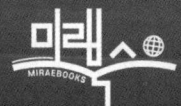

일러두기

1. 본문에 등장하는 단행본 저작은 『』으로, 보고서나 논문 및 기타 저작, 영화는 「」으로 표기했습니다.
2. 본문에 등장하는 외래어는 기본적으로 국립국어원 외래어표기법을 따랐으며, 필요에 따라 한자, 영문 및 외국어를 병기했습니다. 외국인명은 원칙적으로 영문명을 병기했으나, 잘 알려진 인물의 경우나 특별히 불필요하다는 판단이 들 때에는 본문의 가독성을 위해 생략했습니다.
3. 책 속에 등장하는 사진은 구글, 핀터레스트 및 저작권이 해결된 소스에서 가져왔으나, 삽화의 저작권은 출판사에 귀속됩니다.

| 서 문 |

건강을 위한 습관 혁명은
지금 당신으로부터 시작됩니다

"죽음은 어쩌면 그냥 전원 스위치 같은 것일지도 모릅니다. 딸깍! 누르면 그냥 꺼져 버리는 거지요. 아마 그래서 내가 애플 기기에 스위치를 넣는 걸 그렇게 싫어했나 봅니다."[1]

애플을 창업하고 세계적인 기업으로 일군 스티브 잡스의 마지막 인터뷰입니다. 잘 알다시피 잡스는 오늘날 가정에 TV나 냉장고처럼 PC를 한 대씩 보유할 수 있도록 해준 사람입니다. 아이폰을 쓰던지 갤럭시를 쓰던지 무론하고, 스마트폰이라는 기기를 오늘날 모든 사람들의 손아귀에 하나씩 쥐어준 인물입니다. 하지만 IT업계에서 혁신의 아이콘으로 불렸던 그 역시 건강 문제는 비켜갈 수 없었습니다. 2011년 10월 5일, 56세를 일기로 생을 마감할 때 그는 영영 전원 스위치를 꺼버리고 말았습니다.

그의 죽음에 대해서 여러 상반된 이야기들이 있지만, 한 가지는 확실한 것 같습니다. 그것은 2003년 10월 최초로 췌장암 진단을 받았을 때 잡스가 자신의 몸에 칼을 대는 것에 극도의 거부감을 느꼈다는 사실입니다. 최첨단 컴퓨터기기를 만들던 그는 역설적으로 현대 의학을 믿지 못했으며, 대신 젊은 시절부터 꾸준히 해왔던 명상과 단식으로 병을 이겨보려고 했습니다. 주치의보다 일본 선승과 꾸준히 만났으며, 우리가 보기에 이해하기 힘든 대체의학과 초월명상에 집착했습니다.

이런 기이한 행동은 모든 것이 불안하기만 했던 대학시절부터 시작되었습니다. 그는 1970년대 대부분의 미국 젊은이들이 그렇듯 히피문화에 깊이 빠져 있었고, 대마초와 LSD에 절어 있었습니다. 특히 힌두교의 채식주의에 깊이 매료되었는데, 그는 육식을 멀리하므로 장을 청소하고 몸이 정화될 수 있다고 믿었습니다. 그래서 잡스는 당근이나 사과 같은 한두 가지 음식만 먹는 극단적인 채식을 하면서 수 주일 버티기도 했습니다. "그는 전분이 없는 야채와 과일만 먹으면 몸에 해로운 점액이 형성되는 것을 막을 수 있다고 믿었으며, 아울러 장기 단식을 정기적으로 단행함으로써 몸을 깨끗이 해야 한다고 생각했다. 이는 곧 시리얼조차 끊는다는 것을 의미했으니, 밥이나 빵, 곡물, 우유 등은 말할 것도 없었다."[2]

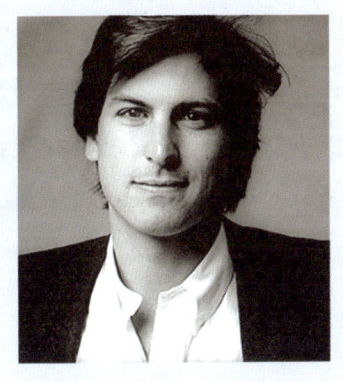 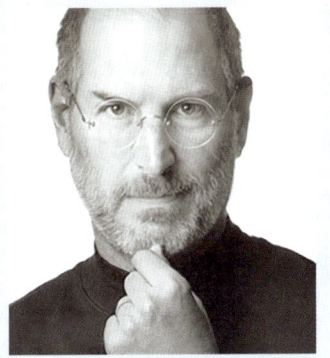

　그는 채식주의와 함께 힌두교와 요가를 접하게 되었고, 아예 인도로 무전여행을 떠나기도 했습니다. 더러운 갠지스 강에 몸을 담그고 천만 명의 순례자들이 참가하는 축제에 참석하기도 했으며, 무명으로 만든 구도자의 옷을 입고 구루가 거행하는 삭발식을 받기도 했습니다. 그때쯤 요가를 미국에 소개한 요가난다의 『영혼의 자서전』도 읽었습니다. 이 책은 잡스가 아이패드에 저장해 놓고 수시로 읽을 만큼 살아생전에 가장 애정했던 책들 중 하나였으며, 그가 죽은 뒤 유족들은 그러한 잡스를 존중해서 추도식에 참석한 모든 조문객들에게 한 권씩 나누어 주기도 했습니다.

　역사에 '만약'이라는 가정은 쓸데없는 것이지만, 이런 가정을 해 보는 것은 어떨까 합니다. '만약 잡스가 초기에 췌장암 수술을 받았다면 지금 세상은 어떻게 달라져 있을까?' 그가 걸린 췌장암은 일반적인 형태보다 수술하기 훨씬 수월한 케이스였으며, 암 진단을 받고 바로 수술을 했으면 90% 이상 완치가 가능했다고 합니다. 첫 발견 당시 췌장의 5%만 퍼져 있던 암은 그 이후 잡스가 수술과 일체의 현대 의학을 거부한 채 대체의학을 고집하며 시간을 끄는 동안 췌장 전체로 퍼졌고 서둘러 수술을 받았지만 결국 소생하지 못했습니다. 암은 IT업계의 기린아로 추앙받던 천재를 그렇게 쓰러뜨리고 말았습니다.

* * *

예로부터 '건강은 건강할 때 지켜라.'라는 말이 있습니다. 소 잃고 외양간 고치는 것처럼, 건강을 잃고 나서야 건강의 중요성을 깨닫는 사람들이 너무 많습니다. 두 아이의 아빠로 눈 코 뜰 새 없이 바쁘게 살면서 은행 빚을 겨우 갚았는데 하루아침에 간암 말기 판정을 들은 한 동료의 사례, 결혼 20주년 기념으로 가족들과 함께 처음으로 유럽 여행을 떠나기 직전 받은 정기 건강검진에서 위암 진단을 받고 결국 모든 일정을 취소해야 했던 한 친구의 소식, 추석 때 부산의 처갓집에 갔다가 몸살기가 있어 병원을 찾으니 혈액암이라는 청천벽력 같은 소식을 받아든 아내 동창의 이야기를 듣고 보면서 필자는 다시 한 번 건강이 모든 행복의 첫 번째 주춧돌이라는 생각이 들었습니다.

아무리 스티브 잡스처럼 세상의 커다란 성취와 성공을 거머쥐었더라도 당장 내 몸 하나 건강하지 않다면 아무런 쓸모가 없을 것입니다. 필자의 어린 시절에는 보릿고개가 있었습니다. 모든 것이 궁핍하고 먹을 것조차 마땅히 없었기 때문에 입에 한 톨의 쌀이라도 넣으려면 남들보다 더 일하고 더 뛰어야 했습니다. 그러니 언제나 건강은 뒷전이었습니다. 어느 정도 먹고 살만한 나이가 되면 몸 성한 곳 없이 한두 군데 고장이 나서 쓰러지는 게 다반사였습니다.

오늘날 우리나라는 한강의 기적을 통해 세계 12위의 경제 대국으로 성장했으며 그 어느 시절보다 풍요로운 나라가 되었습니다. 그래서 요즘 밥을 굶는 사람은 그리 많지 않습니다. 하지만 어떻게 된 건지 풍요로운 시대에 더 많은 사람들이 병에 걸려 고통 받고 있는 것 같습니다. 서구화된 식습관이 불러온 각종 성인병과 환경오염이 낳은 여러 피부질환, 호흡기질환, 경쟁이 심해지면서 가파르게 상승하고 있는 정신질환까지... 과거보다 먹고 마시는 건 더 가까워졌지만 건강과 행복은 더 멀어진 것 같습니다. 그 이유는 무엇일까요?

대부분의 질병은 잘못된 식습관과 생활습관에서 비롯됩니다. 너무 많이 먹고, 먹지 말아야 할 것들을 먹기 때문에 병들고 아픈 것입니다. 우리에게 건강혁명이 일어나야 하는 이유입니다. 건강혁명은 먼 데 있지 않습니다. 바로 지금 이 순간 나에게 주어진 건강을 잘 돌보고, 몸과 마음에 좋지 않은 것들을 멀리 하며, 걱정과 스트레스가 없는 밝고 낙천적인 삶을 사는 것에서부터 혁명은 시작됩니다. 하루 10분 맨손체조라도 사소한 습관의 변화를 통해 나 자신이 먼저 바뀔 수 있고, 내가 먹고 마시는 음식물에 조금 더 세밀한 주의를 기울이는 선택을 통해 내 몸이 새로워질 수 있습니다. 몸에 좋은 약물이나 탕제, 허해진 원기를 되살리는 보약 한 첩을 달여 마시는 것보다 일상생활 중에 조금 더 움직이고 조금 덜 먹으며 조금 더 긍정적으로 생각하는 라이프스타일이 훨씬 건강에 도움이 된다고 생각합니다.

이 책은 바로 이런 부분에 초점을 맞춘 책입니다. 이 책에 나오는 모든 내용은 두 필자들이 직접 실생활을 통해 경험하고 체득한 것들을 바탕으로 쓴 것입니다. 독자들의 이해를 돕기 위해 과학적 레퍼런스들을 참고하여 영양학적이고 병리학적 근거들을 꼼꼼히 달아두었습니다. 이것저것 책을 뒤지지 않아도 이 책 한 권만 읽으면 일상에서 바로 건강혁명을 이룰 수 있는 단순하고 효과적인 팁들을 매 챕터마다 넣는 것도 잊지 않습니다. 이 책 한 권으로 모든 현대인들의 질병과 관련된 내용을 섭렵할 수 없겠지만, 최소한 독자들이 많이 궁금해 하는 실질적인 삶에서의 변화와 치유에 충분한 자료는 될 수 있을 것이라 자부합니다.

본서에서 저자가 제시하는 건강 습관 혁명은 스스로 건강할 수 있도록 자신의 삶을 재창조하는 다섯 가지 혁명을 말합니다. 첫째, 삶의 목표와 가치관을 세우는 일에 대한 의식 혁명, 둘째, 잡다한 고민을 끊어내고, 만남을 최소화하며, 단순한 일상과 스트레스 없는 생활 혁명, 셋째, 부족하지도 넘치지도 않고 영양가 있는 음식을 골고루 섭취하는 식습관 혁명, 넷째, 매일 적당하고 꾸준한 일상생활 속 운동을 통한 육체 혁명, 다섯째, 몸과 마음을 다스리는 수련과 명상의 마음 혁명이 그것입니다.

혹여 독자들 중에서는 '경영학 교수가 무슨 건강에 대한 책을 썼지?'라고 반문할 수도 있을 것입니다. 경영학은 단순히 숫자와 이윤에 몰두하는 학문이 아닙니다. 경영학이 추구하는 가장 중요한 가치는 바로 '효율'입니다. 효율성이라는 지표는 단순히 한 기업의 비즈니스에만 적용되는 게 아니라 내 몸과 건강이라는 주제, 일상에서 먹고 마시는 문제, 나아가 행복과 성공을 추구하는 라이프 스타일에도 적용될 수 있습니다. 경영학의 관점에서 본다면, 우리 몸과 마음의 건강은 투입(음식물) 대비 최적의 산출(에너지)과 효율성을 유지하는 상태라고 할 수 있습니다. 이 책은 바로 이런 경영학적 관점에서 최고로 효율을 올릴 수 있는 이상적인 식습관과 운동법, 건강 유지 비결을 제시하고 있습니다.

필자들은 평생 강단에서 학생들을 가르쳐온 교원이지만, 단순히 지식의 상아탑에만 갇혀있는 학자들이 아닙니다. 스스로 건강혁명을 실천하여 왕성하고 정력적인 비즈니스를 하고 있으며 지치지 않는 봉사활동과 신앙생활로 육체적, 정신적, 영적으로 원만하고 충실한 생활을 유지하고 있습니다. 일체 흡연을 하지 않고, 적당한 운동과 섭식을 병행하는 삶을 살아왔다고 자부합니다. 몸에 좋지 않은 군것질이나 주전부리, 탄산음료, 정크푸드, 라면, 맵고 짠 음식은 입에 대지 않았습니다. 더불어 매일 학교 뒷동산을 산책하며 기초 체력을 길렀고 유산소운동과 근육운동을 게을리 하지 않았습니다. 주변에서 이런 필자들을 보고 건강의 비결을 묻는 사람들이 많아졌고, 몇몇 분들은 이참에 섭식과 운동의 교본을 내는 게 어떻겠냐는 제안도 했습니다.

이 책은 이러한 여러분들의 응원에 힘입어 2년 전부터 체계적으로 구상되었습니다. 무엇보다 원고를 처음부터 끝까지 꼼꼼히 읽고 감수해주신 선한메디컬의원의 김선열 원장님께 감사의 마음을 전합니다. 개인적으로 원고를 읽고 추천사를 써주신 한달수 원장님과 김규호 원장님께도 깊은 고마움을 표합니다. 더불어 이 원고가 한 권의 멋진 책으로 만들어지는 과정을 전체적으로 주도한 유니크 커뮤니케이션의 편집장님께도 감사함을 전하고 싶습니다. 부디 이 책을 읽고 먹고 마시는 모든 일이 생활 전반에 다 연결되어 있으며, 나아가 신체적, 정신적 건강이 사회적 성공에 가장 중요한 열쇠가 된다는 사실을 깨닫고 건강혁명을 실천하는 여러분들이 되시기 바랍니다.

21세기 새로운 건강관리 습관혁명을 꿈꾸며
독자분들 모두 더 건강한 삶을 누리길 바라며

김병곤 금명기 드림

| 추천사 |

한달수 원장
(병천한의원, 한의학박사)

'천하를 얻고도 건강을 잃으면 무슨 소용이 있겠는가?' 최근 21세기 흑사병으로 불리는 코로나 바이러스로 건강과 면역력의 중요성이 다시 부각되고 있습니다. 전 세계적으로도 매일 수만 명이 확진되고 수천 명이 목숨을 잃고 있습니다. 작은 바이러스 하나로 우리의 평범한 일상이 완전히 무너져 내리고 삶의 소소한 행복을 박탈당하며 가족과 자신의 건강이 삶의 근간이 된다는 사실을 다시금 깨닫게 됩니다.

그런 와중에 참으로 시의적절한 책이 출판되었습니다. 본 책은 과거 40여 년간 저자가 꾸준히 실천해 온 건강 생활과 식습관을 소개하는 자전적 건강 백서입니다. 특히 저는 매일 환자들을 진료하는 의료 전문인으로서 건강이 사고방식에서 출발한다는 저자의 주장에 전적으로 동의할 수밖에 없습니다. 사실 건강은 대단한 환경이나 주변의 도움보다는 자신의 생각과 관점이 긍정적으로 바뀌는 데에서 시작됩니다.

저는 원고를 받고 평소 대학교에서 경영학을 가르치는 저자가 어떻게 이렇게 건강에 관해 전문가적인 소양을 가지게 되었는지 궁금했습니다. 책을 넘기며 저자의 생활과 사고방식을 접하면서 자연스럽게 그 의문이 풀렸습니다. 이 책은 스스로 경험을 통해 입증된 건강 비법을 소개하기 때문에 여타 책들보다 더 유용하고 알찬 내용들로 가득하다고 생각합니다. 독자 여러분들의 흔쾌한 일독을 권합니다.

| 추 천 사 |

김규호 원장
(평화당한의원)

 저자를 오랫동안 알아온 저로서는 세계적인 정보과학자로 대학교에서 학생들을 가르치는 교수님으로만 생각했는데 이렇게 건강에 관한 책을 썼다고 추천사를 부탁해서 놀랐습니다. '아니, 의학 전문가도 책 한 권 내기 힘든데 의료 분야와 무관한 경영학을 전공한 교수가 어떻게 건강 관련 도서를 냈을까?' 조금 의아한 생각도 들었습니다. 그런데 책의 내용을 보면서 또 한 번 놀라게 되었습니다. 책의 처음부터 끝까지 건강에 꼭 필요한 일상의 정보들이 알토란같이 차곡차곡 들어차 있어 보는 내내 감탄을 하고 또 했습니다.

 책은 병리학적 차원에서 현대인들이 종종 마주하는 건강상의 문제들, 다양한 질환들을 설명하고 있습니다. 더불어 영양학적 차원에서 반드시 일상에서 섭취해야 하는 다양한 음식과 먹거리, 건강보조식품을 일별하고 있습니다. 또한 신체생리학적 차원에서 운동과 생활 습관의 변혁을 통한 체중 관리의 중요성을 강조하고 있습니다. 저자는 예방의학적 차원에서 건강은 만드는 게 아니라 지키는 것이며, 병을 고치는 것에서 예방하는 것으로 나아가야 함을 본인의 사례를 통해 보여주고 있습니다.

  결코 만만한 책이 아니며 처음부터 끝까지 건강에 관하여 일관된 관점에서 서술하고 있기 때문에 이 한 권으로 집에 가정의학과 전문의를 한 명 상주시키는 것과 같은 효과가 있다고 자신합니다. 저도 당장 오늘부터 이 책에서 소개하는 일상의 운동을 하나씩 실천할까 생각 중입니다. 이 책을 읽으시는 모든 분들도 건강 혁명을 위하여 건강에 좋은 습관을 매일 하나씩 실천하시기 바랍니다. 여러분들에게 이 책을 강력히 추천합니다.

CONTENTS

서 문　건강을 위한 습관 혁명은 지금 당신으로부터 시작됩니다　05
추천사　　　　14

1부. 건강 의식 혁명 Health Thinking Revolution

1장 건강관리 의식 혁명

- 건강혁명 시대의 도래 … 24
  1) 웰니스　2) 로하스　3) 웰니스 산업의 전망　4) 뷰티 산업의 전망
  5) 건강식품 산업 및 의료 분야
- 건강관리의 필요성 … 40
  1) 3040 건강관리　2) 5060 건강관리
- 몸과 마음의 온전한 건강을 위하여 … 49

2장 해독과 건강

- 죽음을 기다리는 인간 … 53
- 해독의 필요성, 간의 건강 … 55
  1) 방독, 독소가 들어오는 것을 막다　2) 해독, 독소를 몸 밖으로 배출하다
- 디톡스 다이어트 … 67
  1) 간 해독에 도움을 주는 음식　2) 해독과 다이어트

3장 노화를 극복하는 비결

- 노화의 원리 ··· 73
  1) 텔로미어의 비밀　2) 텔로미어와 안티에이징
- 항산화제의 비밀 ··· 82
  1) 활성산소를 막아라　2) 항산화제-활성산소의 천적　3) 비타민A-최초의 비타민
  4) 비타민C-비타민의 황제　5) 비타민E-항산화제의 황제

4장 건강 결정 요소와 주요 질병

- 건강을 결정하는 요소들 ··· 107
  1) 영양학-먹어야 산다　2) 면역학-막아야 산다　3) 스트레스와 수면-쉬어야 산다
- 건강을 해치는 주요 질환과 치료법 ··· 123
  1) 당뇨병　2) 고혈압　3) 심장마비　4) 허리디스크　5) 퇴행성관절염

5장 케톤식과 건강관리 비결

- 구석기 식단의 반란 ··· 148
- 저탄고지, 구석기 식단으로의 회귀 ··· 150
  1) 케톤식의 원리　2) 콜레스테롤, 야누스의 두 얼굴　3) 탄수화물, 비만의 주적
- 케톤식 다이어트 혁명 ··· 165
  1) 탄수화물 중독　2) 건강을 지키는 저탄고지 식사법
  3) 저탄고지 식단의 주의할 점

2부. 건강 습관 혁명 Wellness Habit Revolution

6장 질병 치유와 환자 혁명

- 뇌내혁명 … 182
  1) 뇌의 구조   2) 뇌 건강을 지키는 생활습관
- 장 건강과 장내 질병 … 199
  1) 장내 좋은 균과 나쁜 균   2) 장내 건강을 위한 식습관
- 여섯 번째 영양소, 식이섬유 … 212
  1) 식이섬유가 풍부한 음식   2) 식이섬유의 효능   3) 식이섬유 다이어트

7장 자연치유력을 높이는 음식

- 자연치유력, 면역력이란 무엇인가 … 220
- 물의 가치 … 225
  1) 물의 효능   2) 물을 건강하게 마시는 방법   3) 물도 과하면 독이다
- 자연에서 찾은 치료제 … 235
  1) 노니   2) 생강   3) 강황과 마늘

8장 면역력 강화와 건강기능식품

- 질병이 엄습한 도시인의 현주소 … 248
- 질병이란 무엇인가 … 251
  1) 마이크로 건강과 매크로 건강   2) 마이크로 건강의 중요성
- 약의 기능 … 259

- 건강기능식품, 알고 먹자 … 261
    1) 건강기능식품은 무엇인가   2) 식약청이 권하는 건강기능식품
    3) 나에게 맞는 건강기능식품 고르기

- 면역력 강화, 건강기능식품으로 … 279

9장 식생활과 습관 혁명

- 습관의 힘, 건강은 습관으로 시작된다 … 282

- 식습관과 건강의 상관관계 … 284
    1) 채식의 인기   2) 채식의 종류   3) 채식의 역사   4) 채식의 장점
    5) 채식의 주의할 점

- 밥상 혁명, 건강에 좋은 식재료 … 298
    1) 미나리   2) 부추   3) 마

- 건강의 주적, 나쁜 음식 … 307
    1) 정크푸드   2) 인공식품첨가물

10장 일상생활에서 건강을 지키는 비결

- 건강한 육체에 건강한 정신 … 317

- 습관적 운동이 전부다 … 318
    1) 운동의 이점   2) 내 건강을 지키는 3-3-7 운동법   3) 운동 시 주의사항

- 중용과 명상의 중요성 … 333
    1) 명상의 가치   2) 명상의 시공간   3) 명상의 자세

- 삶의 목표가 건강을 지킨다 … 341

- 회복탄력성을 갖자 … 344

나가는 글   건강을 위한 습관 혁명은 지금도 늦지 않았습니다   350

1부

건강
의식 혁명

Health Thinking Revolution

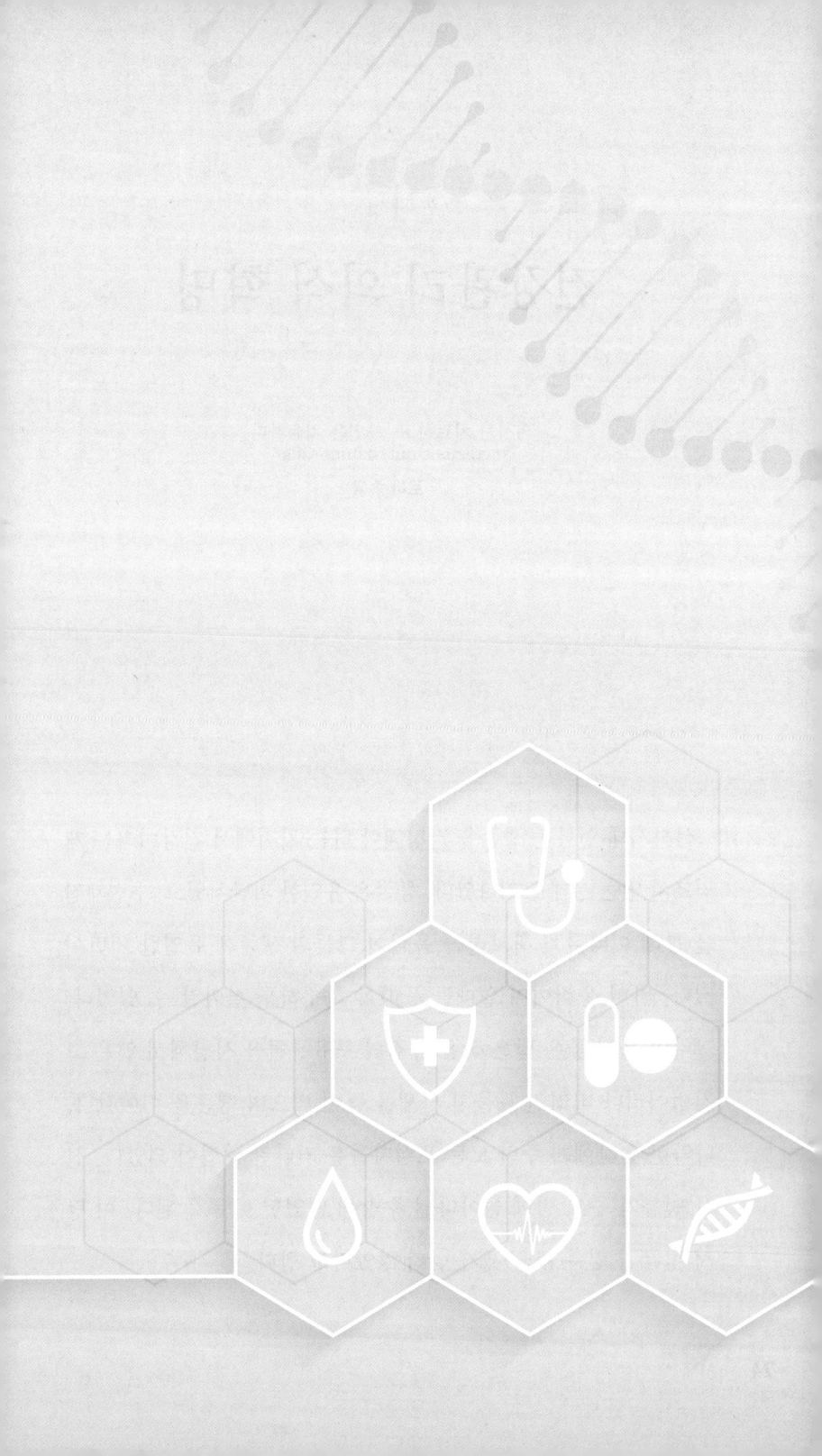

1장
건강관리 의식 혁명

"의사는 치료하고, 자연은 치유한다."
medicus curat, natura sanat.

로마 속담

건강혁명 시대의 도래

선사시대 인류는 생존을 걱정해야 하는 처지에서 건강이라는 개념조차 없는 상태를 지나왔다. 동굴은 유일한 피난처였고, 수렵채집을 통해 이따금씩 확보하는 음식이 그들의 생존에 유일한 기반이었다. 바삐 움직이며 열매들을 따야 하루하루 살아갈 수 있었다. 그나마 운이 좋은 날은 작은 몸집의 포유류들을 사냥해서 얻은 고깃덩어리나 버려진 동물의 사체를 뜯어 먹으며 생존을 이어갔다. 나약한 인간에게 주변 모든 포식자들은 커다란 위협이 되었다. 선사 인류가 주로 밤에 돌아다닐 수밖에 없었던 이유가 된다. 이 당시 평균 수명은 채 30세가 넘지 않았다고 한다.

시간이 흘러 인간이 드디어 불을 피울 수 있게 되면서 상황은 바뀌었다. 만물의 영장으로 생태계의 정점에 오를 수 있었다. 불은 엄혹한 자연환경을 지배할 수 있는 힘을 인류에게 주었고, 동굴에 빛과 따스함을 주면서 생존 능력의 극대화를 안겨 주었다. 그래서인지 프로메테우스 신화는 불을 신들에게서 훔쳐온 물질로 정의한다. 불이 인류에게 가져다 준 가장 큰 혜택은 육식의 활용과 그에 따른 뇌의 발달이었다. 화식火食을 통해 단백질 섭취가 크게 늘면서 뇌의 크기가 함께 폭발적으로 성장한 것이다. 영장류 동물들과 인간의 뇌 크기를 비교하면 대번 불이 가져온 결과를 이해할 수 있다. 뇌가 발달하고 영민해지면서 인간의 평균 수명도 덩달아 늘어났다.

반면 중세시대의 최대 화두는 전염병이었다. 유럽 인구의 3분의 1을 없애버린 흑사병(페스트)은 인류 공공의 적이었다. 2020년 세계를 강타한 코로나 바이러스처럼, 흑사병은 중국 남부에서 발원하여 몽골 기마병들이 유럽에 전해준 질병이다. 14세기 흑사병은 크림 반도에서부터 쥐에 기생하던 쥐벼룩을 통해 지중해 바닷길을 따라 유럽 전역으로 퍼져나갔다. 항체를 가지고 있지 않던 유럽인들은 거의 1억 명 이상 목숨을 잃었다. 당시 세계 인구가 4억5천만 명이었으나, 흑사병이 휩쓸고 지나간 후 15세기에는 3억5천만 명으로 줄었다.

이것이 끝이 아니었다. 전염병의 창궐은 유럽대륙뿐 아니라 남미대륙도 덮쳤다. 16세기 대항해시대 스페인의 정복자 에르난 코르테스Hernándo Cortés의 군대는 유럽에서 가져온 천연두와 매독으로 아즈텍 문명을 말 그대로 말살해버렸다. 총칼보다 더 무서운 병균을 몸에 가지고 들어온 외지인들이 남미대륙에 도착하는 순간부터 남미의 인디오들은 속수무책으로 쓰러졌다. 이렇게 유럽발 전염병은 한 고대 문명을 아예 지도에서 지워버렸다. 비록 선사시대 인류를 위협했던 외부의 다양한 적들은 많이 막아냈을지 몰라도 전염병이라는 내부의 적은 중세시대에 인류의 커다란 위협이 되었다.

인류에게 총칼보다 더 무서운 적이 전염병이었다.

(출처: historycrunch.com)

근대시대에 접어들면서 인류는 전에 없던 풍요를 맛보게 된다. 18세기 서양에서 시작된 의학의 발전은 인간의 평균 수명을 비약적으로 늘려주었다. 현미경의 발명으로 미생물의 존재를 규명할 수 있었고, 백신과 항생제의 발명으로 예방의학이 탄생할 수 있었다. 이외에도 파스퇴르를 통해 멸균법이 발견되면서 위생의학의 수준이 올라갔고, 뢴트겐을 통해 X-선이 발견되면서 검진의학도 새로 생겨나게 되었다. 20세기 녹색혁명이 일어나고 화학비료가 만들어지며 품종 개량과 농업 생산량이 극대화되었다. 인간은 이제 더 이상 기아나 굶주림에 허덕이지 않아도 되었다.

하지만 근대 산업혁명은 인류의 건강에 또 다른 복병을 낳았다. 전에 없던 질병이 창궐했으며, 오폐수와 환경오염을 통한 질환들이 속속 생겨났다. 뿐만 아니다. 기계를 비롯한 공장 환경과 문명의 이기가 도리어 인간을 위험으로 몰아넣는 뜻밖의 상황이 속출했다. 자동차의 발명은 인류에게 이동의 편리함을 제공했지만, 그와 더불어 교통사고로 빈번한 사망 요인이 되기도 했다. 그래서 근대에는 질병이 없는 상태를 건강한 상태로 규정했고, 오로지 육체적 생존과 양호한 상태만을 건강의 척도로 삼을 수밖에 없었다.

1차, 2차 세계대전을 겪고 오늘날 현대사회에 접어들면서 건강은 단순히 질병이 없는 상태가 아닌 신체적, 정신적 그리고 사회적으로 안락하고 양호한 상태로 그 개념이 확대되었다. 인류는 의학

기술의 발달로 전에 없던 건강의 시기를 구가하게 되었고, 단순히 생존을 염려하던 고대나 중세시대와 다른 문화적, 사회적 가치를 포괄하는 전인적 건강까지 생각하게 되었다. 병원을 중심으로 의료 체계가 정립되었고, 건강 보험이나 의료 보건 정책으로 사회보장제도가 확대되었다. 인간의 평균 수명은 70세에 육박하기 시작했다.

1) 웰니스

최근에는 건강health을 보완하는 개념으로 웰빙well-being과 웰니스wellness가 떠오르기 시작했다. 웰빙과 웰니스는 단지 병이 없는 소극적인 상태가 아니라 양호한 체력으로 질병을 예방하고 육체적, 정신적으로 최고의 건강 상태를 추구하는 적극적인 상태를 말한다. 과거 건강이 환경과의 상관관계를 크게 고려하지 않았다면, 웰빙과 웰니스는 환경과도 밀접한 상호 작용을 생각한다. 서구에서부터 시작된 웰니스의 개념은 크게 일곱 가지로 구성되어 있는데, 신체적, 정신적, 정서적, 사회적, 환경적, 직업적, 영적 웰니스가 그것들이다.

21세기 현대인들이 주목하는 일곱 가지 웰니스

신체적 웰니스 body
건강 문제를 관리하기 위한 능력으로 좋은 체력과 신념을 뜻한다. (질병이나 아픈 곳이 없는 삶)

정신적 웰니스 mind
자신을 둘러싼 세상과 활발히 상호 작용하는 마음가짐을 뜻한다. (스트레스 없는 삶, 낙천적이고 긍정적인 삶)

정서적 웰니스 feeling
자신의 감정을 이해하고 한계를 받아들이는 정서적으로 안정된 상태를 뜻한다. (우울함과 신경질이 없는 삶)

사회적 웰니스 community
가족이나 다른 사람들과의 관계를 좋게 유지하는 상태를 뜻한다. (직장이나 교우관계에서 즐거움을 얻는 삶)

환경적 웰니스 environment
깨끗하고 안전하며 건강한 환경, 위험이 없는 환경에서 살아가는 것을 뜻한다. (쾌적하고 안전한 삶)

직업적 웰니스 occupation
개인에게 적절한 보상과 만족을 제공하며 효과적으로 일을 수행할 수 있는 상태를 뜻한다. (실직이 없는 고용된 삶)

영적 웰니스 spirituality
웰니스의 모든 특징들을 통합하는 능력으로 삶의 의미와 방향에 대한 직감력을 뜻한다. (종교적이고 영적인 삶)

이처럼 다양한 방식의 웰니스를 확보하기 위해서는 보다 강력한 건강혁명이 요구된다. 먼저 신체적 웰니스가 필요하다. 흡연과 과도한 음주, 정크푸드와 정제된 식품, 운동 부족, 비만과 과체중, 스트레스, 서구화된 식습관 등 오늘날 현대인들을 위협하는 잘못된 생활습관을 개혁해야 한다. 그릇된 생활습관이 암을 비롯한 심혈관계질환, 고혈압, 당뇨병 등 성인병을 야기하고 있기 때문이다. 뿐만 아니다. 극도로 분화된 도시 생활과 바쁜 현대인들의 일상은 만성피로와 스트레스, 정신적 과부하를 낳았다. 이로 인해 우울증과 공황장애, 각종 정신질환이 정신 건강에 빨간불이 켜지게 했다. 현재 한국인의 사망 원인 3위가 자살이며 OECD 국가 중 대한민국이 자살률 1위라는 불명예를 안고 있는 이유도 그간 물질주의와 성장주의에 매몰되어 정신적 웰니스를 챙기지 못했던 데에 있다.

이 밖에도 가파르게 치솟고 있는 실업률과 수도권을 중심으로 들불처럼 번지는 집값 상승, 빈익빈 부익부를 가져오는 신자유주의 경제 시스템, 경제적 하위 계층을 보호할 사회 안전망의 미비는 사회적, 경제적 웰니스를 위협하고 있다. 의료 보건 제도의 문제점과 불균형적인 의료 서비스는 지역 간 의료 사각지대를 만들어 왔고, 의료 복지와 관련된 정책들은 다른 정치-경제적 이유들로 국회에서 오랫동안 표류한 채 외면 받아왔다. 님비 현상과 지역 이기주의는 다양한 사회적 갈등을 야기했고 이로 인해 소위 21세기 의료 난민을 낳았다.

2) 로하스

이를 개선하고자 정부와 지자체, 비영리기관들이 머리를 맞대고 로하스라는 개념을 도입하기에 이르렀다. 로하스LOHAS*는 현재 자신의 건강뿐 아니라 후세에 물려줄 경제 및 소비 기반까지 생각하는 친환경적인 소비 개념으로 그간 부족했던 사회적 웰니스에 대한 관심을 많이 확대시켰다. 이는 개인 중심의 웰니스를 넘어서는 라이프스타일 운동으로 나의 건강과 행복뿐 아니라 이웃의 안녕과 복지, 공동체 경제까지 생각하며 친환경적이고 합리적인 소비 유형을 지향하자는 것이다. 이를 위해 소비자들은 친환경 제품을 찾고, 재생 원료로 만들어진 제품을 사용하며, 사회를 먼저 생각하는 의식 있는 삶을 이끌어 간다. 또한 지속 가능한 농법으로 생산된 제품, 경제적 착취에서 벗어난 제품, 이른바 공정무역으로 제조된 제3세계 상품을 의식적으로 소비한다.

대한민국이 실시하고 있는 로하스 인증 마크

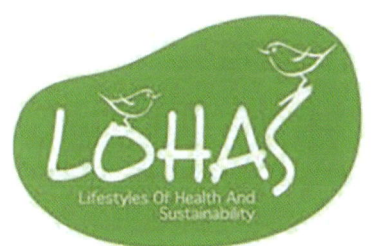

* 로하스(LOHAS)는 '건강과 지속가능한 라이프스타일(Lifestyles of Health and Sustainability)'을 뜻하는 영어 약자다.

소비자들의 의식 수준이 높아지고 건강과 환경을 함께 고려하는 기업이나 기관, 제품에 대한민국 정부는 로하스 인증을 실시하고 있다. 환경과 사회를 최우선 가치로 삼고 창조적인 상품이나 서비스를 개발하고 사회 운동으로 넓혀가는 기업은 한국표준협회의 일정한 기준에 따라 로하스 인증을 받게 된다. 기업이 로하스 인증을 받으면 고객가치 제고로 경쟁력이 생기고 매출 증대로 이어진다. 동시에 기업이 사회적 책임을 실천한다는 이미지를 주면서 소비자 신뢰도가 올라가고 충성고객이 생긴다.

로하스 가치를 추구하는 소비자의 특징

1. 친환경 제품을 선택한다.
2. 환경 보호에 적극적이다.
3. 재생 원료를 사용한 제품을 구매한다.
4. 주변에 친환경 제품의 기대 효과를 적극적으로 홍보한다.
5. 지구 환경에 미칠 영향을 고려해 구매를 결정한다.
6. 재생 가능한 원료를 이용한다.
7. 전체 사회를 생각하는 의식 있는 삶을 선호한다.
8. 지속 가능한 기술로 생산된 제품을 선호한다.
9. 지속 가능한 농법으로 생산된 농산물을 선호한다.
10. 로하스 소비자의 가치를 공유하는 기업의 제품을 선호한다.
11. 지속 가능성을 고려해 만든 제품에 20%의 추가비용을 지불할 용의가 있다.

3) 웰니스 산업의 전망

 미국의 경제학자 폴 제인 필저Paul Zane Pilzer는 『건강관리 혁명』에서 이렇게 말한다. "미국 경제의 7분의 1을 차지하는 약 1조5천억 달러 정도가 헬스케어 산업이라고 잘못 불리는 곳에서 쓰이고 있다. 헬스케어는 잘못된 명칭이다. 미국 경제의 7분의 1을 차지하는 이 산업은 실제로 질병 사업sickness business에 쓰이기 때문이다. 사전 상에서 질병은 건강하지 못한 상태, 질병, 장애, 약해진 상태 또는 건강치 못한 상태, 특수한 질병으로 정의된다."[3] 그는 이미 질병에 걸린 뒤 이를 해결하려고 드는 질병 산업과 질병을 예방하는 웰니스 산업을 정확히 구분한다. 그가 지적한 미국의 질병 산업이 병에 걸린 환자들에게 해당하는 수동적 영역이라면, 건강관리와 관련된 웰니스 산업은 건강한 사람은 더욱 건강하게, 노화에 이른 사람은 더욱 젊게 만들어주는 적극적 영역이라는 것이다.

질병 산업과 웰니스 산업의 비교

질병 산업	웰니스 산업
일부 환자 대상	모든 사람 대상
보건 의료체계의 영역	개인 생활습관의 영역
질병을 치료하는 소극적 목적	질병을 예방하는 적극적 목적
병원, 보건소, 약국 등	피트니스센터, 체육관, 매장 등

인류는 지금 모두가 잘 먹고 잘 사는 시대를 맞았다. 역사상 그 어느 때보다 풍족한 시대에 살고 있다는 말이다. 물론 지구 반대편에는 아직도 기아로 목숨을 잃는 어린이들이 있지만, 대부분의 국가에서 사람들은 자신이 원하는 것을 얻고 소비할 수 있게 되었다. 비로소 진정한 풍요의 시대가 온 것이다. 풍요의 시대에 누구나 건강하고 행복한 삶을 꿈꾼다. 이와 함께 단순히 병이 없는 상태에서 보다 건강하고 행복한 상태로 나아가고자 한다. 이와 함께 질병을 관리하고 치료하는 소극적이고 수동적인 방향에서 질병을 미리 예방하고 생기 있고 활력이 넘치는 삶을 추구하는 적극적이고 능동적인 방향으로 산업이 변하고 있다. 이 때문에 필저Pilzer는 건강관리와 관련된 웰니스 산업이 21세기 가장 유망한 분야가 될 것이라고 단언한다.

"건강관리 산업은 우리 경제에서 새롭게 1조 달러를 창출할 산업이 될 수밖에 없게 놓여 있다. 아무리 건강하고 날씬하더라도 모든 사람들은 더욱 건강하고 더욱 날씬하고 탄탄한 몸매를 바라기 때문이다. 건강관리 산업은 우리 경제의 새로운 1조 달러 창출 분야가 될 것이다. 그 이유는 건강관리 산업은 필수 산업의 다섯 가지 특성을 모두 가지고 있기 때문이다. 다섯 가지 특성은 다음과 같다. 첫째 저렴한 가격, 둘째 스스로 판매되는 구조, 셋째 지속적인 소비, 넷째 보편적인 선호, 그리고 가장 중요한 다섯 번째 짧은 소비 시간이다. 건강관리 제품과 서비스들은 아마도 제품이나 서비스를 즐길 시간이 부족한 소비자들이 시간을 쓰며 즐기는 유일한 분야가 될 것이다."[4]

필저는 건강기능식품과 피트니스 상품, 건강관리 프로그램이 갖는 거대한 경제적 이익을 이야기한다. "건강관리 서비스를 제공하는 것부터 제품을 유통시키는 것이나 투자하는 것에 이르기까지, 수많은 기회가 놓여 있으나 우리 각자에게 가장 맞는 것은 우리가 이미 가지고 있는 자산을 가장 잘 이용할 수 있는 분야다."[5] 그 분야는 바로 건강혁명이다. 본 책은 이런 관점에서 앞으로 건강관리의 적절한 방향과 개인이 따라할 수 있는 현실적인 프로그램들을 제시하고자 한다. 풍요의 시대, 어떻게 하면 육체와 정신 모두 건강할 수 있을까? 그리고 웰니스와 로하스를 함께 실천하는 행복한 삶은 어떻게 가능할까?

4) 뷰티 산업의 전망

건강과 미美는 모든 인간의 가장 기본적인 욕구다. 우리는 누구나 늙고 싶지 않고 병들어 아프거나 죽고 싶어 하지 않는다. 이마에 깊은 주름이 패고 머리가 반백이 되면 건강에 자신부터 없어지는 법이다. 주변에서 나이보다 늙어 보인다는 말을 들으면 마음이 영 불편하다. 탈모로 고민하는 남녀 인구는 그 수를 헤아리기조차 힘들다. 더 젊어지는 법, 더 건강해지는 비결을 말하는 책자와 사이트가 넘쳐난다. 앞으로 기아를 해결하고 번영과 풍요로 나아가는

21세기 미래 신인류의 성장 동력은 건강과 뷰티에 초점을 맞출 것으로 보인다.

우리나라 뷰티 시장의 규모는 어떠할까? 2018년 국내 뷰티 및 퍼스널케어 시장은 동기 전 세계 시장에서 9위를 차지할 정도로 엄청나다. 세계적인 시장 조사 기업인 유로모니터 인터내셔널에 따르면, 한국은 뷰티 산업에서 미국과 중국, 일본, 브라질, 독일, 영국, 프랑스, 인도에 이은 9위의 시장 규모를 자랑한다. 특히 최근 한류가 큰 이슈가 되면서 K-뷰티에 대한 세계의 관심도 덩달아 높아졌다. ITC의 통계에 따르면, 국가별 화장품 수출 실적 순위에서 대한민국은 2015년 처음으로 10위권에 진입한 이래 2017년에는 이탈리아와 영국 등을 추월했으며, 2019년 기준 세계 4대 화장품 제조 및 수출국의 지위를 유지하고 있다. 중국의 한한령限韓令으로 K-뷰티의 국제 경쟁력이 다소 둔화되는 게 아니냐는 우려도 있었지만, 굳건히 그 지위를 지켜냈다.

2018년 세계 주요 뷰티 & 퍼스널케어 시장

국가	시장 규모
① 미국	89,507.4
② 중국	62,006.8
③ 일본	37,546.8
④ 브라질	30,029.6
⑤ 독일	20,172.3
⑥ 영국	17,374.0
⑦ 프랑스	15,314.0
⑧ 인도	14,068.0
⑨ 한국	13,465.5
⑩ 이탈리아	11,845.5

(단위: 100만 달러) (출처: 유로모니터)

    한 시장 조사 기관에 따르면, 2026년까지 전 세계 뷰티 및 퍼스널케어 시장이 미화로 7,566억 달러까지 팽창할 것으로 전망했다. 이처럼 뷰티 산업이 활황을 맞고 있는 이유로는 유기농 미용 제품에 대한 선호도 상승, 고령화 인구의 증가, 외모에 대한 관심과 우려 증가 등이 뷰티 및 퍼스널케어 제품 시장을 견인하고 있는 것으로 꼽았다. 특히 스킨케어 부문이 2018년 매출 1,344억7천만 달러를 기록하며 뷰티 시장의 선두주자로 떠올랐다. 전 세계적으로 증가하는 노령화 인구가 피부 건강에 대해 우려하면서 시장의 성장을 이끄는 주요 요인이 된 것이다. 제품 유형에 있어서는 채식, 유기질, 무기질 제품들이 포함되며, 채식 부문은 그 중에서 성장 폭이 가장 클 것으로 예상된다.

　더불어 유통 채널이 온-오프라인으로 세분화되면서 온라인 시장이 확대될 것이다. 현재 뷰티 산업은 슈퍼마켓이나 쇼핑몰, 하이퍼마켓, 백화점과 같은 오프라인 소매점이 전체 85% 이상의 시장 점유율을 차지하고 있지만, 인터넷 보급이 확대되고 기술이 발전하면서 스마트폰과 소셜미디어 시장의 성장과 같은 요인들이 세계 뷰티 및 퍼스널케어 제품 시장에서 온라인 유통의 성장을 견인할 전망이다. 2020년 초 세계를 강타한 코로나-19로 인해 이러한 전망은 부인할 수 없는 현실이 되고 있다. 급격한 인구 증가와 인터넷 및 스마트폰이 폭넓게 보급되면서 최근 아시아-태평양 지역이 뷰티 및 퍼스널케어 제품 시장을 석권하다시피 했다. 아시아-태평양 지역은 2018년 일천6백3억2천만 달러의 시장 가치를 지닌 것으로 평가된다. 이와 맞물려 K-뷰티의 성장세도 꾸준히 유지될 것으로 보인다.

5) 건강식품 산업 및 의료 분야

　우리나라 건강기능식품 시장 규모는 2019년 기준 총 4조3억 원 규모로 국민 10명 중 4명은 영양제를 먹고 있다고 한다. 국내 커피 시장이 대략 5조 원에 육박하니까 건강기능식품 시장도 정말 대단한 수치다. 우리나라 가구의 78.2%가 건강기능식품을 구매한 경험을 가지고 있으며, 연평균 구매액은 201,976원에 이르는 것으로 조사되었다. 2016년부터 2019년까지 건강기능식품의 연평균 성장률은 8.9%이며 이 성장세는 앞으로 계속될 것으로 보인다. 최근 코로나-19로 인해 자가 치료와 면역력에 대한 관심이 높아지면서 건강기능식품에 대한 인기가 더욱 높아지고 있다.

게다가 우리나라가 초고령화 사회로 진입하고 있는 마당에 건강산업과 의료 분야에 대한 사회적 가치는 더욱 올라갈 것으로 예상된다. 2020년 기준, 통계청에서 정의한 65세 이상 고령 인구는 전체에 16.1%에 해당하나, 2025년에는 이 수치가 20.2%까지 오를 것으로 내다보고 있다. 2019년 국민건강보험공단이 발표한 한 보고서를 보면, 나이가 많아질수록 건강에 대한 관심이 급격히 올라가며 이와 함께 건강기능식품에 대한 소비도 올라간다는 사실을 확인할 수 있다. 독거노인과 고령자 세대수가 가파르게 늘어나는 우리나라의 경우, 건강기능식품과 의료 분야 시장은 크게 확대될 전망이다.

건강보험제도 국민 인식 조사

건강 관리 방법	20대	30대	40대	50대	60대
정기적인 건강검진	19.1	40.5	52.1	54.8	47.7
정기적인 운동	71.4	56.8	46.2	52.6	42.5
건강기능식품 복용	32.2	35.0	45.0	60.3	68.5
금주·금연 등 생활습관 개선	31.6	35.5	31.9	38.6	34.2
식습관 개선	37.3	35.6	39.2	39.3	50.2
기타	0.0	0.6	0.0	0.0	0.0

게다가 앞으로 백세시대를 맞아 뉴 시니어족New Senior이 등장하면서 경제 소비의 주체로 떠오를 전망이라 의료 산업의 미래는 더욱 밝다. 과거 단순 고령자로 인식되었던 나이의 노령 인구가 경제력을 보유하면서 사회에 새로운 실버문화를 이끄는 동력이 될 것이다. 베이비부머 시대에 태어난 이들은 안티에이징과 헬스케어, 뷰티 산업의 주요 고객으로 자리 잡게 되며 2차 베이비부머들이 노년층에 편입되는 시기와 맞물려 전에 없던 건강 산업의 황금기를 구가할 것이다. 어쩌면 이미 건강혁명은 시작되었는지도 모른다.

건강관리의 필요성

미국의 9대 대통령을 지낸 윌리엄 헨리 해리슨William Henry Harrison은 역사상 가장 짧은 재임 기간을 기록한 불운의 대통령으로 불린다. 그가 대통령직에 있었던 기간은 딱 1개월에 불과했다. 전직 군인이었던 해리슨은 일찍이 영국군과의 전쟁과 북미 원주민들과의 전투에서 혁혁한 공을 세웠고, 그 인기에 편승해 전역한 후에는 정계로 진출했다. 하원의원과 상원의원, 콜롬비아 주재 미국 공사로서 두루 경력을 쌓은 그는 1841년 결국 대선에 출마하여 미국의 9대 대통령으로 당선된다.

문제는 대통령 취임식이었다. 취임식 당일 아침부터 장대비가 쏟아졌다. 참모들은 취임식 연기를 제안했으나, 미국 대통령에게 취임사가 갖는 정치적 상징성 때문에 해리슨은 일정대로 강행했다. 그는 도리어 뜻하지 않던 폭우와 비바람이 숱한 전장에서 산전수전 다 겪었던 자신의 경력과 용맹함을 보여줄 절호의 기회라고 생각했을 것이다. "난 총탄이 빗발치는 전장에서도 멀쩡히 살아 돌아왔소. 이따위 비바람에 무릎 꿇을 내가 아니란 말이오." 그는 한 시간 넘게 취임사를 하면서 도중에 호기롭게 외투까지 벗어 던지기도 했다.

하지만 그의 이러한 퍼포먼스는 역사에 가장 안타까운 객기로 기록되었다. 한낱 늙은 퇴역군인에 불과하다는 비판에도 여전히 자신이 건재하다는 사실을 참석자들에게 입증하고 싶었던 해리슨은 3월답지 않은 매서운 추위와 비바람을 맞으며 결국 폐렴에 걸리고 만다. 한창 건강을 돌봐야 할 나이에 선거 유세를 비롯하여 수개월 간 강행군을 했던 여파가 병으로 불거졌다. 그는 꼬박 한 달을 병상에서 시름시름 앓다가 대통령으로서 아무런 권력도 행사해보지 못한 채 비운의 죽음을 맞이하고 말았다. 향년 68세였다. 7대 대통령이었던 앤드루 잭슨이 70세까지 대통령직을 수행했던 것과 비교하면 너무나도 짧은 재임 기간이었다.

옛말에 '돈을 잃으면 작은 것을 잃는 것이고, 명예를 잃으면 큰 것을 잃는 것이며, 건강을 잃으면 다 잃는 것이다.'라는 말이 있다. 백 번 동의해도 결코 지나치지 않는 말이다. 한 나라를 호령하는 최고로 높은 자리에 앉았어도 졸지에 병이 걸려 주어진 아무 일도 제대로 수행할 수 없다면 그깟 권력이 무슨 소용이 있겠는가? 아무리 많은 돈을 가지고 있는 재벌가의 장손이라도 경영권을 넘겨받자마자 아파서 병상에 눕는다면 선대로부터 증여받은 수천억의 주식도 한낱 종잇조각에 불과할 것이다. 그만큼 건강관리는 중요하며 다른 어떤 것보다 선행되어야 한다.

1) 3040 건강관리

건강관리는 비단 중년이나 노년층만 관심을 가져야 하는 분야가 아니다. 젊을 때부터, 한창 건강할 때부터 건강을 소중히 지켜야 한다. 건강은 아무리 퍼다 써도 다음 날 일어나면 다시 가득 채워지는 샘물이 아니다. 쓰면 쓸수록 닳아 없어지는 지우개와 같다. '난 건강해!' '이까짓 것 하루 푹 자면 괜찮아지겠지.' 자신의 건강을 과신하며 젊어 마구 몸을 혹사하다 보면, 40세 때부터 한두 곳이 고장 나기 시작하면서 건강에 빨간불이 켜지게 된다. 하루 이틀 밤을 지새워도 끄떡없던 체력이 일순간 방전된 배터리처럼 확 퍼진다. 한 번 퍼진 차는 배터리를 교환해주는 것 말고는 다른 도리가 없다. 그러니 팔팔할 때 도리어 그 활력과 체력을 강화하고 아껴 쓰는 지혜가 필요하다.

젊을 때 건강은 지우개와 같다

특히 30대와 40대는 성인병 초기 증상이 나타날 수 있는 중요한 시기다. 일주일이 멀다 하고 직화로 구운 고기로 회식이다 외식이다 술판을 벌이는 우리나라 음주 습관과 나트륨이 많이 함유된 국물이나 맵고 짠 음식이 주를 이루는 식단, 그 밖의 운동 부족과 흡연, 불규칙적인 생활 등 잘못된 생활습관이 몸에 갖가지 증상으로 하나둘 나타나는 때이기도 하다. 이때부터는 개인에 따라 고혈압과 당뇨병, 위암, 간암, 췌장암, 심혈관계질환 등 심화된 성인병이 발병하는 경우가 많다. 꼭 이렇게 심각한 수준은 아니더라도 배가 나온 중년 직장인들의 경우에 고지혈증이나 혈압, 혈당 등 대사증후군은 기본적으로 가지고 있는 것으로 조사되었다.

그렇다면 어떻게 건강관리를 실천할 수 있을까? 제일 먼저 국가에서 실시하는 건강검진을 규칙적으로 받는 게 좋다. 기본 항목으로 지정된 검사는 무조건 다 받아야 하며, 특히 특정 질환에 대해 의심 소견이 있는 부분이나 가족력이 있는 경우에는 2~3년에 한 번씩 별도로 검사를 받는 게 좋다. 남성의 경우, 40대 때부터 전립선 부위를 전체적으로 검사해야 하며, 여성의 경우 꼭 자궁과 유방에 대한 검사를 진행하는 것을 잊지 말아야 한다. 특히 40대 남성의 전립선 비대증 유병률은 30대보다 10배나 많은 것으로 조사되었다. 최근 통계에 따르면, 40대와 70대가 다른 연령대에 비해 상대적으로 건강검진에 소홀한 것으로 나타났다. 40대는 바쁜 일상 때문에, 70대는 자포자기의 심정으로 건강검진을 제때에 받지 않는다는 것이다. 건강검진이 조기에 건강 이상을 발견할 수 있는 거의 유일한 방법임을 명심해야 한다.

정기검진을 꾸준히 실천해야 한다

일반 건강검진은 공통 검사 항목으로 지역 세대주, 직장 가입자, 만 20세 이상 세대원과 피부양자, 만 19세~64세 의료급여 수급권자가 대상이다. 건강검진은 매 2년 1회 실시하는데, 홀수 연도 출생자는 홀수 해에, 짝수 연도 출생자는 짝수 해에 실시하는 게 원칙이다. 일반 건강검진 항목에는 비만(신장, 체중, 허리둘레, 체질량지수), 시각 이상(시력), 청각 이상(청력), 고혈압(혈압), 신장질환(요단백, 혈청크레아티닌, 신사구체 여과율), 빈혈(혈색소), 당뇨병(공복 혈당), 간장질환(AST, ALT, r-GTP), 폐결핵 및 기타 흉부질환(흉부방사선촬영), 구강질환(구강검진) 등이 들어간다. 이외에도 필요에 따라 자비로 위/장 내시경 등 추가적인 검사를 진행할 수 있다. 필자의 최근 간수치 AST, ALT는 각 25 이하로 종합 소견에서 '정상A' 등급 판정을 받았다.

그 다음은 식습관의 변화다. 매일 먹던 것을 먹어선 건강해질 수 없다. 몸에 좋은 음식, 특히 양질의 음식을 골고루 섭취해야 한다. 요즘 여성들 사이에서 유행하고 있는 원푸드 다이어트 같이 한두 가지 음식만 먹는 식단은 지양한다. 특별한 경우가 아니라면, 과도

한 단식이나 절식, 채식보다는 질 좋은 육류를 통한 적당한 동물성 단백질을 섭취해주는 게 좋다. 각종 채소와 과일에 풍부하게 함유된 비타민과 등푸른 생선에 많이 함유된 오메가-3, 암의 발생을 막아주는 항산화물질을 챙겨 먹어야 한다.

더불어 꾸준한 운동이 함께 병행되어야 한다. 신체에 활력을 줄 수 있는 유산소운동뿐만 아니라 40대가 되면 근육이 매년 1%씩 감소하기 때문에 노화로 인한 근손실을 막기 위해 근력운동이 함께 이뤄져야 한다. 근육량이 줄면 신체의 기초 대사량이 줄면서 비만과 당뇨병, 고혈압 등 성인들의 건강을 위협하는 만성질환이 발생할 수 있다. 야외 활동을 늘리고 햇볕을 쪼이며 신선한 공기를 마신다. 사회활동 역시 건강을 유지하는 데 필요하다. 적절한 인간관계와 동호회 활동, 취미생활을 병행하여 건강한 3040 시기를 만들어야 한다.

2) 5060 건강관리

50대와 60대는 급격히 노화가 진행되는 시기이므로 3040 시기보다 특별히 건강관리에 더 관심을 가져야 한다. 60대 이상 노년층의 경우, 평소 운동량이 부족하면 근육량이 줄면서 근력이 약해지고, 신체가 둔해지면서 낙상 및 골절 위험이 커진다. 운전자의 경우, 젊었을 때보다 민첩성이 줄고 신체 반응 속도가 늦어지면서 사고의 위험도 그만큼 증가한다. 체내 칼슘과 무기질이 빠져나가면서 골다공증이 생길 수 있고, 근육량이 줄고 연골이 닳으면서 퇴행성관절염으로 고생할 수 있다. 실제로 통계에 따르면, 40대 이하에서 3.5%에 불과한 골다공증 유병률이 60대에 이르러서는 34.4%까지 증가하는 것으로 나타났다.

60대를 지나 70대가 되면, 뇌가 퇴화되면서 치매가 오기도 한다. 이 시기에 갑자기 기억력이 떨어지고 인지 기능이 나빠지면 누구라도 초기 치매를 의심해야 한다. 치매는 다양한 원인에 의해 발생하지만, 조기에 발견하여 적절히 치료할 경우, 완치 또는 증상을 개선할 수 있고, 최소한 중증 상태로 진행되는 것을 억제할 수 있다. 이런 때일수록 나이가 들었다고 집에만 있지 말고 더 적극적으로 사회활동에 참여하여 의도적으로라도 뇌의 활발한 운동을 이어가야 한다. 치매를 적절히 치료 및 관리하고 치매에 동반된 문제나 증상들을 개선하면 환자와 그 가족의 고통과 부담을 크게 경감시킬 뿐만 아니라 치매로 인한 사회적 비용도 줄일 수 있다. 현재 치매의 위험이 높은 60세 이상 노인을 대상으로 우리나라는 치매 조기검진을 실시하고 있다.

치매 조기검진 단계 및 방법

검사단계	대상	목적	검사방법	검사결과 조치
①단계 선별검사	· 만 60세 이상 모든 어르신	인지저하 선별	· 주소지 관할 치매안심센터 내원 후 MMSE-DS 검사 실시(무료)	· '정상' : 2년 마다 검진 · '인지저하' : 진단검사를 받을 수 있도록 상담
②단계 진단검사	· 선별검사 결과 인지저하로 판정된 분 · 치매 의심증상이 뚜렷한 분	치매진단	· 치매안심센터(무료), 협약병원(1인당 지원 상한 15만원) · 전문의 진찰, 치매신경인지검사 등	· '치매' 진단시 감별검사 연계 · '경도인지장애' 진단시 1년마다 진단검사 실시 및 인지강화교실 연계, 정보제공 · '정상' 진단시 2년마다 선별검사 실시 및 치매예방교실 연계, 정보 제공
③단계 감별검사	· 유소견자 중 연령 및 소득 기준 모두 충족한 분	치매원인 확인	· 협약병원(비용지원:의원·병원·종합병원급은 상한 8만원, 상급종합병원은 상한 11만원) · 혈액검사, 뇌 영상촬영 등	· '치매' 진단시 치매지원 서비스 연계

주변을 둘러보면 5060 세대의 몸과 마음의 건강을 살피는 프로그램들이 많이 있다. 정부는 각 시도와 지자체와 함께 노인 건강증진 프로그램을 운영하고 있다. 실버 건강교실이나 웃음교실, 노래교실, 문화강좌 등을 개설하며 다양한 분야의 명사들을 초청하여 인생교실, 인문강좌를 열고 있다. 각 지역 보건소에서는 일정한 자격 조건을 갖춘 노인들을 대상으로 무료 백신 접종과 건강관리, 건강상담을 진행하고 있다. 필자가 살고 있는 지역에도 노인을 위한 순환식 근력운동 프로그램, 낙상 사고 예방 프로그램, 기억력

및 집중력 훈련 프로그램 등을 운영하고 있다.

하지만 무엇보다 중요한 것은 스스로 미리미리 건강을 챙기는 습관이다. 노년기에는 소화 기능이 떨어지며 입맛을 잃는 경우가 많다. 혼밥을 먹거나 밥맛이 없기 때문에 종종 식사를 거르는 노인들이 많다. 노년층에서 유독 영양불균형이나 영양결핍이 많이 발견되는 이유기도 하다. 이럴 때는 굳이 하루 세끼를 정하기보다는 하루 네댓 번 틈틈이 식사를 나누어 하는 게 도움이 된다. 또한 나이가 들수록 몸은 더욱 활발한 운동을 필요로 한다. 그렇다고 심한 달리기나 체력 운동보다는 가벼운 산책이나 맨손체조를 꾸준히 실천하는 게 좋다. 치매와 중풍을 예방하는 데 운동만큼 효과가 좋은 것은 없다. 5060 세대의 운동은 술과 담배를 끊는 것보다 2배 이상 건강에 도움을 준다고 한다.

더불어 마음을 챙기는 일도 게을리 해서는 안 된다. 안타깝게도 우리나라 노인은 OECD 다른 국가보다 근심이 더 많다고 한다. 그만큼 우울증으로 인한 고독사와 자살이 많을 수밖에 없다. 이제 우리나라도 장수국 대열에 들어섰다. 살아있는 동안 하루라도 더 건강하게 지내고 아파서 누워 지내는 시간을 줄이려면 누구보다 건강관리에 신경 써야 한다. 아프지 않은 노년, 건강하고 활기찬 여생을 지내면 5060 세대가 느끼는 삶의 질은 높을 것이며, 국가적으로도 의료비로 들어가는 막대한 사회적 비용을 줄일 수 있을 것이다.

몸과 마음의 온전한 건강을 위하여

옛말에 '몸이 멀어지면 마음도 멀어진다.'는 속담이 있다. 몸과 마음이 서로 연결되어 있다는 말이다. 그래서 연인들 사이에서도 '몸이 가면 마음도 간다.'고 하고 '마음이 열리면 몸도 열린다.'고 하나 보다. 바늘이 가는 데 실이 가듯, 몸이 가는 데 마음이 간다. 우리나라 말에 몸과 맘(마음)은 사실 한끗 차이다. 몸과 맘은 떼려야 뗄 수 없는 관계. 영어에 몸과 맘을 지칭하는 단어 바디body와 마인드mind에는 이러한 유사성이 발견되지 않는다. 그러나 우리나라 말로 몸과 맘은 발음부터 매우 유사하다. 몸이 아프면 맘이 아프고, 반대로 맘이 아프면 몸도 아프다. 맘이 괴로운데 어떻게 몸이 안 아플 수가 있으며, 몸이 아픈데 어떻게 맘인들 편할 수 있을까? 몸을 치유하면 맘이 치유된다. 사람의 몸과 맘은 하나기 때문에, 몸은 맘에 영향을 주고, 맘은 몸에 영향을 준다.

한 걸음 더 나아가 몸과 맘은 따로 분리될 수 없다. 몸과 맘은 딱 붙어 있다. 둘을 나누는 건 불가능하다. 몸이 죽고 맘이 살 수 없으며, 맘이 죽었는데 몸만 따로 건강할 수 없다. 몸과 맘이라는 개념도 둘을 구분하기 위해 쓰는 용어에 불과하며 실제로 둘이 나뉠 수 있기 때문에 그런 건 아니다. 그래서 몸과 맘을 포괄하는 개념으로 '몸'을 쓰자는 이들도 있다. 기호학자 김경용은 맘과 몸에 대해 이렇게 말한다.

"제주도 말에 몹이란 낱말이 있다. 이 낱말은 몸과 맘의 결합어로 이해할 수 있다. 즉 몹은 해체되지 않은 인간을 기술하는 고유 기호로 쓸 수 있다."*

몹은 몸과 맘을 합친 개념이다. 1 + 1 = 2도 아니고 $\frac{1}{2}$ + $\frac{1}{2}$ = 1도 아니다. 1 × 1 = 1이 되는 것이다. 서구 철학자들에 의해 오랫동안 이해되어져 온 것처럼, 불완전한 하나와 또 다른 불완전한 하나가 만나 온전한 하나가 되는 게 아니다. 그렇다고 온전한 하나와 온전한 하나가 더해져 두 개가 되는 건 더 더욱 아니다. 서구 철학은 고대 그리스 때부터 몸과 마음이 분리될 수 있는 독립적 개체며, 이 둘이 합쳐진 게 인간이라는 영육이원론을 상상했다. 이후 20세기에 이르기까지 서구 철학은 이 개념에서 한 치도 물러서지 않았다. 그래서 유기체 철학자 화이트헤드 Alfred North Whitehead는 '서구 철학은 플라톤의 각주에 불과하다.'고 말한 것이다. 하지만 몸과 맘은 그 자체로 완벽한 것이면서 서로 나뉘거나 분리될 수 없는 개체다. 몸은 맘이 있어야 몸이 되며, 맘은 몸이 있어야 맘이 된다. 둘은 더하기가 아닌 곱하기로 연결되어 있다.

몸 + 맘 = 몹

필자는 우리나라 곤충발생학의 1세대 과학자였던 김창환 박사의 책 『몸과 마음은 하나다』를 감명 깊게 읽은 적이 있다. 그가 주

* 『기호학의 즐거움(민음사)』, 15.

장한 심신불이론心身不二論이 흥미로웠다. "신경계, 특히 뇌의 기능은 몸의 모든 생리작용을 통괄하고 조절하며 몸속 내 환경을 일정하게 유지시켜 생명력을 원활하게 발휘하게 한다. 그것은 뇌의 특정 부위를 손상시키면 그곳이 담당하는 정신작용에 장애가 일어나는 점으로 미루어 알 수 있다. 그런 점에서 나는 마음 중의 특수한 기능은 뇌의 특정 부위의 활동의 결과라고 생각하게 되었다. 그리하여 인간의 정신활동(마음)은 뇌라는 육체에서 조성해내고 육체는 다시 정신(마음)의 지배하에 활동한다는, 다시 말해서 몸의 활동을 관리·통제하는 곳이 뇌라는 몸이므로 몸과 마음은 하나라고 주장하는 이른바 심신불이론을 제창한 바 있다."[6]

건강하기 위해서는 무엇보다 내가 건강해야겠다는 생각부터 가져야 한다. 몸의 건강은 생각에서 시작하는 법이다. 생각을 바꾸는 의식 혁명을 해야 한다. 생각이 바뀌면 행동이 바뀌고, 행동이 바뀌면 습관이 바뀌고, 습관이 바뀌면 운명이 바뀌기 때문이다. 그래서 필자는 심신불이론의 관점에서 의식 혁명, 생활 혁명, 식습관 혁명, 육체 혁명, 마음 혁명 등의 다섯 가지 혁명을 건강 습관 혁명이라고 부른다. 스스로 건강할 수 있도록 운명적으로 자신의 삶을 재창조하는 것이 건강 습관 혁명의 골자인 셈이다.

동화 속에서 네버랜드를 찾아 떠나는 피터팬은 처음부터 늙지 않는 존재다. 웬디를 비롯한 다른 아이들이 조국으로 돌아갈 때도 네버랜드에 남으면서 영원한 소년으로 각인되어 있다. 신비한 모험의 세계를 돌아다니는 피터팬이 부러운가? 피터팬처럼 영원히 늙지 않는 몸을 갖는 건 불가능해도 사실 몸과 마음이 모두 건강해지는 비결은 그리 멀리 있지 않다. 우리 모두 네버랜드로 떠나야만 건강혁명이 가능한 게 아니기 때문이다. 아마도 이 책을 덮을 때쯤에는 독자들 모두 건강을 유지하는 멋진 비결을 하나씩 손에 쥐고 있을 것이다. 자, 이제 건강혁명의 첫 모험을 떠나 보자.

2장

해독과 건강

> "백세까지 살고 싶도록 만드는 모든 짓들을 당장 포기한다면,
> 당신은 진짜 백세까지 살 수 있다."
>
> 우디 앨런

죽음을 기다리는 인간

『성서』에 '우리의 수명은 70세, 힘이 있으면 80세지만, 인생은 고생과 슬픔으로 가득 차 있습니다. 날아가듯 인생은 빨리 지나갑니다.'라고 했다.* 인간은 모두 죽는다. 숨이 붙어있는 모든 유기체는 일정한 시간이 지나면 생장이 멈추고 퇴화하다가 결국 사멸한다. 생명이 사라진 주검은 빠르게 부패하며 흙으로 돌아간다. 그래서 철학자는 메멘토 모리 Memento mori의 미덕을 말한다. 메멘토 모리는 '자신이 죽는다는 사실을 기억하라'는 라틴어 경구다. 이 말은 본래 고대 로마 때 생겨난 건데, 원정에서 이기고 금의환향하는 장군이 자신의 승리에 우쭐해지지 말라고 개선식 행렬에

---

* 「시편」 90편 10절.

참여한 인파들이 불렀다고 한다. '기억하라. 그대가 죽인 사람의 운명을 그대도 가지고 있으니. 명심하라. 오늘은 개선장군이지만, 내일은 죽음의 길을 떠날 수 있으니.'

죽음을 앞에 둔 인간은 겸손하게 된다. 영어로 인간의 운명을 페이트fate라고 한다. 죽을 수밖에 없는 인간의 운명을 말한다. 그래서 철학자 니체는 아모르 파티amor fati, 즉 죽을 수밖에 없는 자신의 운명을 사랑하고 받아들이라고 조언한다. 모 트로트 가수의 흥겨운 노랫가락에서 느낄 수 없는, 죽음을 앞둔 음울하고 어두운 운명을 말하고 있다. 이 단어에서 치명적인fatal이라는 단어가 나왔다. 운명을 뜻하는 다른 단어 데스티니destiny 역시 같은 의미를 가지고 있다. 인간의 종착역destination은 사실 죽음 밖에 없다. 잘난 사람, 못난 사람 모두 죽음을 목전에 둔 존재에 불과하다. 아무리 부유하고 돈이 많아도 죽음을 피해갈 수 있는 존재는 이 세상에 아무도 없다. 그러니 살아있을 때 겸손하게 행동하고, 자신의 인생을 소중하게 여기며 살라는 것이 메멘토 모리와 아모르 파티가 우리에게 가르쳐주는 교훈이다.

메멘토 모리, 죽음의 때를 기억하라

하지만 인간은 넋 놓고 죽음을 기다리며 울 수만은 없다. 대륙의 합리론은 저승사자가 기다리고 있는 불귀의 운명을 지닌 인간이라도 그 죽음을 뛰어 넘는 이성을 가졌다고 믿었다. 철학자 파스칼은 『팡세』에서 말했다. "인간은 생각하는 갈대다. 그러나 인간은 위대하다. 자신이 죽을 수밖에 없는 비참한 존재라는 사실을 알기 때문에." 나무는 자신이 죽는다는 사실을 전혀 알지 못한다. 하지만 인간은 자신이 불멸immortal의 존재가 아니라 종국에 죽을 수밖에 없는 필멸mortal의 존재임을 알고 있다. 이것이 어쩌면 오늘 이 순간을 살아가는 인간의 위대함이다.

인간이라면 겸허히 죽음을 맞이하는 게 마땅하다. 동시에 오늘이 마치 영원인 것처럼 살아가는 게 마땅하다. 스피노자는 "비록 내일 지구의 종말이 온다 하더라도 나는 오늘 한 그루의 사과나무를 심겠다."고 말했다. 마치 내일이 없는 것처럼, 오로지 오늘만 사는 것처럼 최선을 다해서 살겠다는 의지의 표현이다. 우리가 건강해야 하는 이유는 죽음으로부터 탈주하여 영원히 살기 위함이 아니다. 살아가는 동안만큼 최적의 상태로 행복하게 살다가 깨끗하게 가기 위함이다. 누구 말마따나 생명연장기구에 가까스로 목숨을 부지하면서 벽에 X칠할 때까지 사는 게 무슨 의미가 있겠는가? 사는 날까지 건강하고 행복하게 사는 게 모든 이들의 목표인 것이다. 이번 장에서는 우리 인간의 영원한 숙제, 해독과 노화에 대해 살펴보자.

해독의 필요성, 간의 건강

요즘 디톡스detox가 대유행이다. 음식도 디톡스, 화장품도 디톡스,

어디를 가나 디톡스를 응용한 제품이나 프로그램을 심심찮게 볼 수 있다. 디톡스는 해독을 의미하는 영단어 디톡시피케이션detoxification을 줄인 말이다. 해독解毒은 몸 안에서 발생하거나 체내로 들어온 독을 생리적 또는 의학적으로 제거하는 것을 말한다. 비슷한 표현으로 독을 제거한다는 제독除毒이라는 단어나 독의 기능을 없앤다는 중화中和라는 단어로 바꿀 수 있다. 하지만 해독에 앞서 독이 몸에 들어오는 걸 미연에 방지하는 게 중요하다. 이를 방독防毒이라고 한다. 해독을 설명하기 전에, 방독의 과정을 먼저 살펴보자.

1) 방독, 독소가 들어오는 것을 막다

독이 몸에 들어오기 전에 애초에 독을 막는 일도 중요하다. 이를 방독이라 하는데, 방독을 이해하기 위해서는 어디서 어떻게 독이 들어오는지부터 알아야 한다. 이를 설명하기 위해서는 건축가이자 환경운동가인 훈데르트바서Friedensreich Hundertwasser가 말한 다섯 가지 피부를 예로 들어 보자. 훈데르트바서는 인간이 실제로 오겹의 피부를 가지고 있다고 말한다. 삼겹살이 아니라 오겹살인 셈이다! 그는 인간에게 표피, 의복, 집, 사회적 환경과 정체성, 글로벌 환경이라는 다섯 개의 피부가 있다고 정의했다. 우리는 일상생활에서 신체를 두르고 있는 피부만을 의식할 뿐 나머지 네 개의 피부에 대해서는 제대로 의식하지 못한다. 그는 자신이 죽기 3년 전인 1997년 『다섯 개의 피부를 가진 화가왕』이라는 책을 써서 신체와 환경에 대한 그의 이해를 세상에 내놓았다.

그가 말한 첫 번째 피부는 표피다. 인간을 덮고 있는 자연 그대로의 피부, 표피는 인간의 몸을 두르며 장기를 보존하고 외부의 온갖 세균과 유독한 물질로부터 몸을 지킨다. 인간의 최후의 방어선인 셈이다. 인간의 두 번째 피부는 의복이다. 의복은 표피 이전에 몸에 닿을 수 있는 여러 나쁜 물질들을 막아준다. 2020년 우리나라를 비롯해 전 세계를 강타했던 코로나-19의 경우를 보자. 그간 우리에게 마스크와 방호복은 얼마나 소중한 방어벽이 되었는가? 의복의 아름다움이 패션의 주제라면, 훈데르트바서는 인간의 생존에 필수적인 피부로써 의복을 이야기한다. 그는 산업화된 의류 산업에 반기를 드는 차원에서 옷이며 양말이며 자신이 입고 신는 모든 것들을 직접 만들어 입었다고 한다. 때로 의복이 우리의 체온과 건강을 지키는 방어신이 아니라 도리어 우리의 건강을 해치는 주범이 되는 경우도 있기 때문이다. 나염과 염색, 제조 과정에서 들어가는 납과 니켈, 카드뮴 등 중금속에서부터 프탈레이트, 과불화화합물, 노닐페놀 등 다양한 화학물질들이 옷에 묻어 있다. 이런 물질들에 장기적으로 노출되면 아토피와 각종 피부질환이 생길 수 있고, 심각한 경우 피부암을 초래할 수도 있다.

훈데르트바서가 말한 세 번째 피부는 집이다. 집은 선사 인류가 눈비와 추위, 포식자를 피하기 위해 동굴에 들어가 생활했을 때부터 인간에게 중요한 보호막이 되었다. 하지만 오늘날 집은 자연을 떠나 성냥갑 같은 획일화된 아파트로 변했고, 편의성과 경제성을 위해 천연 재료보다는 각종 화학물질이 범벅된 건축자재로 도배된 공간으로 바뀌었다. 페인트나 접착제, 벽지, 단열재, 마감재 등 각종 건축자재에서 나오는 수십 종의 유해물질은 그 안에 거주하는 인간들의 건강을 위협하는 무서운 존재가 되었다. 이 세 번째 피부가 제대로 작동하기 위해서 훈데르트바서는 자연을 해치는 온갖 인공적 방식을 버리고 친환경 자재를 쓰고 자연과 일체가 되는 설계로 건축 패러다임을 바꿔야 한다고 조언한다.

훈데르트바서와 그가 그린 다섯 개의 피부

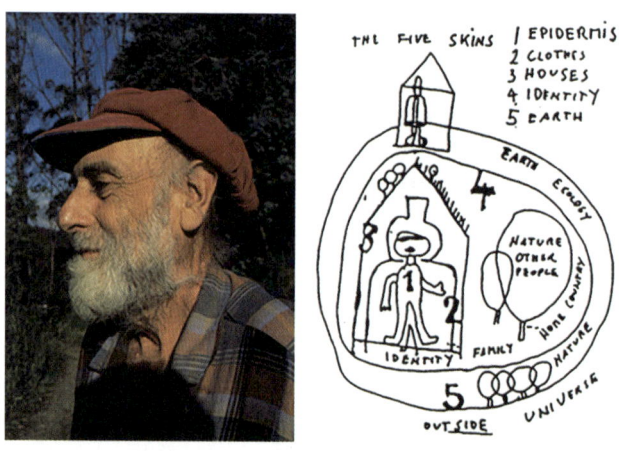

(출처: wikipedia.com(좌), hundertwasser.com(우))

그가 말한 네 번째 피부는 사회적 환경이다. 여기에는 가족과 공동체, 자기 정체성, 사회적 지위 등이 포함된다. 사회적 지위가 높고 경제적 능력이 되는 계층의 사람들이 그렇지 않은 계층보다 더 건강하다. 차상위계층이나 경제적 능력이 떨어지는 이들일수록 더 영양이 불균형한 정크푸드에 의존한다. 식단을 선택할 수 있는 상류계층은 유기농이다 건강식이다 좋은 것들을 가려 먹기 때문에 늘 건강하다. 또한 그들이 사는 주거 환경도 건강에 많은 영향을 미칠 수밖에 없다. 부자들은 청결하고 친환경적인 공간에서 거주하지만, 그렇지 않은 이들은 반지하나 불결하고 비좁은 공간에서 살아간다. 2019년 아카데미상을 수상한 봉준호 감독의 영화 「기생충」이 묘사한 양극적 주거 공간을 떠올리면 쉽게 이해할 수 있을 것이다. 쉽게 말해서, 부자들이 더 건강하다!

방독의 관점에서 재해석한 훈데르트바서의 나섯 개의 피부

제1피부 skin	깨끗한 피부와 탄력 있는 몸, 정결한 신체 부위를 유지하므로 유해한 병균의 침입을 막을 수 있다.
제2피부 clothes	피부에 좋은 친환경 의류와 검소한 옷, 신체를 쾌적하게 유지시켜주는 의복을 통해 유독성을 피한다.
제3피부 house	유해한 화학성분이 함유된 도료와 유독한 건축 자재가 만들어내는 새집증후군을 피한다.
제4피부 community	보다 위생적인 주위 인간관계와 교류를 통해 건강에 해로운 나쁜 생활습관과 관계를 차단한다.
제5피부 earth	인류 전체가 건강하게 살 수 있는 전 지구적인 노력을 경주한다.

훈데르트바서가 말한 마지막 다섯 번째 피부는 생태계다. 사실 생태계는 한 개인의 문제가 아닌 전 지구적인 문제라고 볼 수 있다. 매년 봄이면 어김없이 중국에서 날아오는 황사, 주차장을 방불케 하는 길거리 위의 자동차에서 뿜어져 나오는 매연, 비양심적인 공장주가 강가에 몰래 버린 폐기물, 미세 플라스틱 천지가 되어버린 해양 생태계, 후쿠시마 원전 사고로 마음 놓고 먹을 수 없게 된 수산물, 이 모든 것이 생태계의 문제다. 우리가 방독의 관점에서 볼 때 지구적인 환경 위기는 절대적으로 중요하면서도 무력감을 느끼게 한다. 훈데르트바서는 생태계가 더 이상 인간의 피부가 되지 못할 때 인간의 파멸은 눈앞에 다가올 것이라고 경고한다.

방독의 과정은 다섯 개의 피부를 통해 겹겹이 이루어진다. 우리가 살아가는 주거 환경을 보다 쾌적하게 바꾸어주고 생태계를 보다 안전하게 만들어나갈 때 더 건강해질 수 있다. 우리의 몸을 정기적으로 깨끗이 씻고 운동을 통해 탄력이 넘치는 피부를 유지해 나가는 것 역시 건강에 있어 빠질 수 없는 과정이다. 뿐만 아니라 우리의 몸에 걸치는 의류 역시 각종 화학성분이 덕지덕지 붙어있는 합성섬유로 만든 옷이 아니라 면을 소재로 한 친환경 직물로 짠 옷으로 바꾸어 주면 그만큼 건강에 도움이 된다. 이처럼 방독은 우리 몸에 전신갑주를 입는 것과 같다고 할 수 있다.

방독은 전신갑주를 입는 것과 같다

하지만 아무리 열심히 씻고 깨끗한 환경에서 생활하더라도 독의 체내 유입을 완전히 차단할 수는 없다. 우리가 알게 모르게 먹고 마시는 음식물을 통해 언제나 독은 우리의 건강을 위협할 수 있으며, 우리가 머물고 살아가는 주거 및 생활공간으로부터 우리 몸은 끊임없이 유독한 물질을 받아들이고 있기 때문이다. 아무것도 하지 않아도 자연계 자체에서 나오는 방사능이 존재하며, 무해한 것처럼 보이는 햇볕이나 공기 중에도 유해한 파장과 전자기파가 우리의 의지와 상관없이 체내로 들어올 수 있다. 따라서 방독은 반드시 해독 과정을 통해서 보완될 수밖에 없다.

2) 해독, 독소를 몸 밖으로 배출하다

해독은 말 그대로 몸에서 독소를 내보내는 과정이다. 방독 과정으로 걸러지지 못한 독소를 몸 밖으로 빼내거나 제거하는 과정이다. 해독 과정은 크게 내적 과정과 외적 과정으로 나뉘는데, 우리 몸의 장기가 벌이는 내적 과정은 간과 신장이 담당한다. 이중에서 간은 우리 몸에 독을 제거하는 필수적인 기관으로 '신체의 정화조'로 불린다. 간은 신진대사와 소화 및 에너지 저장에 필수적인 역할을 하면서 동시에 주로 몸에서 해독 작용을 담당한다. 간은 소화를 직접 담당하는 기관은 아니지만, 쓸개즙을 생산하여 지방의 소화, 흡수를 돕는다. 또 콜레스테롤 저장, 요소나 요산 등 노폐물 생성, 음식물과 함께 흡수된 유독 물질의 해독 작용 등 여러 가지 물질의 합성과 분해가 일어나므로 몸속의 화학 공장이라 불릴 만큼 중요한 곳이다.

 이처럼 성인의 경우 약 1.2kg의 무게가 나가는 간은 신체에 없어서는 안 될 중요한 장기다. 간의 해독 기능에는 1단계와 2단계가 있는데, 해독 1단계는 사이토크롬cytochrome이라고 불리는 일련의 효소군에 의해 이루어진다. 보통 P450이라고 총칭하는 효소군은 대략 50~100여 개의 다양한 효소들로 구성되어 있다. 1단계에서는 사이토크롬 효소가 체내에 들어온 대부분의 독성 물질을 배출이 가능한 형태로 바꾸어준다. 효소들은 보다 독성이 적은 수용성 물질로 바꾸거나, 화학적으로 훨씬 더 활성이 높은 형태로 변화시켜 신장을 통해 배출될 수 있도록 만든다. 독소를 보다 화학적으로 반응성을 높이도록 변화시키는 작용은 그 물질이 해독 2단계 효소들에 의해 보다 쉽게 대사될 수 있도록 만든다.

> **간이 체내에서 담당하는 세 가지 주요한 기능**
>
> 1. 해독 기능
> 2. 합성 기능
> 3. 저장 기능

 그러나 안타까운 점은 해독 1단계에서 분비되는 이러한 효소들은 나이를 먹으면서 감소한다는 것이다. 노화가 진행되면서 간의 해독 기능이 떨어지는 건 이러한 이유 때문이다. 흔히 "나이를 먹으니 몸이 예전 같지가 않아."라는 말은 간의 해독 기능이 떨어져서 피로감이 빠르게 해소되지 않는다는 뜻이다. 독자들 중에는 젊어서는 소주 두세 병을 마셔도 다음 날 가뿐하게 일어났는데, 40대가 넘어가면서 언제부턴가 하루 종일 자도 숙취가 해소되지 않는 경험을 했을 것이다. 하루 종일 자도 피로가 풀어지지 않는 느낌도 모두 효소의 분비가 원활하지 않아 간의 해독 기능이 떨어져서 생긴 문제이다. 뿐만 아니라 해독 과정에서 불가피하게 발생하는 자유기와 여러 독소들을 처리하는 기능도 넝달아 떨어지기 때문에 암이 생길 확률 역시 높아진다. 또한 흡연과 음주를 통해 간에 독소가 쌓이는 양도 젊을 때보다 더욱 가중된다.

이처럼 해독 1단계의 부산물은 여전히 신체에 유독할 수 있다. 독소가 간에 남아 축적되기 시작하면, DNA 및 단백질을 손상시킬 수 있기 때문이다. 이러한 잔여 독소가 간에 축적되지 않게 하는 것이 해독 2단계의 역할이다. 독소는 이 단계에서 완전히 중화되어 바깥으로 배출될 수 있는 상태로 전환된다. 해독의 1단계가 독소를 붙들어 해체시키는 과정이라면, 2단계는 간에 있는 다양한 효소들이 독소에 작은 화학물질을 붙이는 접합 과정을 의미한다. 이러한 접합 과정을 통해 독소가 중화되고 소변이나 담즙으로 보다 쉽게 배출된다. 2단계에는 글루타치온glutathione과 황산염이 이 과정에 관여한다.

간이 담당하는 두 가지 해독의 단계

해독 1단계	해독 2단계
독소 해체 과정 사이토크롬 효소군 체내의 독성을 중화시킴	독소 접합 과정 글루타치온 등 독성을 체외로 배출함

특히 체내에서 합성되는 글루타치온(글루타키온)은 독성 물질에 의한 간 손상을 막고 그 배출을 촉진하는 대표 물질이다. 해독 과정에 있어 글루타치온은 오늘날 중요 항암 성분이면서 핵심 항산화제로 여겨진다. 글루타치온 수치를 높이는 가장 좋은 방법은 체내에서 글루타치온 생성을 돕는 음식을 꾸준히 먹는 것이다. 특히 고품질의 유청 분말처럼 많은 양의 유황을 함유한 음식을 먹는 것이 도움이 되는 것으로 알려져 있다. 유청 단백질은 면역 반응에서 소진된 글루타치온을 재생산하는 시스테인의 농도를 높여준다. 비타민C와 유청 단백질을 통한 글루타치온 요법으로 암을 치료한 사례도 있다. 이 밖에 마늘과 양파, 브로콜리, 아보카도, 케일, 시금치, 아스파라거스 등도 글루타치온 생성에 유익하다고 한다. 필자 역시 매일 즐겨 먹는 식품들이다.

유청 단백질로 체내 글루타치온 수치를 높이자

해독의 최종 단계는 독소를 몸 밖으로 내버리는 배설반응이다. 간에서 사이토크롬 효소의 도움으로 체내 독소를 해체하고(1단계) 글루타치온의 도움으로 그 독소를 접합했다면(2단계), 마지막으로 혈장과 신장을 통하여 소변으로, 또는 담즙을 통하여 대변으로 배설하는 과정이 뒤따른다. 신장은 우리 몸의 독소를 거르고 배출하는 거대한 필터와 같다. 우리 몸의 노폐물을 제거해주고 체내 수분과 염분의 양, 전해질 및 산-염기 균형을 조절해주는 역할을 한다. 해독 과정의 최종 단계를 담당하는 중요 장기다 보니 몸에는 두 개의 신장이 존재한다. 신장에 병변이 생겨 한쪽 신장을 절제하더라도 나머지 다른 쪽이 정상이라면 살아가는데 큰 지장은 없지만, 둘 다 고장이 날 경우에는 신장 이식이나 투석 외에는 다른 방법이 없기 때문에 평소 물을 많이 마시고 지엄식과 혈압 조절, 혈당 조절, 규칙적인 운동에 신경 써야 한다.

> ### 글루타치온
>
> 글루타치온은 간에 독소가 쌓이는 것을 방지하고 배출을 촉진하는 물질이다. 체내에서 생성되는 글루타치온의 양이 부족하거나 생성에 이상이 생기면 간질환이 발생할 수 있다. 이처럼 글루타치온은 우리 몸에 가장 풍부하게 존재하는 항산화 영양소로 꼽히며 간에서 스스로 재생할 수 있기 때문에 '마스터 항산화 영양소'라고도 불린다. 글루타치온은 특히 아스파라거스나 아보카도, 시금치, 브로콜리 등 식품과 글루타치온의 생성을 돕는 건강기능식품으로 확보할 수 있다. 다만 음식물로 섭취한 글루타치온은 코엔자임이라는 효소의 도움이 있어야 제 기능을 담당할 수 있다. 글루타치온 수치는 암이나 AIDS, 2형 당뇨병, 간염 및 파킨슨병과 같은 특정 질병의 영향을 받을 수도 있다.

대장과 항문은 간이 해독한 독소를 배출하는 두 번째 장기다. 간에서 해독된 독성물질은 담즙과 함께 장에 버려진다. 장에 버려진 담즙 속의 독소는 식이섬유에 의해서 흡수되어 체외로 배설되어야 한다. 대장의 원활한 활동을 위해 평소 식이섬유를 섭취하고 유산균 등 장내미생물 활동을 원활히 하는 제품들을 꾸준히 복용하는 게 좋다. 자칫 식이섬유가 부족하여 변비가 발생하면 장에 독소가 쌓이게 되고, 유독한 물질이 대장에 오래 머물면서 대장암을 유발할 수 있기 때문이다. 평소 건강한 대장을 지키기 위해 식습관을 바꾸는 게 중요한데, 과도한 육류 섭취를 줄이는 게 좋다. 조리 과정에서 과도하게 태운 적색육은 발암물질인 헤테로사이클릭아민을 만들며 대장암 발병율을 높이기 때문이다. 대장암을 예방하기 위해서는 소고기나 돼지고기 같은 적색육보다는 닭고기 같은 백색육이 좋고, 불에 직접 굽는 것보다는 삶고 찌는 조리법을 이용하여 조리하는 것이 좋다.

건강한 신장과 대장을 만드는 생활습관

1. 평소 물을 많이 마신다.
2. 저염식과 채식 위주의 식사를 생활화한다.
3. 평소 규칙적인 산책과 운동을 생활화한다.
4. 적색육보다 백색육을 굽는 것보다 찌는 방식으로 먹는다.

디톡스 다이어트

간을 보통 '침묵의 장기'라고 부른다. 70% 이상이 망가져도 특별한 증상을 보이지 않기 때문이다. 그래서 일단 증상이 나타나면 손 쓸 수 없는 상태가 되고 만다. 따라서 평소 간이 나빠지면 신체에 일어날 수 있는 여러 증상들을 살펴보고 따로 간 건강을 챙겨야 한다. 공기 오염이나 수질 오염, 의약품, 살충제, 발암물질, 식품첨가제, 음주 및 흡연 등에 수시로 노출되어 간은 쉴 수 없다. 검증되지 않은 한약재나 무분별한 약물의 남용은 간에 치명적인 해를 끼칠 수 있다. 제일 중요한 것은 우리가 음식물을 통해 섭취히는 독소와 부적절한 환경으로부터 들어오는 유해한 물질을 밖으로 배출하는 것이다.

간에 나쁜 영향을 미치는 생활습관

1. 약물을 남용하는 것
2. 술자리에서 술잔을 돌리는 것
3. 음주, 회식, 흡연을 매일 하는 것
4. 스트레스, 만성피로에 노출되는 것
5. 지나치게 육류를 섭취하는 것

특히 간염 바이러스에 의해 발병하는 B형 간염은 간경화나 간암으로 발전할 수 있기 때문에 평소에 백신을 미리 접종해 두는 게 좋다. 술잔을 돌리는 문화가 남아있는 우리나라의 경우, 간암 환자 대부분이 진단받을 때 간경변증이나 만성 B형 간염을 갖고 있으며, 간염의 60%가 간암으로 번지는 것으로 조사되었다. B형 간염 바이러스는 혈액이나 체액으로도 전파되는데, 어머니와 신생아 사이의 수직 감염과 남녀 간 성관계를 통한 전염, 피부나 점막에 바이러스가 노출되어 전염되는 경우가 일반적이다. 모르는 대상과의 성관계 시에는 반드시 콘돔을 사용해야 하며 남들과 주사 바늘을 공유하거나 상처에 그들의 혈액이 닿지 않도록 주의해야 한다. 급성의 경우, 초기에는 감기 증상과 유사하며 식욕 감퇴, 무력감, 미열, 근육통, 구역, 구토, 소화 장애, 복통 등을 일으킨다. 만성의 경우는 특별한 증상이 없어 간염을 확인하는 데 어려움을 겪는다. 황달이나 급격한 체중 감소가 일어나면 간염을 의심해볼 수 있다.

1) 간 해독에 도움을 주는 음식

간 기능이 저하되는 원인으로는 간염 바이러스와 과도한 음주가 꼽힌다. 이 밖에 간 건강에 부담을 주는 약물, 영양 불량, 비만 때문에 간 기능이 떨어질 수도 있다. 이처럼 간의 기능이 나빠지면 해독 기능이 떨어지면서 면역력이 약해지고 코피가 나거나 상처가 생겼을 때 잘 응고되지 않는다. 담즙에 이상이 생기면서 잠을 자도 늘 피곤하고 입맛이 떨어지며 바로 영양 불균형이 찾아온다.

그 이유는 모든 음식물이 간에서 대사되어 우리 몸에서 필요한 에너지로 전환되는데, 간이 나쁘면 에너지를 충분히 만들어 내지 못하기 때문에 쉽게 피곤함을 느끼는 것이다. 따라서 평소 간 건강을 위해 의도적으로 간에 좋은 음식들을 챙겨 먹어야 한다.

간 해독에 도움을 주는 음식으로는 대표적으로 비타민과 무기질이 함유된 녹황색 채소인 미나리, 브로콜리, 부추, 시금치, 쑥갓 등과 버섯류인 영지버섯과 표고버섯이 있다. 여기에 오렌지나 자몽, 아보카도, 블루베리 같은 과일도 항산화를 돕고 간 세포를 재생하여 제 기능을 되살리는 것으로 알려져 있다. 자몽에 들어 있는 글루타치온은 세포 내 활성산소를 제거하고 간 해독 기능을 돕는다. 파파야에 들어 있는 파파신이라는 효소도 체내 염증을 줄여주고 소화 작용을 도와 간 기능 개선에 좋다. 아보카도 역시 비타민과 미네랄이 풍부하게 함유되어 있어 면역력 향상에 탁월하며 간 기능을 향상해 불포화 지방산을 분해하고 지방간을 예방하는 것으로 알려져 있다.

한국인들이 특히 좋아하는 마늘도 해독 작용에 좋다. 토마토는 리코펜lycopene 성분이 들어 있어 간 기능을 올리고 암 예방에 효과적이다. 토마토는 생으로 먹는 것보다 기름에 볶아 먹어야 체내 흡수율이 더 좋다고 한다. 녹차는 폴리페놀이라는 산화 방지제가 들어 있어 활성산소를 막아주고 몸에서 독소를 배출시켜 준다. 블루베리에는 항산화 물질인 안토시아닌anthocyanin과 비타민C와 미네랄이 들어 있어 망가진 간의 기능을 되살리는 데 탁월한 음식이다. 아무리 좋은 음식이라도 너무 과하면 좋지 못하다. 또한 간에 좋은 음식을 먹기에 앞서 개인의 건강 상태를 먼저 확인하고 다른 질환이 있는지 확인하는 것도 중요하다. 간에 이상이 있을 때에는 음식으로 치료하기보다는 빨리 의사나 전문가와 상담하는 것이 바람직하다.

간 건강에 좋은 음식들

1. 채소류: 부추, 미나리, 브로콜리, 시금치, 쑥갓, 영지버섯 등
2. 과일류: 아로니아, 자몽, 레몬, 오렌지, 블루베리, 아보카도, 토마토, 파파야, 등
3. 성분: 타우린, 밀크씨슬, 아세틸시스테인, 글루타치온, 비타민B 등

2) 해독과 다이어트

남녀노소 할 것 없이 다이어트 열풍이다. 과거에는 체중을 줄이는 목적으로 행해졌다면, 최근 다이어트는 나이와 성별에 상관없이 건강을 위해 한다. 최근에는 TV 다이어트 프로그램의 인기와 머슬마니아 대회가 우후죽순 생겨나면서 적당한 근육질 몸에 식스팩 하나쯤 갖고 싶은 열망이 그 어느 때보다 높아졌다. 풍만한

가슴과 잘록한 허리를 가진 속칭 '베이글녀'가 자신의 다이어트 성공기를 올리면 사진과 함께 SNS를 타고 순식간에 퍼지는 요즘이다. 얼마 전에는 미국의 할리우드 배우 안젤리나 졸리가 디톡스로 다이어트 효과를 봤다고 해서 유명해진 해독 다이어트가 우리나라에도 소개되기도 했다. 해독은 다이어트를 원하는 많은 여성들이 디톡스를 접하는 주된 목적의 하나이기도 하다. 과연 디톡스 다이어트는 얼마나 효과가 있을까?

많은 여성들이 볼록하게 나온 뱃살이나 축 처진 팔뚝의 군살을 제거하기 위해 식사량을 하루 한 끼로 줄이거나 아니면 아예 한 가지 식품만 섭취하는 극단적인 다이어트를 시도한다. 배고픔과 어지러움을 참아가며 애를 쓰지만 정작 다이어트에는 실패하는 경우가 많다. 잠깐 살이 빠지다가도 다시 찌는 요요현상을 피할 길이 없다. 왜 그럴까? 우리 신체의 메커니즘을 제대로 이해하지 못하기 때문이다. 음식을 줄이면 우리 몸은 대번에 변화를 감지하여 자동적으로 음식물로 들어온 영양분을 최대한 끌어 모으려고 한다. 그것마저 양을 줄인다면, 몸은 바로 상황을 인지하고 최소한의 에너지만으로 신진대사를 돌리는 절전 모드로 전환된다. 여성의 경우, 생존에 필수적인 몇 개의 신체적 작용만 남겨두고 생리와 같은 나머지 기능들은 멈춰버린다. 결국 몸이 망가지고 다이어트가 실패하는 지름길이 되고 만다.

하지만 디톡스 다이어트는 몸의 나쁜 물질들을 제거하여 도리어 신진대사를 원활하게 만들어주는 구조를 갖는다. 따라서 디톡스를 하면서 몸은 더 가뿐하고 건강해지며, 여기저기에 쓸데없이 쌓이는 노폐물이 줄어들면서 체중이 준다. 비유하자면, 불완전연소가 되는 부분이 줄면서 신체가 에너지를 생산하는 효율은 더 올라가는 완전연소 단계로 접어드는 것이다. 사실 다이어트는 디톡스의 결과로 자연스럽게 따라오는 것에 불과하다. 디톡스 다이어트의 핵심은 신체의 기능들을 정상적으로 되돌려서 지방에 쌓인 노폐물과 독소를 분해하여 배출하는 것이다.

3장
노화를 극복하는 비결

"늙으면 웃음이 멈추는 게 아니다.
웃음이 멈추면 늙게 된다."

조지 버나드 쇼

노화의 원리

한 번 먹으면 늙지 않는다는 불로초에 대한 신화와 전설은 전 세계적으로 많이 퍼져 있다. 그중 대표적인 게 중국을 통일한 진시황과 얽힌 설화다. 진나라를 세운 진시황이 천대만대 태평성대를 꿈꾸고 영원불사 불로초를 찾아 동방에 하인들을 보낸 일화는 우리에게 유명하다. 진시황은 기원전 221년 천하를 자신의 손에 넣고 나니 영원히 죽지 않고 싶다는 욕심에 사로잡혔다. 그러다 하루는 제나라 사람인 서복徐福에게 동방에 불로초가 있다는 소식을 전해 듣게 된다. 문헌에 따르면, 서복은 진시황의 방사로 중용되었고 황제의 어명을 받고 동남동녀童男童女, 즉 어린 남녀 수천 명을 데리고 불로초를 찾아 여행길에 나선다.

   기원전 219년, 결국 진시황이 원하는 불로초를 구하지 못한 서복은 진시황에게 돌아와 더 많은 선단을 거느리고 가야 불로초를 내줄 수 있다며 거짓말을 한다. 이에 혹한 황제는 그에게 동남동녀 3천 명과 오곡종자, 상당한 재물과 여러 기술자들까지 붙여 다시 불로초 탐사대를 꾸려 보낸다. 그렇게 한몫 단단히 챙긴 서복은 대규모 선단을 이끌고 바다 건너 제주도에 머문 것으로 알려져 있다. 이후 진시황의 추적을 따돌리고자 서복은 다시 제주도를 떠나 일본으로 건너갔다. '서쪽으로 돌아갔다'는 뜻의 서귀포西歸浦라는 지명 역시 이런 서복 일행의 일화와 관련이 있다고 한다. 이를 기념하여 오늘날 서귀포에는 서복공원이 조성되어 있다. 시진핑 주석 등 중국 공산당 고위급 관리들이 방한했을 때 여러 번 이곳을 방문했고, 원자바오 총리는 공원에 친필 휘호를 내리기도 했다.

   누구나 진시황처럼 영원히 늙지 않는 말년을 꿈꾼다. 하지만 노화는 어김없이 모든 사람들의 발목을 잡는다. 노화란 시간이 흐르면서 세포 기관 또는 개체에 나타나는 진행적인 변화를 말한다. 팽팽하던 얼굴이 어느 순간부터 탄력을 잃고 하나둘 주름이 잡히고 기미가 올라온다. 스마트폰의 작은 글씨까지 훤히 보이던 눈이 언제부턴가 침침해지기 시작한다. 이제는 저녁 먹고 강아지 쫑이와 동네 한 바퀴 도는 것도 무릎이 아프고 숨이 차서 꼭 한두 번은 벤치에 앉아 쉬어야 한다. 이처럼 노화가 진행되면 근육과 골격이 약해지고 몸의 신진대사가 느려진다. 기초 대사량이 줄어들면서 세포를 재생하는 시간도 더뎌지고 하루 푹 자고 나면 거뜬했던 체력도 어느새 숙취와 만성피로로 잠을 자도 잔 것 같지 않다. 대체 노화는 왜 일어나는 걸까?

1) 텔로미어의 비밀

과학자들은 텔로미어의 단축이 그 원인이라고 입을 모은다. 텔로미어telomere, 우리에게 무척 낯선 단어다. 텔로미어는 우리말로 '말단소립' 이라고도 부르는 염색체 말단 부분을 지칭한다. 오늘날 과학자들은 이 텔로미어가 노화와 직접적 연관이 있다고 말한다. 본래 인간의 체세포는 끊임없이 복제와 사멸의 과정을 거치도록 프로그래밍되어 있다. 그냥 놔둬도 세포는 영원히 무한 복제를 거듭할 수 있는 것이다. 세포 속에 들어 있는 DNA가 똑같은 유전인자를 만들어내며 세포 분열을 일으키면서 신체는 마치 영구기관처럼 외부의 도움 없이도 자가 생성을 완성할 수 있다는 말이다. 하지만 이 세포 복제 과정 중에 DNA의 끝자락에 놓인 텔로미어는 어떤 이유에선지 복제가 되지 않고 끊어지게 된다. 결국 새로 생성된 두 가닥의 DNA는 길이의 짝이 맞지 않게 되고 텔로미어 부분이 점점 더 짧아지면서 세포 분열이 멈추게 된다는 것이다.

이와 같은 원리를 발견한 사람은 엘리자베스 블랙번Elizabeth Helen Blackburn 교수로 텔로미어와 노화의 관계를 규명한 공로로 2009

년 노벨 생리의학상을 수상하기도 했다. 그녀는 자신의 저서『늙지 않는 비밀』에서 텔로미어를 신발끈 끄트머리에 달린 플라스틱 캡에 비유한다. 플라스틱 캡이 없으면 끈의 올이 풀어져 못 쓰게 되는 것처럼, 텔로미어 역시 DNA가 닳아 없어지는 것을 막아주고 세포가 정상적으로 기능하도록 도와준다는 것이다. 결국 텔로미어가 없으면 세포는 더 이상 분열하지 못하고 사멸하게 되며, 그 결과 신체는 병들고 늙게 된다는 말이다. 한 마디로 텔로미어가 짧아지면 노화가 온다고 말할 수 있다.

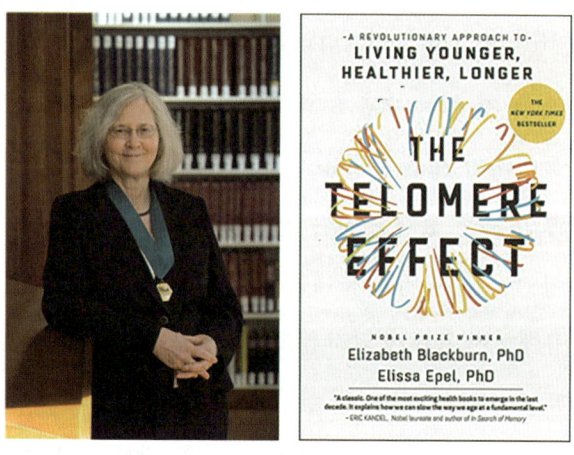

텔로미어와 노화의 관계를 규명한 엘리자베스 블랙번(좌)과 그녀의 저서 『늙지 않는 비밀』 (우)

(출처: wikipedia.org(좌), amazon.com(우))

그렇다면 어떻게 텔로미어의 길이를 유지할 수 있을까? 인간 노화를 연구하고 있는 과학자들은 텔로미어가 닳아 없어지는 것을 막는, 이른바 텔로미어 캐핑 telomere capping이 필요하다고 입을 모은다. 한 마디로 텔로미어에 뚜껑을 씌우는 것이다. 이를 위해서 텔로미어를 구성하는 주요 영양소 단백질을 잘 섭취하고 과도하지 않은 무산소 운동을 하며, 하루 7시간 이상 꼭 수면을 취하고, 명상과 휴식을 통해 스트레스 없는 삶을 영위하는 것을 제안한다. 이는 젊은 시절보다 노후에 더 필요하며 이를 위해 식단을 조절하고 규칙적인 삶을 살아야 한다고 말한다. 이번 장에서는 바로 이런 부분을 이야기하려고 한다.

> **텔로미어**
>
> 세포 속 염색체의 양 끝단에 붙어있는 반복 염기서열로 세포 분열 시 유전 정보를 담은 DNA가 손상되지 않도록 완충하는 억할을 하는 깃으로 알려저 있다. 그리스어로 '끝'을 의미하는 '텔로스(telos)'와 '부위'를 의미하는 '메로스(meros)'의 합성어로 텔로미어는 세포가 분열되는 동안 세포가 사라지지 않도록 보호하고 완충하는 역할을 하는데, 분열을 지속할수록 텔로미어가 줄어들어 염색체가 짧아지면서 종국에는 소멸하게 된다. 결국 세포의 소멸이 노화를 낳게 되어 텔로미어는 세포의 노화와 밀접한 연관이 있는 것으로 밝혀졌다. 호주의 생리학자 엘리자베스 블랙번(Elizabeth Blackburn)은 텔로미어의 원리를 밝혀낸 공로로 2009년 노벨 생리의학상을 수상했다.

2) 텔로미어와 안티에이징

사람이면 누구나 늙는 것을 두려워한다. 우리나라말로 된 최초의 시조로 알려진 우탁 禹倬 선생의 탄로가 嘆老歌는 바로 이런 자신의 늙음을 한탄하는 내용이다.

> 한손에 막대기 잡고 또 한손에 가시 쥐고
> 늙은 길 가시로 막고 오는 백발 막대로 치려하더니
> 백발이 제 먼저 알고 지름길로 오더라.

고등학교 때 국어 수업 시간에 배운 이 시조가 너무 먼 이야기라고 여겨졌는데, 벌써 지천명을 넘긴 나이가 되고 보니 필자에게 와닿는 내용이 아닐까 싶다. 당장 지난주에 염색한 머리도 하루 지나 돌아보면 어느덧 반백으로 바뀐 걸 보면 우울해지기까지 한다. 할 수만 있다면 늙은 길 가시로 막고 오는 백발 막대를 휘둘러 치고 싶은 심정이다. 정말 조금씩 닳아 없어지는 텔로미어를 어떻게 막을 수 있을까?

안티에이징anti-aging, 우리말로 항노화抗老化는 노화를 저항하고 막는 것을 말한다. 인체의 노화 시계를 지연시키거나 되돌릴 수 있도록 몸의 기능을 정상화시키는 모든 일을 안티에이징이라고 한다. 흔히 여성들이 사용하는 화장품에 등장하는 문구로 알려져 있지만, 사실 안티에이징은 건강하게 노년을 지내기 위해서 남녀를 불문하고, 또 단순히 피부의 노화를 넘어서 모든 영역에서 필요한 과정이다. 중국과 우리나라, 일본과 같은 한자 문화권에서는 안티에이징을 흔히 회춘回春이라는 말로 대신해 왔다. 다시 인생의 봄을 맞는다는 뜻이다.

항노화 작용은 회춘을 가져온다

 박범신의 소설을 영화화한「은교」를 보면, 시인 이적요(박해일)의 정신적 회춘이 잘 묘사되어 있다. 열일곱 소녀의 싱그러운 젊음과 관능에 매혹 당한 시인은 세상에 모든 평판과 명성을 가졌지만 폭삭 늙어버린 자신의 저주스러운 육체를 바라보며 밤마다 회춘을 경험한다. 자신의 수제자(김무열)와 은교(김고은)가 연예 모드로 빠지는 걸 바라볼 수밖에 없는 자신을 한탄하며 푸념과도 같이 뇌까린다. "너희 젊음이 너희 노력으로 얻은 상이 아니듯이 내 늙음도 내 잘못으로 받은 벌이 아니야." 푸른 초원을 마구 달리는 싱싱한 육체를 그리며 시인이 몰던 지프를 '당나귀'라고 부르는 대목에서는 아련함마저 느껴진다.

 하지만 회춘은 단순히 영화에나 등장하는 공상이 아니다. 텔로미어의 발견과 함께 노화와 관련된 유전자가 속속 밝혀지며 회춘의 상상과 불로의 꿈이 단지 노년의 몽니만은 아닌 가까운 현실이 되었기 때문이다. 그래서 오늘날 안티에이징은 그저 노화의 속도를 늦추는 데에 만족하지 않고 100년, 아니 150년 이상 살 수 있는 신인류의 기대수명을 바라보고 있다. 안티에이징을 이해하기 위해서는 먼저 기대수명이라는 개념을 알아야 한다. 기대수명life expectancy은 특정 국가에서 태어난 인구의 예상되는 수명을 말한다. 인류의 기대수명은 농업혁명과 의료혁명으로 먹고사는 문제가 해결되면서 비약적인 성장을 거듭해왔다. 아직 제3세계 일부 지역에서는 여전히 영아사망률이 높아 기대수명이 낮지만, OECD에 속하는 국가들은 80년 이상 사는 것으로 알려져 있다.

OECD가 2019년 발간한 공식 자료에 따르면, 2017년 기준 우리나라 기대수명은 82.7년으로 조사되었다.* 이는 OECD에 속한 38개 국가의 평균 기대수명인 80.7년보다 2년 길고, 일본의 기대수명인 84.2년보다 고작 1.5년 짧을 뿐이다. 200년 전 기대수명이 대략 40대였던 점을 감안하면 남녀 모두 배 이상은 오래 사는 셈이다. 곧 다가올 4차 산업혁명과 신약 개발, 암을 비롯한 불치병의 정복이 가능해지면, 기대수명은 앞으로 더 늘어날 전망이다. 이제 말로만 듣던 '백세시대'도 그리 멀지 않았다.

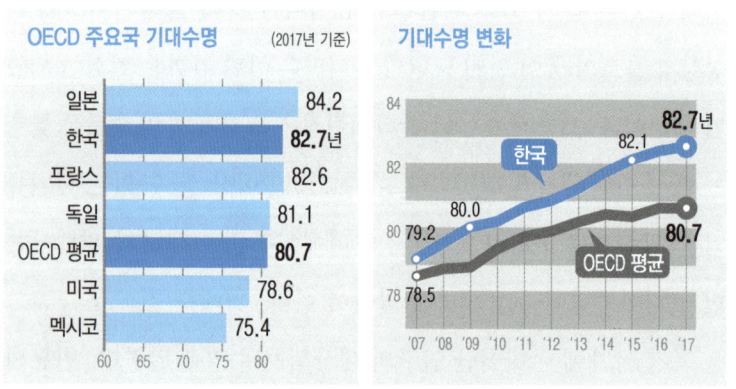

OECD 국가의 기대수명, 우리나라는 6위에 랭크되어 있다

(출처: 보건복지부, OECD)

* 2019년, 영문 위키피디아의 국가별 평균 수명에서는 대한민국이 9위에 랭크되어 있다.

> ### 기대수명
> 출생자가 출생 직후부터 생존할 것으로 기대되는 평균 생존 연수로 생명을 다해 살다가 죽는 자연사의 경우만을 수치로 잡으며 자살이나 교통사고로 인한 생존 기간은 평균치 계산에 포함시키지 않는다. 흔히 기대수명과 비교되는 것이 평균 수명(Average Life Span)인데, 이는 자살이나 사고사 등을 산입하여 특정 지역의 일정 기간 동안의 평균적인 수명을 나타내는 지표다. 따라서 평균 수명은 국민의 건강 상태, 즉 공중위생의 정도 또는 복지나 의료 수준을 알아보는 데에 가장 중요한 수치로 간주된다. 농업혁명과 산업사회 이후 풍족한 식량 생산과 문명의 발달로 기대수명은 상승해왔다. 에기에 20세기 접어들면서 의료기술이 비약적으로 발달하면서 기대수명 역시 꾸준히 증가해왔다. 2018년 우리나라의 기대수명은 82.7세지만, 2100년에는 약 92.5세로 10세 이상 늘어난다는 보고서도 있다. 하지만 기대수명이 늘어나는 것이 마냥 좋은 것만은 아니다. 고령화 사회로 진입하면서 과거에 없던 새로운 사회적 문제들이 대두되고 있기 때문이다.

결국 안티에이징은 노화를 막고 더 오래 사는 법을 터득하는 것이며, 노년에 더 건강하게 더 활기차게 살아가는 라이프스타일을 발견하는 일이다. 건강과 항노화에 관심이 집중되면서 앞으로 퍼스널케어를 비롯한 다양한 건강기능식품 시장이 더욱 확대될 것이다. 더불어 건강을 유지하고 관리하는 헬스산업의 매출 역시 기하급수적으로 늘어날 것이다. 개인 관점에서 어떻게 건강하고 아름답게 살 수 있을까? 점차 닳아 없어지는 텔로미어에 뚜껑은 어떻게 끼울 수 있을까? 내가 당장 실생활에서 실천할 수 있는 안티에이징의 비법에는 무엇이 있을까?

항산화제의 비밀

안티에이징을 위해서 가장 먼저 해야 할 것은 건강한 음식을 섭취하는 일이다. 통계학 용어 중에 GIGO라는 말이 있다. 이는 '가비지 인 가비지 아웃Garbage in, garbage out'이라는 말의 이니셜로 '쓰레기가 들어가면 쓰레기가 나온다.'는 뜻이다. 컴퓨터공학에서는 성서의 한 구절과 맞먹는 말이다. 이는 비단 통계학에서만 적용되는 사실이 아니다. 우리 몸도 하나의 기계와 같다. 쓰레기를 먹으면 쓰레기를 생산할 수밖에 없다. 안티에이징을 하려면, 노화를 막는 음식을 먹어야 한다. 그런 음식을 보통 '항산화제'라고 한다.

항산화제抗酸化劑는 몸이 산화되는 과정을 막거나 지연시키는 식품이나 건강보조식품을 말한다. 여기서 산화라는 것은 무엇일까? 산화酸化는 산소와 만나 물질의 변화를 일으키는 현상을 뜻한다. 우리가 중학교 때 배웠던 산과 염기에서 그 산성으로 변한다는 말이다. 이를 화학적으로 말하면, 산화란 산소 원자를 얻거나 수소 원자를 잃는 것을 통칭한다. 그래서 산화를 영어로 산소를 뜻하는 옥시oxi-를 붙여 옥시데이션oxidation이라고 부르는 것이다.

이런 설명이 일반인들에게는 좀 어려울 것이다. 좀 더 쉬운 예를 들어 말해보자. 일상생활에서 쇠나 철못이 녹슬거나 사과 표면이 갈변하는 현상도 모두 산화로 본다. 철이나 쇠로 된 물질이 공기나 물에 장기간 노출되면 얼마 안 가서 녹이 슬게 된다. 사과도 칼로 깎아두면 금세 표면이 갈색으로 변한다. 이런 현상은 모두 공기 중에 있는 산소가 일정 물질과 반응하여 얻어지는 대표적인 산화의 사례다. 또한 방안에 촛불을 켜두면 불이 타오르는 연소 과정도 산화의 일종이다. 화재가 났을 때, 불을 끄려면 우선 이불을 덮어서 산소의 유입을 막으라고 조언하는 것도 다 그런 이유에서다.

일상에서 볼 수 있는 산화 과정

철못이나 쇠가 공기나 물을 만나 녹이 스는 것
촛불이나 가스레인지가 산소와 만나 불이 나는 것
껍질을 깎아 놓은 사과가 갈색으로 변하는 것

이와 마찬가지로 노화 역시 대표적인 산화 과정의 하나다. 우리 몸이 산소를 들이마시고 이산화탄소를 내뿜는 호흡 과정이나 섭취한 음식을 소화하면서 산소를 만드는 대사 과정에서 산화가 일어난다. 몸에서 만들어진 산소가 노화를 촉진하고 생명에 치명적인 암을 유발한다. 그래서 이 산소가 신체를 산화시키는 것을 막아야 노화를 막을 수 있다. 그래서 산화를 막아주는 항산화제를 안티옥시던트antioxidant라고 부르는 것이다.

산화는 곧 노화다

1) 활성산소를 막아라

 우리 신체에서 산화는 어떠한 과정을 통해 발생할까? 산화의 주범은 활성산소에 있다. 활성산소는 살아있는 유기체가 호흡을 통해 산소를 흡수하면서 발생하는 물질이다. 호흡이 있는 한 끊임없이 만들어지기 때문에 활성산소는 인간이 죽을 때까지 체내에서 생성된다고 할 수 있다. 이는 1957년 미국 네브라스카대학의 덴햄 하먼Denham Harman 박사가 처음 이론으로 제기했다.

 문제는 이 활성산소가 DNA나 생체 조직을 공격하고 암을 유발하여 유기체에 치명적인 영향을 미칠 수 있다는 것이다. 다시 말해, 살기 위해 누구나 숨을 쉬어야 하지만, 동시에 그 숨 때문에 모두가 죽게 된다는 것이다. 이것이야말로 생명의 역설이 아닐 수 없다. 이 활성산소는 보통 불완전연소를 통해 만들어지는데 자유롭게 체내에 떠돌아다니기 때문에 다른 말로 '유리기'나 '자유기free radical'라고도 부른다. 인간의 몸은 하루에 보통 만 번 이상 이러한 유리기의 공격을 받는 것으로 알려져 있다.

 그렇다면 활성산소는 어떤 활동을 통해 생성될까? 가장 일반적인 사례는 호흡이다. 체내 세포가 에너지를 생산하려면 연료로써 반드시 산소가 필요한데, 이 연소 과정에서 활성산소가 만들어진다. 이렇게 비유해보자. 자동차가 도로 위를 달리기 위해서는 내연기관이 원활히 돌아가야 한다. 내연기관에 필요한 연료는 휘발유와 공기밖에 없다. 아무리 연료를 가득 채운 자동차라 해도 공기가 들어오는 필터가 막히면 점화 자체가 되지 않는다. 문제는 자동차가 연소를 하면서 어쩔 수 없이 매연을 발생시킨다는 점이다. 바로 불완전연소 때문이다.

휘발유 + 산소 → 에너지 + 매연
음식물 + 산소 → 에너지 + 활성산소

> ### 자유기
>
> 사람이 호흡한 산소가 에너지를 만들고 물로 환원되는 과정에서 나타나는, 산화력이 수천 배 높은 산소 찌꺼기를 말한다. 영어로는 프리래디칼(free radical)이라 부르며 우리나라에서는 '자유기(自由基)', '유리기(遊離基)', '활성산소(活性酸素)' 등 다양한 명칭으로 불린다. 성인병과 암을 비롯한 질병을 일으키는 원인이자 노화를 일으키는 주범 중 하나다. 하지만 자유기가 마냥 나쁜 것만은 아니다. 면역체계 강화, 근육 재생, 당뇨병 억제, 퇴행성관절염을 완화시키는 기능도 하기 때문이다. 자유기는 우리 몸에 반드시 필요한 물질로 세포 신호 전달과 항상성 유지에 반드시 필요한 산화 환원 신호의 매개체가 된다고 한다. 자유기를 해가 없는 물질로 바꿔주는 항산화 효소는 활성산소의 무제한 증가를 막는 역할을 하는데 비타민C나 비타민E, 베타카로틴, 셀레늄 등에 많다.

사람도 마찬가지다. 신체가 에너지를 내기 위해서 음식물(영양)과 호흡(연료)이 필요하다. 호흡 없이 사람은 채 1분도 생존할 수 없다. 문제는 자동차의 매연처럼 호흡을 하면서 불가피하게 활성산소가 배출된다는 점이다. 이 과정을 막거나 늦추는 것은 불가능하다. 활성산소를 없애려면 호흡 자체를 중단해야 하기 때문이다. 세포 내 미토콘드리아가 산소를 이용해서 에너지를 만들어내는 이상, 활성산소는 필연적으로 발생할 수밖에 없다. 우리가 흔히 농담 삼아 "숨 쉬는 것도 운동이냐?"라고 말하는데, 활성산소의 입장에서는 100% 맞는 말이다. 운동으로 산소 소비량이 늘어나면 그만큼 활성산소의 양도 늘어나기 마련이다.

그나마 체내 활성산소를 줄이는 것이 가능한데, 산소를 과다하게 요구하는 격렬한 유산소운동을 줄이는 것이다. 호흡은 하되 과호흡을 하지 말자는 것이다. 다이어트를 위해 행해지는 에어로빅이 대표적인 유산소운동이다. 살을 빼기 위해 운동을 하지만, 도리어 그 운동을 통해 체내 활성산소의 농도는 급격하게 올라가게 된다. 물론 일정한 운동은 건강에 필수적이지만, 과도한 운동은 득보다는 독이다. 또한 과도한 스트레스 역시 활성산소의 증가를 촉발한다.

스트레스는 신진대사와 호흡을 빠르게 하여 그만큼 많은 산소량을 요구하게 한다. 야외 활동을 통해 태양에 장시간 노출될 경우, 자외선도 체내 활성산소의 증가를 유발한다. 흡연 역시 활성산소의 발전소와 같다. 불완전연소로 인한 활성산소가 체내에 쌓일 뿐 아니라 담배 연기에서 나오는 니코틴과 일산화탄소가 유입되기 때문에 흡연은 건강에 백해무익하다. 소식도 활성산소를 막는 좋은 생활 습관이다. 활성산소는 음식물의 소화와 대사 과정에서 생성되므로 음식을 적게 먹으면 그만큼 활성산소도 적고 노화가 억제되기 때문이다.

> **노화를 일으키는 체내 활성산소를 줄이는 방법**
>
> 1. 격렬한 유산소운동을 하지 않는다.
> 2. 햇빛에 장시간 노출되는 야외활동을 자제한다.
> 3. 잦은 스트레스를 일으키는 상황을 되도록 피한다.
> 4. 금연하거나 간접흡연 환경에 노출되지 않는다.
> 5. 평소 적게 먹고 적게 마시는 소식을 실천한다.

프로 운동선수나 스포츠광들이 흔히 빨리 늙는다는 통설은 최근 들어 과학을 통해 사실임이 입증되고 있다. 절대적으로 휴식을 취해야 할 그들이 절대적으로 많이 움직이면서 쓸데없는 활성산소의 공격을 받는 격이다. 전 세계적으로 조깅 붐을 일으켰던 미국의 조깅전문가 제임스 픽스James Fuller Fixx가 1984년 조깅을 하다가 심장마비로 52세의 나이에 사망하면서 유산소운동의 효용성에 대해 많은 논란을 일으켰다. 이 사건으로 격렬한 운동을 하다가 사람이 죽을 수도 있다는 사실이 대중들에게 부각되면서 마라토너를 비롯한 중장거리 달리기 선수들, 철인삼종(트라이슬론) 선수들의 노화와 신체 상태를 조사하는 연구들이 광범위하게 행해졌다. 과도한 운동을 했던 선수들에게서 탈모가 일어나거나 피부 노화가 진행되었다는 사례가 이어졌다. 좋은 운동은 자발적이고 꾸준하며 적당한 운동임을 명심하자. 1991년 존스홉킨스대학은 인류가 앓고 있는 3만6천 가지 질병의 원인이 바로 이 활성산소에 있다고 발표했다. 늙고 싶지 않다면 이 활성산소부터 막아야 한다.

과도한 운동은 도리어 노화를 촉진한다

2) 항산화제-활성산소의 천적

항산화제는 의심할 여지없이 활성산소의 천적이다. 항산화제는 체내에서 연소할 물질을 찾아 돌아다니는 활성산소에게 전자를 넘겨주므로 산화반응을 억제하는 기능을 한다. 마치 적장을 끌어안고 물속에 뛰어들어 장렬히 전사한 논개처럼, 자신의 몸을 희생하여 스스로 자유기와 반응하여 산화 과정 자체를 끊어버리는 것이다. 이처럼 항산화제는 활성산소의 해로운 영향을 억제할 수 있는 안정된 분자 구조를 가지고 있기 때문에 노화를 걱정하는 사람이라면 반드시 항산화제에 관심을 가져야 한다.

무엇보다 인간의 몸은 활성산소를 제어하고 신진대사를 원활하게 하기 위해서 자체적으로 항산화효소를 만들어낸다. 몸에서 생성되는 대표적인 항산화효소에는 수퍼옥사이드디스뮤타제, 카탈라아제, 앞장에서 설명한 글루타치온 등이 있다. 그 중에서 줄여서 '에스오디SOD'라 불리는 수퍼옥사이드디스뮤타제superoxide dismutase는 체내에서 활성산소를 제거하는 첨병 역할을 하기 때문에 가장 강력하고 중요한 항산화 효소로 꼽힌다. 문제는 일부 항산화제는 체내에서 생성되지만, 일부는 그렇지 않다는 데에 있다. 게다가 나이가 들어감에 따라 신체의 항산화 효소의 생산이 줄어들게 마련이다.

따라서 활성산소를 막아주는 항산화제를 꾸준히 섭취하는 게 필수적이다. 활성산소가 노화를 촉진하는 물질이라면, 항산화제는 노화를 방지하는 불로초이기 때문이다. 체내에서 항산화효소가 생성되는 것만 믿지 말고 꾸준히 항산화제를 섭취하면 그만큼 체내 활성산소를 줄일 수 있다. 게다가 항산화제는 손상된 DNA를 복구하는 데 도움을 주기 때문에 항암 효과가 있으며, 종양 발달을 억제함으로써 천연 항암제의 기능도 한다. 유전자를 자극하고 면역력을 높이는 데 도움을 주기 때문에 더욱 활력 있고 건강한 신체를 유지할 수 있다. 최적의 건강을 유지하고 즐겁고 행복한 생활을 이어가기 위해 꾸준히 항산화제를 복용하는 일은 그래서 매우 중요하다.

항산화제는 불로초와 같다

그렇다면 항산화제에는 어떠한 것들이 있을까? 항산화제는 크게 수용성과 지용성으로 나뉘는데, 수용성水溶性은 물에 의해 용해되는 성질을 가지며 지용성脂溶性은 기름에 녹는 성질을 갖는다. 세포 안은 물로 이루어져 있고, 세포막은 지방으로 이루어져 있기 때문에 수용성 항산화제와 지용성 항산화제가 신체에 모두 필요하다. 또한 항산화제는 성분에 따라 효소와 비효소로도 나뉘는데, 효소 항산화제는 활성산소를 분해하는 효소를 가지고 있으며 대부분 신체에서 생산해낸다. 반면 비효소 항산화제는 활성산소의 산화과정을 방해하는 기능을 가지고 있으며 몸에서 만들어지지 않기 때문에 반드시 음식을 통해 섭취해야 한다. 또한 비효소 항산화제는 효소 항산화제의 고갈을 막고 원활한 작용을 돕는 부수적인 역할도 담당하기 때문에 건강보조식품을 통해 정기적으로 보충해주는 게 바람직하다.

효소 항산화제	비효소 항산화제
'항산화효소'라고 함	'항산화물질'이라고 함
체내에서 생성됨(섭취 불필요)	체내에서 생성되지 않음(섭취 필요)
활성산소를 제거함	산화과정을 방해함
슈퍼옥사이드 디스뮤타아제	비타민A
카탈라아제	비타민C
글루타티온	비타민E

비효소 항산화제에는 어떠한 것들이 있을까? 항산화제의 에이스가 있다. 말 그대로 에이스ACE다. 야구 경기에 에이스가 등판하는 날에는 어떤 팀이든 편안하게 게임을 관전할 수 있다. 승리는 따 놓은 당상이기 때문이다. 항산화제에도 에이스가 있다. 마운드를 호령하는 에이스는 비타민A와 비타민C, 그리고 비타민E다. 이들이 대표적인 비효소 항산화제다. 이들은 몸에서 자체적으로 나오는 효소 항산화제의 생성과 작용을 돕기 때문에 반드시 외부에서 건강보조식품의 형태로 섭취해야 한다. 이제 대표적인 항산화제들을 하나씩 살펴보자.

3) 비타민A-최초의 비타민

오늘날 누구나 쉽게 구입해서 복용할 수 있는 비타민은 어떻게 발견되었을까? 1911년 영국 런던의 레스터연구소에서 일하던 폴란드 출신의 생화학자 카시미르 펑크Casimir Funk는 비둘기의 각기병을 예방하는 성분을 쌀겨에서 분리해내고 이를 필수 화합물을 뜻하는 '바이탈 아민vital amine'으로 불렀다. 이후 펑크가 발견한 물질과 유사하지만 다른 성질의 것들이 다양한 학자들에 의해 추가적으로 발견되면서 이 물질이 다양하게 존재한다는 사실을 알게 되었다. 명칭은 바이탈 아민에서 비타민vitamin으로 줄어들었고, 학자들은 발견된 순서에 따라 ABC 순으로 이름을 붙였다. 결국 비타민A는 그중 제일 먼저 발견된 비타민인 셈이다.

> **비타민**
>
> 동물의 정상적인 발육과 영양을 유지하는 데에 매우 중요한 작용을 하는 유기 화합물의 총칭으로 미량이나마 반드시 체내에 투여되어야 한다. 비타민이 부족하면 괴혈병과 각기병 같은 특유한 결핍 증상이 나타나고 심한 경우에는 사망하게 된다. 비타민에는 그 성질에 따라 지용성(脂溶性) 비타민과 수용성(水溶性) 비타민으로 나뉘는데, 비타민A, D, E 같은 지용성 비타민은 기름에 녹는 성질을, 비타민B, C 같은 수용성 비타민은 물에 녹는 성질을 가지고 있다. 대부분의 비타민은 인간의 몸에서 생성되지 않기 때문에 반드시 외부 음식으로 섭취되어야 한다. 체내 합성이 불가능하거나 가능하더라도 필요량에 미치지 못하기 때문에 반드시 음식을 통해 섭취해야만 하는 것으로는 비타민 외에도 필수 아미노산, 필수 지방산, 무기염류 등이 있다.

비타민A는 크게 두 가지로 나뉠 수 있다. 식물성인 베타카로틴과 동물성인 레티놀이 그것이다. 식물성 비타민A인 베타카로틴은 당근과 같은 녹황색 채소와 해조류에 포함되어 있으며 과다 섭취해도 몸에 흡수되지 않고 배설되기 때문에 안전하다. 반면 달걀이나 우유 및 간, 육류에 포함된 동물성 비타민A인 레티놀은 식물성 비타민A보다 흡수율이 높으며 과다 복용했을 때 부작용이 발생할 수 있다. 식물성 비타민A도 장에서 레티놀로 바뀌어 흡수되지만, 체내에 비타민A의 수치가 충분하다면 따로 흡수되지는 않는다. 동물성 식품에 존재하는 비타민A는 장 점막세포로 흡수되며 흡수된 레티놀은 간에 저장된다.

식물성 비타민A와 동물성 비타민A

식물성 비타민A	동물성 비타민A
베타카로틴	레티놀
당근, 녹황색 채소, 과일, 해조류	간, 우유, 달걀, 생선, 육류
많이 먹어도 상관없음	많이 먹으면 부작용 있음

간, 우유, 달걀, 지방이 많은 생선에 동물성 비타민A(레티놀)가 다량 함유되어 있다. 지용성인 동물성 비타민A는 과복용의 위험이 존재한다. 대표적인 지용성 비타민에는 비타민A, D, E가 있는데, 비타민D와 E는 웬만한 양으로는 독성을 일으킬 가능성이 없지만, 비타민A는 심장이나 간, 피부 등에 존재하는 지방세포 조직으로 침투하기 때문에 많이 섭취하면 부작용을 일으킬 수 있다. 과유불급이다. 이런 이유 때문에 동물성 비타민A를 대체하는 식물성 비타민A(베타카로틴)가 최근 각광을 받고 있다. 당근이나 시금치 같은 녹황색 채소를 이용한 식품에 식물성 비타민A가 풍부하게 들어 있다.

비타민A는 어디에 어떻게 좋은 것일까? 비타민A는 정상적인 신체 성장과 발달, 생식, 상피세포의 분화, 세포 분열, 유전자 조절 그리고 정상적인 면역반응에 중요한 역할을 담당한다. 특히 눈의 망막에서 감광 신경 세포(광수용기)가 적절하게 제 기능을 하는 데 필수적이다. 사실 동물성 비타민A를 지칭하는 레티놀이라는 용어도 눈의 망막을 뜻하는 라틴어 '레티나retina'에서 유래한 것이다. 비타민A가 눈과 시력에 얼마나 중요한 물질인지 알 수 있는 대목이다.

비타민A는 특히 눈 건강에 필수적이다

비타민A가 결핍되면 대번 신체에 빨간 신호가 켜진다. 대표적인 것이 야맹증이다. 비타민A가 안구 건강에 직접 관여하는 중요 물질이기 때문이다. 그 외 안구건조증이 나타날 수 있고 피부가 건조해지며 각질이 생기고 폐나 장 내막이 두터워지고 단단해진다. 물론 좋다고 무턱대고 많이 먹는 건 도리어 건강에 안 좋다. 비타민A를 많이 섭취하면 세포막의 안정성을 저해하고, 간 조직을 손상시켜 지방간을 일으킬 수 있으며, 산모의 경우, 기형아를 출산할 위험이 높아진다. 이 외에도 골격이 약해지는 등의 다양한 부작용이 나타난다.

비타민A가 부족하면 신체에서 일어나는 여러 현상들

1. 야맹증이나 안구건조증, 각막연화증
2. 모낭각질증
3. 뼈, 치아 형성 결함
4. 점막 퇴화
5. 성장 장애

비타민A는 주변의 다양한 음식들로 충분히 보충될 수 있다. 무엇보다 소와 돼지의 간에 비타민A가 풍부하게 들어있다. 앞으로는 순대를 먹으면서 간도 꼭 챙겨 먹자. 동물의 간이 먹기 힘들다면, 장어나 연어에 도전해 보는 것도 좋다. 이런 어류들에 비타민A가 많기로 유명하기 때문이다. 내친 김에 오늘 점심으로 장어구이는 어떨까? 식물성 비타민A는 당근 같은 녹황색 채소에서 얻을 수 있다. 당근에는 베타카로틴이라는 성분이 함유되어 있어 탈모나 야맹증, 안구건조증, 피부 트러블 등에 탁월한 효과가 있다. 과일 중에서는 토마토가 비타민A를 많이 얻을 수 있다. 토마토로 만든 스파게티나 파스타를 평소 즐겨 먹도록 하자. 토마토 외에 양배추에도 비타민A가 많다. 이 밖에 고구마 같은 구황작물이나 멜론, 파파야, 망고 같은 열대과일에도 비타민A가 풍부하다. 올리브유나 포도씨유, 해바라기유 등 오일은 비타민A도 많이 들어있지만, 불포화지방산도 풍부한 덕분에 혈관까지 튼튼하게 해준다. 이외에도 김이나 미역 같은 해조류에도 비타민A와 요오드가 많이 함유되어 있다.

비타민A가 풍부하게 들어있는 음식

동물 간, 장어, 연어, 청어, 당근, 양배추, 토마토, 고구마, 파파야, 멜론, 망고, 올리브유, 포도씨유, 해바라기유, 김, 미역 등

4) 비타민C-비타민의 황제

비타민C는 흔히 비타민의 황제라고 불린다. 그만큼 비타민C는 모든 비타민의 대명사로 알려져 있다. 하지만 그렇기 때문에 일반인들이 가장 많이 오해하고 있는 비타민이 다름 아닌 비타민C다. 비타민C는 체내 단백질, 지질 및 기타 중요한 분자 요소들을 보호하고 세포의 산화를 방지하며, 신진대사를 원활하게 유지시키는 데 더 없이 필수적인 역할을 담당한다. 이 밖에도 비타민C는 매우 광범위한 영역에서 건강 유지에 관여하며 조금이라도 부족하게 되면 여러 문제들이 불거진다. 항산화제의 끝판왕, 비타민C는 과연 어떻게 발견된 것일까?

비타민C가 부족하면 괴혈병에 걸리는 것으로 유명하다. 20세기 초까지만 해도 비타민C의 존재가 대중들에게 전혀 알려져 있지 않았기 때문에 괴혈병은 수개월 동안 원양어선에서 채소와 과일을 먹지 못하는 선원들에게 빈번하게 일어나는 무서운 질병이었다. 괴혈병에 걸리면 당장 잇몸에서 피가 나고 이와 머리가 빠지며 각종 우울감에 시달리게 된다. 과거 선상 반란이 일어난 이유 중 많은 부분이 선원들에게 비타민C가 결핍되었기 때문이라는 한 역사학자의 추측도 있다. 그만큼 비타민C의 존재감은 대단하다.

육지에서 흔한 채소와 과일을 선내에서는 장기 보관할 수 없었기 때문에 당시 선원들은 어쩔 수 없이 염장한 육류와 어류를 중심으로 식사를 해결해야 했다. 급기야 전투에 나서서 전사하는 해군

보다 괴혈병으로 목숨을 잃는 병사가 더 많게 되자, 1747년 영국 해군 소속 의사였던 제임스 린드 James Lind 박사는 괴혈병으로 고생하는 선원들을 대상으로 임상실험을 진행했다. 선원들이 먹는 음식에 병의 원인이 있을 거라고 예상한 린드 박사는 12명의 괴혈병 환자를 2명씩 한 조로 묶어 6개 그룹으로 나눈 후 그들에게 각기 다른 음식을 제공했다. 그의 예상은 적중했다. 하루에 두 개의 오렌지와 하나의 레몬을 투여한 집단의 선원들이 급격한 호전반응을 보인 것이다. 린드 박사는 이 결과를 1753년 「괴혈병에 관한 논문」을 써서 대중들에게 시트러스 계열의 열매가 괴혈병에 탁월한 효능이 있음을 밝혔다. 물론 그조차도 왜 오렌지가 괴혈병에 특효약인지 과학적으로 정확히 설명할 수 없었지만 말이다.

> **괴혈병**
>
> 비타민C가 부족해서 체내의 각 기관에서 출혈이 발생하는 질병이다. 비타민C는 우리 몸의 세포나 조직의 형태를 유지시켜주는 콜라겐 합성에 관여하는데, 비타민C가 없으면 콜라겐이 섬유 형태를 유지하지 못하고 부서지기 때문에 각종 장기 및 혈관벽 등의 약화가 일어나 내출혈이 심해지고, 결과적으로 사망에 이르게 된다. 신선한 과일과 채소를 먹을 수 없었던 원양어선 뱃사람들을 끊임없이 괴롭힌 병이기도 하다. 괴혈병의 증상으로는 기본적으로 무기력감, 나른함, 권태감, 식욕 부진, 피부 건조 등이 나타난다. 증세가 심해지면 잇몸 등에도 출혈이 나타나며 치아가 흔들리기도 한다. 이외에도 혈뇨와 혈변 등 몸 곳곳에서 출혈성 질병이 발생한다. 비타민C가 많이 함유된 파프리카나 브로콜리, 아스파라거스, 풋고추 등의 채소와 레몬, 라임, 딸기 등의 과일을 섭취하면 증세가 대번에 호전된다.

린드 박사의 발견은 오랫동안 받아들여지지 않았다. 그의 발견이 빛을 보게 된 건 그로부터 47년 뒤였다. 영국 해군은 린드 박사의 실험을 근거로 영국 수병들의 정규 식사에 레몬 주스를 포함시켰고, 병사들을 괴롭히던 괴혈병은 감쪽같이 사라졌다. 하지만 괴혈병과 레몬 사이의 상관관계를 과학적으로 이해하는 데에는 훨씬 많은 시간이 걸려야했다. 비타민C가 하나의 물질로 확인되고 화학적으로 합성에 성공하게 된 건 1935년에 이르러서였다. 헝가리 출신의 화학자 알베르트 센트-죄르지Albert Szent-Györgyi와 영국의 화학자 월터 노먼 하워쓰Walter Norman Haworth가 비타민C를 합성하면서 이를 아스코르빈산ascorbic acid이라 불렀다. 이는 인간이 인공으로 만든 최초의 비타민이었다! 아스코르빈산은 장기간 고용량 복용해도 아무런 문제가 없다.

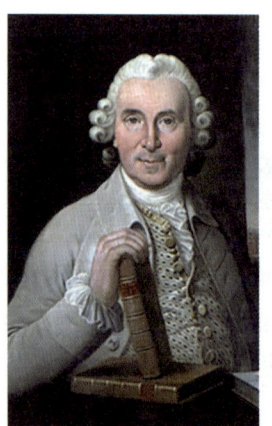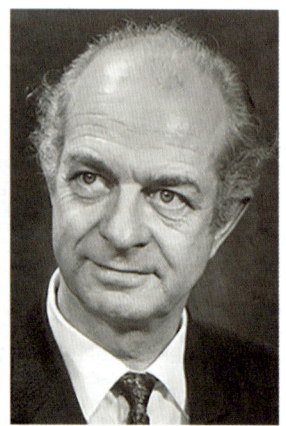

비타민C의 발견에 혁혁한 공을 세운
제임스 린드 박사(좌)와 라이너스 폴링 박사(우)

(출처: wikipedia.org(좌), nobelprize.org(우))

생전에 노벨상을 두 번이나 수상한 미국의 화학자 라이너스 폴링Linus Pauling은 심장병이나 암 같은 무서운 질병에서부터 독감이나 감기 같은 일상적인 질병에 이르기까지 거의 모든 질병을 치료할 수 있는 만병통치약으로 비타민C를 제시했다. 그는 사실상 진화를 거듭한 인간이 다른 동물과 달리 더 이상 체내에서 비타민C를 바로 만들어낼 수 없다는 사실을 주목하고 이 미량영양소를 대량으로 섭취해서 건강을 유지할 수 있다고 주장했다.* 이런 주장을 담은 그의 도발적인 저서『비타민C와 감기』를 출간하자 사람들은 그를 돌팔이라고 비웃었다. 비타민C를 3,000밀리그램에 가까운 양으로 복용할 것을 말했기 때문에 그의 이론을 소위 '메가도스 요법megadose therapy'이라고 부른다.

비타민C 전도사 폴링 박사 덕분에 비타민C의 효과와 기능은 널리 알려지게 되었고, 오늘날 비타민의 대명사처럼 각종 건강기능식품으로 가공되어 판매되고 있다. 비타민C가 부족하면 앞서 언급한 괴혈병 말고도 다양한 질병이 발생하는데, 비타민C가 특히 콜레스테롤이 혈관에 쌓이는 것을 막아주는 항산화제기 때문에 부족하면 심혈관계질환이 발생할 수 있다. 또한 비타민C는 콜라겐 생성을 돕기 때문에 피부의 탄력 유지와 노화 방지에 효과가 있다. 그래서 옛날부터 비타민C가 많이 함유된 사과를 먹으면 피부미인이 된다는 말이 있을 정도다. 비타민C는 특히 흡연에 취약하기 때문에 담배를 피우는 사람이라면 피부를 생각해서라도 의식적으로

---

* 지상의 대부분의 동물들은 체내에서 비타민C를 합성할 수 있기 때문에 별도의 채소를 먹지 않아도 생존하는 데 아무런 지장이 없다.

비타민C를 챙겨먹어야 한다. 산소 공급과 세포 재생에 있어도 비타민C는 우리 몸에 꼭 필요하다. 상처가 잘 아물지 않거나 피부질환이 빨리 낫지 않는다면 비타민C 부족을 의심해보자.

비타민C가 부족하면 몸에 어떤 일이 일어날까? 별다른 몸의 이상이 없는데 갑자기 피로감이 몰려온다. 비타민C가 부족해지면서 체내 콜라겐 생성에 이상이 생기고, 콜라겐이 부족하며 상처가 잘 낫지 않게 된다. 피가 한 번 나면 잘 응고되지 않고 출혈과 염증이 계속 된다. 모세혈관이 약해지면서 가벼운 충격에도 멍이 쉽게 들고, 잇몸이 헐거나 코피도 자주 난다. 머리카락이 가늘어지거나 쉽게 빠지는 탈모 현상도 동반된다. 특히 여성들의 경우, 피부가 건조해지면서 푸석푸석해지고 주름이 생긴다. 손톱과 발톱이 약화되면서 자주 부러지는 일이 발생한다. 관절 내 연골이 쪼그라들면서 관절염이 생길 수 있고, 심한 경우에는 다리가 부어서 서거나 걷기도 힘들어진다. 무서운 건 면역력 저하다. 소소한 감기나 가벼운 질병들에 쉽게 노출되면서 급성 폐렴으로 발전하기도 한다. 비타민C 결핍을 간단하게 생각하면 절대 안 된다.

비타민C가 부족하면 신체에서 일어나는 여러 현상들

1. 괴혈병, 피부 건조, 손발톱 약화, 빈번한 상처와 멍
2. 요로결석, 요로감염
3. 면역력 약화로 인한 감기와 각종 알레르기
4. 만성피로, 스트레스, 우울증
5. 심혈관계질환

그렇다면 비타민C는 어떻게 섭취해야 할까? 흔히 신맛이 나기 때문에 사람들은 비타민C가 레몬이나 오렌지에 많을 거라고 생각하지만, 사실 용량만 놓고 보면 시트러스(감귤과) 계열의 과일이 채소에 비해 비타민C가 두드러질 정도로 많이 들어있진 않다. 비타민C를 가장 많이 함유하고 있는 과일은 체리(말피기아과) 계열의 열대과일인 아세로라Acerola로 알려져 있으며, 고추와 피망, 파프리카, 브로콜리 같은 채소가 오렌지보다 비타민C의 함유량이 더 높다. 양배추나 연근, 케일 같은 채소에도 비타민C가 많이 함유되어 있다. 구아바에도 많은 양의 비타민C가 들어 있고 리코펜이 풍부해서 더욱 좋다.

레몬보다 파프리카가 더 훌륭한 비타민C 공급원이다

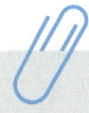

비타민C가 풍부하게 들어있는 음식

레몬, 오렌지, 귤, 파프리카, 브로콜리, 고추, 피망,
구아바, 양배추, 연근, 케일, 파슬리, 망고, 파인애플 등

5) 비타민E-항산화제의 황제

흔히 토코페롤로 불리는 비타민E는 1922년 미국의 허버트 에번스Herbert McLean Evans와 캐타린 비숍Katharine Scott Bishop에 의해 최초로 발견되었다. 1936년에는 미국 캘리포니아대학의 화학자 글레디스 에머슨Gladys Anderson Emerson이 순수한 형태의 비타민E를 얻었으며, 1938년 화학적으로 분자구조가 확인되었다. 비타민E 활성을 갖고 있으며 토코페롤이라 하는 많은 유사한 화합물들이 분리되었다. 비타민E의 다른 이름인 토코페롤tocopherol은 '출산을 유도한다carry the birth'는 의미의 라틴어에서 나온 이름인데, 당시 쥐를 이용한 동물실험 결과를 통해 습관성 자연유산을 일으키는 질병을 치료하려는 목적으로 비타민E를 개발한 데에서 유래했다.

비타민E는 우리 몸이 염증과 싸우고 적혈구를 생산하는 데 도움이 되는 중요한 지용성 비타민이자 항산화제다. 비타민E가 부족하면 면역 기능 장애나 인지 기능 저하, 심혈관계질환을 비롯한 다양한 질병의 위험이 올라가기 때문에 흔히 '항산화제의 황제'로 불린다. 14세 이상의 청소년 및 성인에게 권장되는 비타민E의 일일 권장량은 15밀리그램으로 매일 다양하고 영양이 풍부한 식단을 통해 섭취되어야 한다. 다른 비타민은 천연이든 합성이든 큰 차이가 없다는 게 중론이지만, 비타민E는 천연이 낫다는 게 전문가들의 지배적인 의견이다. 건강기능식품 라벨을 보면 성분표시가 있는데, 여기서 해당 비타민E가 천연인지 합성인지 구별할 수 있다. 천연 비타민E는 알파토코페롤, 베타토코페롤, 감마토코페롤 등 8가지 다른 화합물로 이루어져 있다. 반면 합성 비타민E는 보통 8가지 화합물 중 알파토코페롤 하나만 들어 있는 경우가 많다.

> ### 토코페롤
>
> 토코페롤은 비타민E의 한 종류로 알파(α), 베타(β), 감마(γ), 델타(δ)토코페롤과 네 종류의 토코트리에놀 형태로 구성되어 있는 지용성 비타민이다. 각종 독소와 발암물질(수은, 납, 오존, 이산화질소)로부터 인체를 지켜준다. 혈관의 탄력을 유지하고 생체막에서 LDL 콜레스테롤의 산화를 억제하는 대표적인 항산화물질이다. 또한 적혈구 보호, 세포 호흡, 헴 합성 및 혈소판 응집에 관여한다. 비타민E가 함유된 식품에는 콩과 옥수수, 목화씨, 해바라기씨 등의 식물성 기름과 씨눈 등이 있으며 육류, 생선, 동물성 기름 그리고 녹황색 채소에도 소량의 비타민E가 함유되어 있다. 동물성 비타민E는 대부분 알파토코페롤의 형태를 띠고 있으나, 식물성의 경우 여러 가지 다양한 형태의 토코페롤을 형성한다. 토코페롤의 기능은 항산화제로서 세포막의 손상과 나아가서 조직의 손상을 막아주며 WHO 1일 성인 권장량은 10~15밀리그램이다.

천연 비타민E와 합성 비타민E의 비교

천연 비타민E
효능과 체내 흡수율 ↑
8가지 토코페롤 모두 함유
d-알파토코페롤

합성 비타민E
효능과 체내 흡수율 ↓
8가지 중에서 한두 개 함유
dl-알파토코페롤

비타민E가 부족하면 근육이 약화되고 근손실이 발생할 수 있다. 갑자기 걸음이 부자연스럽거나 행동이 굼뜨면 비타민E의 부족을 의심해 볼 수 있다. 특히 비타민E가 결핍된 신생아는 면역과 시력 문제를 가질 위험성이 높다는 연구결과가 있다. 산모가 임신 중에 비타민E가 부족하면 유산의 위험 역시 커진다. 복부 지방, 고혈압, 고지혈증, 고혈당 및 중성지방 같은 대사증후군 역시 비타민E의 부족으로 일어날 수 있다. 무서운 건 비타민E가 부족해지면서 시야 축소를 포함한 여러 가지 시력 문제가 온다는 것이다. 심하면 실명할 수도 있다.

비타민E가 부족하면 신체에서 일어나는 여러 현상들

1. 근력 저하, 신경 마비
2. 시력 저하, 백내장
3. 면역 체계 저하, 빈혈
4. 피부 건조, 탈모
5. 심장질환 및 우울증

비타민E는 어떻게 섭취할 수 있을까? 비타민E는 지용성 비타민으로 식물성 기름인 콩기름과 옥수수기름, 올리브오일, 해바라기씨유, 그리고 호두나 아몬드, 땅콩, 잣 같은 견과류에 많이 들어있다. 또한 시금치나 아스파라거스, 근대, 케일, 브로콜리 같은 녹황색 채소류에 풍부하게 들어 있다. 특히 아보카도는 탁월한 비타민E 공급원이다. 아보카도 100그램에는 2.07밀리그램의 비타민E가 함유되어 있다고 한다. 그밖에 새우나 정어리, 송어 등 지방이 많은 생선 및 해산물에서도 비타민E를 많이 얻을 수 있다. 아귀의 간은 100그램 당 14밀리그램, 민물고기 은어는 8밀리그램, 장어는 5밀리그램 정도가 들어 있다. 다양한 식품들이 있으니 자신의 입맛에 맞고 좋아하는 것을 택해서 먹으면 된다.

비타민E가 풍부하게 들어있는 음식

호두, 아몬드, 잣, 땅콩, 시금치, 아스파라거스, 브로콜리, 케일, 아보카도, 올리브오일, 해바라기씨유, 옥수수기름, 정어리, 송어 등

생선을 먹을 때에 그냥 불에 굽는 것보다 올리브오일을 뿌려주면 비타민E가 배가된다. 아보카도나 브로콜리 같은 채소도 견과류와 함께 곁들이면 더욱 좋은 식단이 될 수 있다. 비타민E는 강력한

항산화물질이기 때문에 세포의 산화를 방지하여 노화를 지연시키는 효과가 있다. 여성들의 경우, 혈액 순환이 나빠지면 냉증이 생기고 호르몬의 균형이 깨져 여러 가지 여성질환이 일어나는데, 비타민E를 섭취하면 체온을 일정하게 유지시켜 생리 불순이나 생리통을 완화시켜 준다. 또한 피부의 재생주기를 촉진하여 미용에도 탁월한 효과가 있다. 오늘 노화를 막고 암을 예방하는 다양한 식재료로 비타민E가 풍부한 저녁을 준비해 보는 건 어떨까?

4장
건강 결정 요소와 주요 질병

"재산 중의 으뜸은 건강이다."
랄프 왈도 에머슨

건강을 결정하는 요소들

인간의 신체는 하나의 커다란 우주와 같다. 힌두교에서는 우리 인간의 몸이 우주의 순환과 같은 구조를 띠며 동일한 원리로 작동한다고 믿는다. 디팩 초프라Deepak Chopra는 이를 두고 삶이란 소우주와 대우주, 인간의 몸과 우주의 몸, 인간의 마음과 우주의 마음 사이에서 이루어지는 상호 역동적 관계라고 말했다. 이렇게 복잡하면서도 질서정연한 신체는 한 치의 오차도 허락하지 않는 대사작용을 통해 끊임없이 생명을 조율하고 있다. 그중에서 어느 것 하나라도 흐트러지면 몸이 이루는 균형 전체가 엎어지는 대혼란이 발생한다. 거시적 세계에서 혼란이 천재지변이라면, 미시적 세계에서 혼란은 질병이 될 것이다. 건강을 결정하는 다양한 요소들이 우리들에게 중요한 이유다.

건강을 결정하는 요소들에는 어떠한 것들이 있을까? 과거 과학이 발달하기 전에 건강은 종교적 제의를 주관하는 무당이나 샤만, 사제나 종교인들이 담당했다. 몸이 아프면 굿을 했고, 죽으면 제사를 지냈다. 하지만 21세기 의료기술과 과학기술이 발달한 오늘날에는 의사와 의료 전문가, 약사, 그 밖의 의료진들이 우리의 건강을 책임진다. 더 이상 우리는 주술이나 종교에 건강을 맡기지 않으며 교회나 절, 서낭당에 우리의 생명을 의탁하지 않는다. 우리는 몸에 이상이 있으면 가까운 병원이나 의원에 가서 간단한 진단과정을 통해 질병을 확인할 수 있으며, 약간의 혈액과 소변만으로 90% 이상의 질병을 검진할 수 있는 시대에 살고 있다.

그래서 건강을 결정하는 요소도 시대가 변하면서 바뀌어왔다. 과거에는 단순히 이목구비의 형태나 골격의 형태를 따지는 골상학, 미신에 가까운 민간요법과 과학적 근거가 없는 점술을 통해 건강의 요소들을 파악했다면, 이제는 영양학과 면역학, 예방의학을 통해 질병과 건강의 함수관계를 이해할 수 있게 되었다. 이번 장에서는 건강을 결정하는 요소들에 대해 영양학과 면역학의 관점에서 중요한 부분들을 살펴보도록 하겠다.

1) 영양학-먹어야 산다

중세만 하더라도 건강과 영양의 관계에 대한 이해는 초보적이었다. 그리스의 의사였던 갈레노스는 혈액, 점액, 황담액, 흑담액이라는 네 가지 체액이 불균형을 이룰 때 질병이 야기된다고 믿었다. 우리가 잘 아는 '다혈질'이라는 말도 사실 이런 주장에서 나온 것이다. 단백질과 지방, 탄수화물이라는 3대 영양소가 발견된 것은 19세기에 이르러서였다. 이 발견을 토대로 독일의 의사였던 유스투스 리비히Justus von Liebig는 유기화학을 가지고 음식과 영양의 관계를 규명했다. 이후 그는 식물이 공기로부터 얻는 이산화탄소와 뿌리로부터 얻는 질소 화합물과 미네랄을 가지고 성장하는 것을 알아냈고, 식물의 생장에 필요한 이 세 가지 화학물이 사람에게도 그대로 적용된다고 주장했다. 이렇게 현대 영양학은 탄생했다.

이후 단백질과 지방, 탄수화물 말고도 다른 미량 영양소들도 속속 밝혀졌는데, 대표적인 발견이 칼 렌보그Carl Rehnborg 박사의 파이토-케미칼phyto-chemicals 연구였다. 그는 과거 중국에서 식생활과 영양소에 대한 연구를 오랫동안 진행했는데, 중국인들의 식단을 통해 어떤 영양소가 인간의 몸에 필요한지 많은 데이터를 축적하게 되었다. 특히 렌보그는 중국인들이 먹는 식물에 관심이 많았는데, 그 중에서 알팔파라는 식물은 훗날 영양소 이론의 토대가 되었다. 이러한 다채로운 연구 경험을 바탕으로 1934년 미국에서 캘리포니아비타민이라는 회사를 창립했는데, 이 기업은 역사상 북미

지역 최초의 비타민 회사였다.

현대 영양학의 기틀을 놓은 유스투스 리비히(좌)와 칼 렌보그(우)

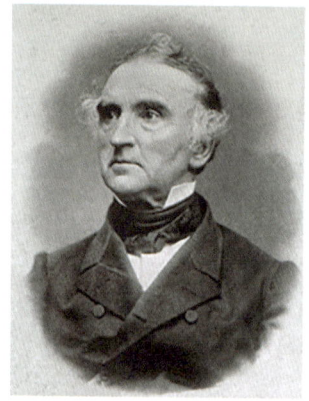 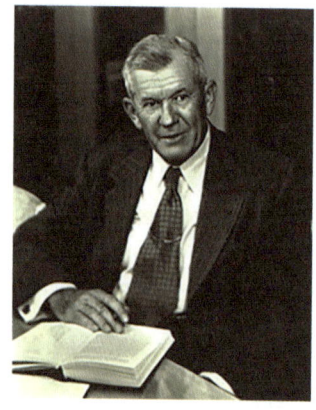

(출처: wikipedia.org)

　이들이 발견한 것은 영양과 건강의 관계였다. 영양은 크게 주 영양소와 부 영양소로 나뉘는데, 전자에 이른바 3대 영양소로 불리는 단백질과 지방, 탄수화물이 포함되고, 후자에 앞서 세 가지 영양소에 덧붙여 5대 영양소로 꼽는 비타민과 미네랄이 포함된다. 여기에 최근에는 식이섬유와 물까지 넣어서 7대 영양소로 부르기도 한다. 동물과 마찬가지로 인간에게는 단백질과 지방, 탄수화물이 반드시 필요하다.

영양소의 구성

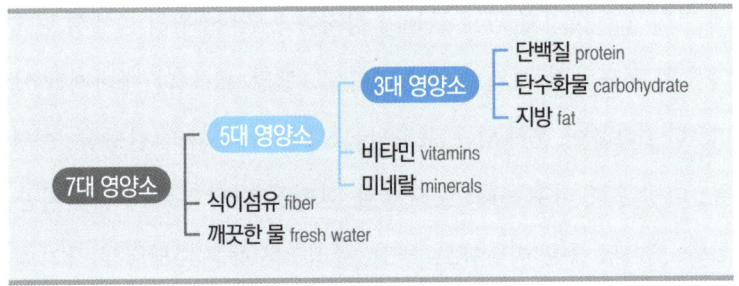

우선 단백질은 근육과 인간의 모든 세포들을 만드는 대표적인 구성물질이다. 세포 내 DNA부터 뇌와 연골, 피부, 손발톱 등을 이루는 주성분이다. 뿐만 아니라 에너지원으로도 쓰여서 탄수화물과 지방의 섭취가 부족할 때 1그램당 4kcal의 에너지를 내는 핵심 연료다. 신체가 끊임없이 생성되고 소멸하는 과정에 단백질이 절대적으로 필요하다. 즉 단백질의 지속적인 공급이 끊어지면 그 어떤 생명체도 생존할 수 없다. 그래서 단백질은 반드시 음식물의 형태로 꾸준히 섭취되어야 하는데, 부족하면 각종 질병에서 벗어날 수 없게 된다. 우리가 섭취한 단백질은 위장에서 아미노산으로 분해되는데, 혈류로 흡수된 아미노산은 신장과 심장, 피부 등 다양한 신체의 여러 조직들을 채우는 데 사용된다.

반면 탄수화물은 신체에 에너지를 공급하는 대표적인 연료다. 단백질이 틀을 만든다면, 탄수화물은 그 틀을 채우는 역할을 한다.

보통 곡물에 많이 들어있으며 부족하면 연료가 떨어진 차가 길 위에 멈춰서는 것처럼 신체 활동이 정지하고 만다. 우리 몸에서 탄수화물은 포도당의 형태로 흡수되며 1그램당 4kcal의 에너지를 낸다. 탄수화물이 분해되는 포도당은 그 구조에 따라 단당류, 이당류, 다당류로 나뉘는데, 포도당과 과당은 단당류로 분류되지만, 설탕, 맥아당 등은 이당류로, 녹말, 글리코겐 등은 다당류로 각기 분류된다. 탄수화물을 소화하는 효소는 침샘과 위, 소장에서 분비되는데, 흡수된 포도당은 혈액을 타고 몸 전체로 전달된다. 마지막으로 지방은 몸에서 고효율 에너지원으로 쓰이는데, 1그램 당 가장 높은 9kcal의 에너지를 낸다. 지방은 지방산으로 분해되며, 단백질이나 탄수화물과 달리 소장에서만 흡수된다.

건강에 필수적인 주 영양소와 부 영양소

주 영양소	부 영양소
많은 양이 필요함 단백질 탄수화물 지방	적은 양이 필요함 비타민 미네랄 (식이섬유와 물)

3대 영양소 외에도 건강에 필수적인 영양소가 또 있다. 주 영양소만큼 많은 양이 필요한 건 아니지만, 없으면 건강에 치명적인 해

를 끼치는 영양소로 부 영양소, 다른 말로 미량영양소micronutrients 라고도 한다. 여기에는 비타민과 미네랄(무기염류)이 포함되는데, 비록 에너지원으로 사용되지는 않지만 오늘날에는 식이섬유와 물도 영양소의 하나로 본다. 체내에서 소화되지 않고 배출되지만, 대사나 생리 작용을 조절하는 데 반드시 필요하기 때문이다. 비타민은 생식과 성장, 대사, 응고, 소화 등의 기능을 가지며 적은 양이지만 음식을 통해 섭취해야 생존할 수 있다. 비타민은 다양한 종류와 기능이 있으며 매우 중요한 내용이므로 뒤에서 자세히 언급하겠다. 인체에 필요한 미네랄에는 칼슘, 인, 나트륨, 철, 아이오딘 등이 있다. 칼슘은 뼈와 이의 주성분을 이루며 근육 수축과 혈액 응고에 관여한다. 인은 뼈와 이의 구성에, 나트륨은 삼투압과 몸의 산성도 조절에, 철은 혈액의 헤모글로빈 구성에, 아이오딘은 갑상샘의 호르몬 구성에 관여한다.

비타민의 종류와 기능

특성	비타민	기능	결핍 질환
수용성 (물에 녹음)	비타민B	성장, 생식력, 소화 등	각기병
	비타민C	콜라겐 합성(뼈, 연골, 잇몸 생성), 철 흡수 향상	괴혈병
지용성 (기름에 녹음)	비타민A	시각 형성에 필요한 물질	야맹증, 피부 건조증
	비타민D	뼈와 이 형성	구루병, 골연화증
	비타민E	항산화 기능, 근기능 유지	신경계의 퇴화, 빈혈
	비타민K	혈액 응고	혈액 응고 결함, 간 손상

2) 면역학-막아야 산다

건강을 결정하는 요소 중에 영양 외에도 면역체계가 존재한다. 신체의 면역력에 관한 연구는 1796년에 영국의 의사였던 에드워드 제너Edward Jenner의 종두법으로부터 시작되었다. 제너는 우두를 앓았던 사람이 천연두에 걸리지 않는다는 사실을 발견하고, 우두에 걸린 사람의 고름에서 천연두 백신을 찾아냈다. 우리에게는 우유 브랜드로 알려진 19세기 말, 프랑스의 과학자 루이 파스퇴르Louis Pasteur는 제너의 방식을 더욱 발전시켜 백신의 일반적 원리를 확립했다. 요구르트 브랜드로 알려진 러시아의 생물학자 메치니코프 Elie Metchnikoff는 탐식 작용과 세포 면역 기능의 원리를 밝혔다. 20세기에 들어서면서 항원-항체 반응에 대한 기본 원리가 파악되었고, 과민한 면역반응이 피부나 관절, 혈관 등에 해를 입힐 수 있다는 사실도 밝혀졌다.

현대 면역학을 개척한 제너(좌)와 파스퇴르(우)

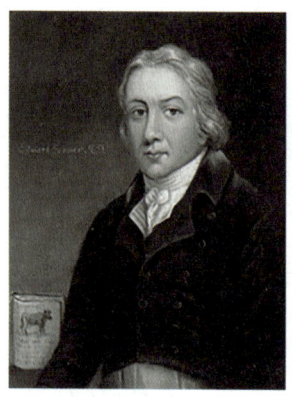 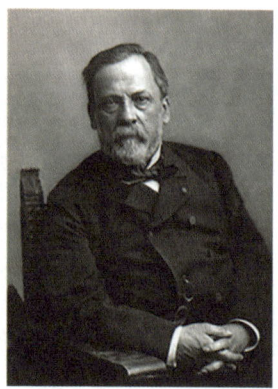

(출처: wikipedia.org)

면역계는 크게 선천면역과 후천면역(적응면역)으로 나뉘며, 두 면역계가 상호 협력하여 전체적인 면역반응을 이뤄낸다. 선천면역계가 외부 병원체 등의 위해 물질에 대한 방어를 위해 우리 몸에 날 때부터 구비가 되어있는 방어 체계라면, 후천면역계는 외부 병원체가 침입한 뒤 몸에서 이를 기억하여 후천적으로 만들어진 방어 체계다. 선천면역은 감염 초기 신체가 피아를 구분하는데 효율적인 방어선을 제공하며, 이 과정에서 병원체에 대한 정보를 기억하여 후천면역이 발동할 수 있도록 전달한다. 반면 후천면역은 이미 경험하여 기억하고 있는 외부 병원체에 대해 작용하는 면역체계로, 선천면역에 비해 빠르고 강하고 정확하게 외부 병원체에 반응하여 보다 효율적으로 병원체를 몸에서 제거할 수 있도록 작동한다.

이처럼 면역의 원리를 과학적으로 이해할 수 있게 됨에 따라 면역학은 전염병 예방과 질병 치료에서 중요한 역할을 담당하게 되었다. 1901년, 에밀 폰 베링Emil von Behring이 디프테리아에 대한 치료법으로 노벨 생리의학상을 수상한 이래로 면역학 관련 분야의 연구에서 30명 이상의 학자들이 노벨 의학상을 수상할 정도로 면역학은 의학에서 매우 중요한 위치를 차지하고 있다. 면역학은 의학은 물론 생물학에도 적지 않은 영향을 미쳐왔으며, 현재에도 줄기세포와 장기이식, 암 연구 등을 비롯한 생명공학 분야에서 뛰어넘어야 할 과제를 안겨주고 있다. 오늘날에는 자가면역질환과 과민반응, 면역결핍증, 장기이식 거부반응 등에 대한 연구가 활발히 이루어지고 있다.

선천면역과 후천면역의 특징

선천면역	후천면역
자연면역	획득면역
대식세포, 백혈구, 면역단백질 등	림프구 T세포, B세포 등

  이 책에서는 위의 전문적인 내용보다는 면역력에 관한 내용을 주로 다룰 것이다. 면역력에 문제가 생기면 당장 몸에 다양한 질환이 나타난다. 면역학의 관점에서 바라본다면, 질병은 면역 체계의 항상성에 불균형이 일어난 결과다. 면역력이 낮으면 암이 발병하거나 외부 바이러스가 침입하는 반면, 면역력이 너무 높으면 장기 이식에 거부반응이 일어난다거나 아토피나 알레르기 같은 질환이 나타난다. 면역력이 너무 없어도 너무 많아도 문제인 셈이다. 노화와 스트레스는 면역 기능을 저하시키는 주적이다. 고령화로 인해 인체의 면역 체계는 외부 환경이나 스트레스로부터 자신을 지키기 위해 더 오랜 기간 활동해야 한다. 체내 염증유발물질이 늘어나면서 T세포와 B세포의 면역 기능은 저하되기 때문이다. 스트레스는 자연살해(NK)세포를 둔화시키고 림프구의 증식을 억제하며 전체적으로 면역 불균형을 초래한다. 건강한 면역 체계를 안정적으로 유지하려면 스트레스 조절이 무엇보다 필요하다. 그러기 위해서 숙면을 취하고 적절한 운동과 함께 긍정적인 사고를 실천해야 한다. 과도

한 음주는 삼가고 지나친 약물 사용을 자제한다. 항생제는 유해한 세균을 죽이는 동시에 인체에 유익한 세균도 함께 파괴하기 때문이다.

면역력이 너무 없어도 너무 많아도 문제

 균형적인 면역 체계를 유지하기 위해서는 과도한 동물성 단백질, 기름진 음식, 염장된 육류 섭취를 가급적 줄이고 매일 신선한 채소와 불포화지방산이 함유된 음식, 과도하지 않은 야외활동이 필요하다. 과식은 비만을 초래하게 되고 증가된 비만 세포는 T세포와 B세포의 균형을 저해하고 산화 스트레스를 증가시켜 면역 체계를 위협하게 된다. 일반적으로 면역력과 관련이 높다고 알려져 있는 비타민과 미량영양소에는 비타민A, D, E, C, B6, B12, 셀레늄, 아연 등이 있다. 이들은 대표적인 항산화물질로 우리 몸에서 면역 체계의 균형을 잡아주는 역할을 한다. 면역력을 높이기 위해 평소 음식을 통해 고른 영양소를 섭취해야 한다. 영양상태의 평가는 간단히 혈색소와 같은 빈혈검사, 간 기능, 신장 기능, 지질 검사, 혈액 검사, 모발 검사를 통해 확인 받을 수 있다.

> **면역세포**
>
> 외부에서 침입한 병원균이나 이물질, 바이러스 등에 저항하는 면역세포에는 NK세포와 T세포, B세포, 수지상세포 등 여러 종류가 있다. NK세포(자연살해세포, natural killer cell)는 암세포만을 찾아내어 직접 파괴하는 능력을 갖고 있는 세포다. B세포는 특정 병원체에 항체 생성을 조정하는 역할을 하며, T세포는 면역에 대한 정보를 기억하고 항체생성을 촉진시키는 역할을 한다. T세포가 기능을 잃으면 AIDS(후천성면역결핍증)같은 질병이 유발된다. 손가락처럼 생겼다는 뜻의 수지상세포는 T세포에 공격을 요청하는 항원전달 세포다. 이렇게 다양한 종류의 면역세포들은 활발한 면역 활동을 통해 우리 몸을 외부로부터 지킨다.

일상생활에서 신체 면역력을 높이는 방법

1. 항생제 사용을 자제하고 충분한 수면을 취한다.
2. 잦은 음주와 흡연을 삼가고 규칙적인 운동을 한다.
3. 과도한 육류 섭취를 줄이고 신선한 채소와 과일을 먹는다.
4. 스트레스를 줄이고 건전한 사회활동을 통해 마음을 챙긴다.
5. 정기적으로 건강검진을 통해 수시로 건강 상태를 체크한다.

3) 스트레스와 수면-쉬어야 산다

스트레스는 만병의 근원이라는 말이 있다. 과도한 스트레스는 신체 밸런스를 파괴하며 장기들의 활동을 둔화시킨다. 격무에 시달리는 회사원들은 만성 스트레스를 호소하며 소화불량과 불면증, 각종 피부질환 등으로 고생한다. 극단적인 스트레스로 머리가 하얇게 세는 증상을 마리 앙투와네트 증후군이라고 하는데, 18세기 프랑스혁명 때 단두대의 이슬로 사라진 앙투아네트 왕비가 처형당하기 며칠 전에 머리가 백발로 변한 일화에서 유래한 명칭이다. 건강에 영향을 미치는 스트레스에 대해 본격적으로 연구를 한 사람은 미국의 생리학자 월터 브래드퍼드 캐넌Walter Bradford Cannon이었다. 그는 동물이 스트레스를 받았을 때 생존수단으로 '투쟁 혹은 도피fight or flight' 중에 하나의 반응을 보인다고 주장했다. 눈앞에 적을 만났을 때 살기 위해 그와 싸우던지 아니면 도망치던지 해야 했다. 이것은 평상시의 균형진 신체적, 정신적 상태를 깨는 것이었다. 캐넌은 이처럼 신체의 항상성(호메오스타시스)을 깨뜨리는 위협의 범주를 정서적인 영역에까지 확장하여 스트레스라고 명명했다.

> ### 호메오스타시스
>
> 생명체는 현재 상태를 계속 유지하려는 본성을 가지고 있는데, 이를 그리스어로 호메오스타시스(homeostasis)라고 하며, 우리말로는 항상성(恒常性)이라고 한다. 항상성이란 외부 환경이 어떠하더라도 신체는 일정한 균형을 자동적으로 유지하고 있는데, 자율신경과 내분비계에 의하여 심박동과 호흡, 수면 리듬 등을 조절하는 작용이다. 예를 들어, 몸속 피는 산도가 pH 7.4로 일정한데, 여기서 0.1 정도만 위아래로 변해도 위험하다. 소변이나 호흡을 동원해서 자율적으로 체내 산도를 일정하게 유지하는 것은 모두 호메오스타시스 덕분이다. 마찬가지로 체온 역시 36.7도를 유지해야 하는데, 2~3도만 오르내려도 저체온증이나 고열로 목숨이 위태롭게 된다. 인체는 바깥 기온이 낮으면 혈관을 수축시켜 피부로부터의 방열을 적게 하며, 반사적으로 대사가 높아져서 체온의 항상성을 유지한다. 혈당 역시 간과 뇌하수체, 췌장의 인슐린 분비로 조절된다.

스트레스라는 용어를 의학에 적용시킨 사람은 캐나다의 내분비학자 한스 셀리예Hans Hugo Bruno Selye다. '스트레스의 아버지'로 불리는 셀리예는 몬트리올대학의 교수 겸 실험의학 연구소장을 지내던 1936년, 신체가 외상이나 전염병 등의 자극을 받으면 뇌하수체에 특이한 반응이 일어난다는 '스트레스 학설'을 제창했다. 그는 살아 있는 쥐를 대상으로 하여 스트레스에 대한 신체 생리적 반응을 연구했는데, 일반적응증후군이라는 3단계 이론으로 스트레스를 설명했다. 제일 먼저 스트레스를 받으면 뇌의 부신수질에서 아드레날린을, 부신피질에서 코르티솔을 분비하며 이러한 스트레스 호르몬 때문에 호흡이 빨라지고 땀의 분비가 늘면서 불안감이 증가한다(경고반응기). 그럼에도 스트레스가 사라지지 않고 계속 지속되면 호르몬을 통해 스트레스에 저항하게 된다(저항기). 마지막으로 스트레스가 사라지면 부교감 신경계가 작동하면서 이완과 휴식, 회복의 과정을 거친다(소진기). 셀리예 박사는 스트레스를 빨리 제거하지 않으면 건강에 치명적인 독으로 작용한다는 사실을 임상으로 밝혀냈다.

한 가지 흥미로운 건 스트레스가 질병을 일으키기도 하지만 삶에 긍정적인 역할을 할 수도 있다는 가설도 내세웠다는 사실이다. 셀리예 박사는 자신의 저서『생활의 스트레스』를 통해 부정적인 영향의 스트레스를 '디스트레스distress'로, 긍정적인 영향의 스트레스를 '유스트레스eustress'로 불렀다. 그는 유스트레스가 첫 키스나 첫 성적 경험 직전의 흥분과 떨림, 중요한 축구 경기나 콘서트를 앞둔 기대감, 해외여행을 앞두고 일정을 짤 때 느끼는 감정처럼 인상에 활력을 준다고 주장했다. 약간의 긴장은 도리어 생활에 긍정적인 역할을 한다고 볼 수 있다.

스트레스를 연구한 월터 캐넌(좌)과 한스 설리예(우)

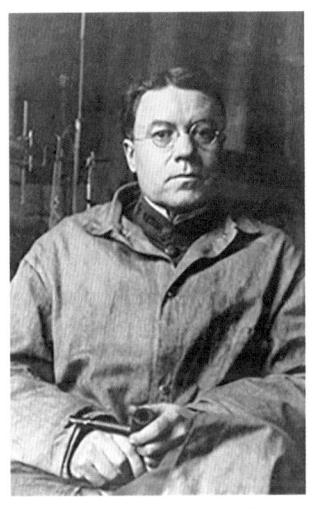
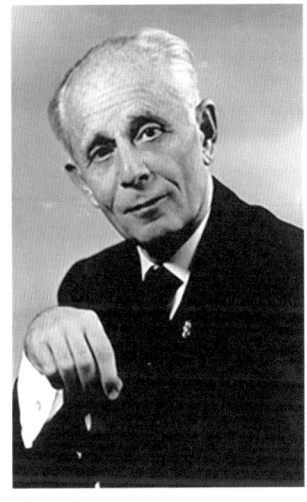

(출처: wikipedia.org)

그렇다면 어떻게 과도한 스트레스를 피하거나 줄일 수 있을까? 가장 중요한 것은 느긋한 마음을 갖는 것이다. 예측하기 힘든 사건과 사고들, 나의 마음을 아프게 하는 사람들, 뜻하지 않은 불행과 어려움들은 끊임없이 주변에서 일어난다. 본인의 의지와 상관없이 부정적인 스트레스는 언제든지 발생하며 살아있는 순간에 스트레스 제로인 상황은 없다. 따라서 스트레스에 대한 자신의 강박관념부터 없애는 게 중요하다. 삶에서 스트레스 자체를 부정하려고 하는 마음을 버리자! 나에게 일어난 일도 당장 당사자가 되어 문제에 뛰어드는 것보다 일단 상황에서 한 걸음 벗어나 제3자처럼 문제를 관찰하는 것도 필요하다. 바둑도 옆에서 훈수 두는 제3자가 판세를 더 잘 읽는 것처럼, 내 문제가 아닌 남의 문제라는 시각으로 현실을 보다 보면 때로 마음이 편안해지고 상황을 명쾌하게 정리할 수 있게 된다. 평소 음악이나 여행, 영화나 독서, 운동과 같은 자신만의 취미생활을 개발하는 것도 일상의 스트레스를 날려버리는 좋은 방법이다.

스트레스에서 수면은 매우 중요한 건강 디딤대다. 수면부족이나 불면증은 정신건강에 치명적이며 스트레스 수치를 끌어올리는 주범이다. 평소에 수면의 질이 떨어지는 사람이라면, 커피나 홍차같이 카페인이 함유된 음료는 자제하는 게 좋다. 더불어 잠자리에 들기 직전 TV나 스마트폰을 장기간 시청하는 것도 숙면을 방해하는 습관이다. 침실은 암막커튼이나 조명을 이용하여 최대한 어둡게 유지하고, 주변에 수면을 방해하는 물건들을 치워 둔다. 저녁 식사를 조절하고 간단한 운동과 따뜻한 샤워를 통해 수면을 용이하게 하는 것도 좋다.

수면은 중요한 건강 디딤대다

일상생활에서 스트레스를 해소하는 방법

1. 스트레스를 바라보는 시각부터 바꾸자.
2. 때로는 주변 상황을 제3자처럼 관찰하는 것도 필요하다.
3. 수면에 방해가 되는 환경(TV, 조명, 커피, 걱정 등)을 피한다.
4. 꾸준한 운동과 야외활동으로 신체의 활력을 유지한다.
5. 자신만의 취미생활(음악, 영화, 여행 등)을 개발한다.

건강을 해치는 주요 질환과 치료법

"현명한 사람이라면 건강이야말로 인간의 가장 큰 축복이라 여기고 자신의 질병에서 자신만의 판단으로 이익을 끌어내는 법을 터득해야 한다." 히포크라테스의 말이다. 사실 건강과 질병은 종이 한 장 차이다. 병病은 소리 소문 없이 우리의 문턱을 넘는 무단침입자가 아니다. 우리의 생활 속에서 오가며 마주치는 이웃과 같다. 그만큼 질병은 우리의 삶과 가까이 있으며 언제든지 일상에 들어와 개입하곤 한다. 21세기 현대인들의 건강을 위협하는 주요 질환에는 어떠한 것들이 있고, 이런 질환들을 예방하기 위해서는 어떤 생활습관이 필요할까? 이번 장에서는 주의해야 할 주요 질환들을 하나씩 살펴보도록 하자.

병은 무단침입자가 아니라 이웃과 같다

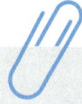

> 일상의 건강을 해치는 주요 질환
>
> 당뇨병, 고혈압, 콜레스테롤, 심장마비, 허리디스크/퇴행성 관절염, 역류성 식도염, 갑상선 질환, 요로결석, 우울증 등

1) 당뇨병

당뇨병diabetes은 소변尿에 당糖이 섞여 나오는 질환으로 혈당을 낮춰주는 호르몬인 인슐린이 여러 가지 요인 때문에 정상적으로 분비되지 않거나 세포가 인슐린을 인지하지 못해 체내 혈당량이 증가하는 병이다. 당뇨병에 걸리면 잦은 목마름과 배고픔, 소변 양과 소변 횟수의 증가, 체중 감소 등이 일어나며 심각한 경우 다양한 합병증이 발생한다. 당뇨병이 일으키는 대표적인 합병증으로는 심혈관계질환, 당뇨성 망막증, 신경 손상, 신장 질환 등이 있다. 당뇨병으로 인한 합병증은 한번 발생하면 치료가 복잡하고 병의 진행을 막는 것도 어렵기 때문에 식이요법과 운동 및 약물로 초기에 확실히 치료하는 게 무엇보다 바람직하다.

당뇨병은 인간의 역사와 함께 이어졌다. 기원전 1,500년경 고대 이집트 테베스 묘지에서 당뇨병에 대한 파피루스 기록이 발견되었으며, 기원전 4세기 인도의 의사 수스트라Sustra는 오줌이 달아서 개미와 곤충들이 모여들었던 한 환자의 사례를 언급하기도 했다.

기원 1세기경 그리스의 의사인 카파도키아의 아레타에우스Aretaeus 는 그의 저서에 당뇨병의 진행과 증세에 대해 꽤 상세하게 기술했다. 이 내용은 오늘날 당뇨병 환자가 갖는 증상(다음, 다식, 다뇨)과 동일하다.

당뇨병 3대 증상 = 다음 多飮, 다식 多食, 다뇨 多尿

> ### 인슐린
>
> 라틴어로 섬을 의미하는 '인술라(insula)'에서 유래된 인슐린은 1921년 프레데릭 반팅(Frederick G. Banting)과 찰스 베스트(Charles Best)에 의해 발견되었다. 인슐린은 혈당의 양을 조절하는 췌장 호르몬으로 식사 등으로 혈당량이 높아지면 분비되며 혈당량이 낮아지면 분비가 멈추고 간에서 포도당을 방출해 당 수치를 조정한다. 포도당이 세포 안에 많이 저장되면 뱃살이 늘어나는 과정이 시작되고 살이 찌기 시작한다. 인슐린을 비만 호르몬이라고 부르는데, 그 이유는 췌장 기능에 이상이 생겨 인슐린이 제대로 분비되지 않으면 에너지 효율이 좋지 않아 살이 찌기 쉽기 때문이다. 1형 당뇨병 환자는 유전적 요인으로 체내에서 인슐린이 분비되지 않기 때문에 주기적으로 인슐린 주사를 맞아야 한다.

우리나라도 식습관이 서구화되면서 점차 당뇨병이 증가하고 있는 추세다. 대한당뇨병학회가 매년 출간하는 「2018 한국 당뇨병 자료」에 의하면, 한국 당뇨병 환자의 수는 510만 명으로 추정하고 있으며 지난 8년 간 당뇨병 유병률은 평균 14.4%씩 증가한 것으로 나타났다. 부자들의 병이었던 당뇨병이 대한민국 사망 원인 6위에 올랐다.

당뇨병은 그 원인에 따라 1형 당뇨병와 2형 당뇨병으로 구분한다. 1형 당뇨병은 자가 면역 질환의 일종으로 인슐린을 생성하는 세포가 고장을 일으켜 인슐린이 분비되지 않아 나타난다. 선천적으로 인슐린이 분비되지 않기 때문에 하루에 2~4회 주사를 통해 인슐린을 인위적으로 공급해주어야 한다. 1형 당뇨병은 전체 당뇨 환자 중 5~10%를 차지하며, 선천적인 질환이기 때문에 주로 소아나 청소년에게 발병한다. 이 경우는 췌장의 기능 저하로 나타나므로 인슐린 투여와 함께 성장에 필요한 영양 공급이 어느 정도 되어야 한다. 1형 당뇨병을 방치하면 급성 합병증이 오기 때문에 반드시 의사와 상의하여 적극적으로 치료해야 한다.

1형 당뇨병	2형 당뇨병
의존성 당뇨병	비의존성 당뇨병
선천적, 유전적 질환	후천적, 식습관 질환
당뇨병 환자의 5~10%	당뇨병 환자의 10~90%
소아, 청소년에게 발병	주로 성인에게 발병
약물 치료	식습관 개선 + 약물 치료

반면 2형 당뇨병은 인슐린은 정상적으로 분비되는데 인슐린 수용체에 이상이 생겨 인슐린을 흡수하지 못해서 발생한다. 보통 인슐린 제제에 의존하지 않기 때문에 '비의존성 당뇨병'이라 부른다. 1형 당뇨병과 달리 주로 40세 이후에 발생해서 '성인형 당뇨병'라고도 불린다. 우리나라 당뇨병 환자의 경우, 1형 당뇨병 환자는 2%에 불과하며 대부분이 2형 당뇨병 환자에 속한다. 2형 당뇨병 환자들은 대부분 비만과 함께 고지혈증, 고혈압 등을 가지고 있으며, 1형 당뇨병에 비해 심장질환이나 뇌졸중의 발생 위험이 높다. 따라서 적절한 식이요법과 운동을 통해 평소에 체중을 잘 관리해야 한다. 2형 당뇨병은 나쁜 식습관과 생활습관에 의해 발생한 질병이기 때문에 이 책이 제시하는 건강혁명을 통해 라이프스타일을 교정해주면 금세 호전된다.

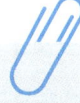

2형 당뇨병을 일으키는 생활 습관

비만, 과식, 운동 부족, 스트레스, 고혈압 같은 다른 질환, 노화 등

주의해야 할 것은 고지혈증이나 고혈압 같은 여타 질병들이 당뇨병을 추가적으로 발생시킨다는 점이다. 한국인들을 대상으로 국민건강보험공단 청구 데이터를 분석한 결과, 고지혈증 치료제로 널리 쓰이는 스타틴Statin을 장기간 고용량 복용할 경우 당뇨병

발병율이 올라간다는 사실을 확인했다. 연구팀은 다른 심혈관계 질환 병력이 없는 고지혈증 환자 1만3698명을 대상으로 스타틴을 복용한 집단과 그렇지 않은 집단을 나눠 추적 조사를 했다. 분석 결과에 따르면, 평균 7.1년간의 관찰 기간 동안 총 3,034명의 환자에게서 2형 당뇨병이 발생했는데, 이 중 61.7%(엄청나게 많은 수치다!)인 1,871명이 스타틴 복용군에서 발생했다.[7] 따라서 비만이나 고지혈증 같은 성인병과 당뇨병을 함께 가지고 있을 경우, 치료제가 길항관계에 놓일 수 있다는 사실을 꼭 확인해야 한다.

당뇨병은 어떻게 치료할 수 있을까? 당뇨병을 유발하기 쉬운 생활 습관을 먼저 고쳐야 한다. 2형 당뇨병의 경우 체내에서 생성되는 인슐린을 수용하지 못하는 인슐린 저항성을 특징으로 하는데, 이는 복부 비만과 중성지방과 관련이 있는 것으로 알려져 있다. 고혈당과 당뇨가 오래 지속되면, 췌장에서 인슐린을 만드는 세포의 양이 감소하게 된다. 따라서 발병 이전에 생활 습관을 개선하고 식이요법을 실천하므로 병의 진행을 상당 부분 막을 수 있다. 지나친 육식, 기름진 음식 섭취, 과도한 음주와 흡연을 피하고 되도록 많이 움직이고 많이 걸어 다니는 생활습관을 실천하자. 특히 고혈압이나 고지혈증이 있는 사람이라면 더욱 당뇨병을 조심해야 한다.

2) 고혈압

별다른 자각 증상이 없어 '침묵의 살인자'라고 불리는 고혈압은 성인들을 위협하는 대표적인 질환이다. 한 마디로 고혈압은 혈압이 높다는 뜻이다. 혈압血壓은 심장에서 뿜어져 나온 혈액이 혈관벽에 가하는 힘이다. 혈관에 유연성이 없어지거나 혈관 주위의 근육이 혈관을 수축하게 하거나 동맥경화나 혈관 막힘 현상으로 피가 잘 통과하지 못할 때 좁아진 혈관에 같은 양의 혈액을 보내려면 심장의 압력이 올라갈 수밖에 없다. 흔히 이 현상을 고혈압high blood pressure 이라고 한다. 이처럼 고혈압이 지속되면 간이나 신장, 뇌와 같은 기관의 소동맥에 손상이 생길 수 있고, 심장에 무리가 가면서 심부전이나 신부전, 뇌출혈 등을 일으킬 수 있다. 전 세계적으로 약 6억 명 이상의 사람들이 만성적으로 고혈압을 앓고 있고, 고혈압 때문에 매년 3백만 명이 사망하고 있다.

고혈압은 침묵의 살인자

고혈압은 다른 성인병에 비해 유전적 요인이 가장 큰 것으로 알려져 있다. 즉 부모 한 쪽이 고혈압이면 자녀의 약 50%가 고혈압에 걸릴 위험이 있고, 부모 둘 다 고혈압이면 자녀의 70%에서 고혈압이 발생한다는 보고서가 있다. 물론 유전적인 요인만 있는 건 아니다. 흡연은 혈관을 수축시키고 혈소판 응집을 촉진함으로써 혈압을 상승시키고, 고지혈증은 동맥경화를 유발함으로써 고혈압에 직접적 원인이 된다. 그럼 어느 정도 수치가 나와야 고혈압으로 판정받을까? 다음은 2003년 간행된 미국 국립보건원NIH「7차 보고서」에서 제시한 정상 혈압과 고혈압 수치 도표다.

혈압	최고	최저
정상 혈압	120mmHg 이하	80mmHg 이하
고혈압 전 단계	120~139mmHg	80~89mmHg
고혈압 1기	140~159mmHg	90~99mmHg
고혈압 2기	160mmHg 이상	100mmHg 이상

(출처: 「The Seventh Report of the Joint National Committee on Prevention, Detection, Evaluation, and Treatment of High Blood Pressure」)

고혈압은 외부로 드러나는 뚜렷한 증상이 없어 병을 인지하지 못하고 지나치는 경우가 많다. 흔히 TV나 매스컴을 통해 알려진 것처럼 뒷목이 뻣뻣하고 심장이 뻐근한 증상은 이미 고혈압이 상당 부분 진행된 상태에서 드러나는 신체 반응이다. 보통은 아무런 신체 이상을 느끼지 못하며 간혹 두통이나 어지러움, 피로감과 같은 사소한 증상을 동반하는 게 일반적이다. 고혈압이 직접적으로 혈관에 무리를 주게 되는 1기로 넘어가면 협심증이나 가슴 두근거림, 시력 저하, 혈뇨 같은 보다 명확한 증상이 나타난다. 이런 증상이 나타날 때 즉시 병원을 찾는 것이 좋다. 어벌쩡하다가 이때를 놓치면 뇌졸중이나 심장마비 같은 치명적인 결과를 낳을 수 있다. 뇌졸중(중풍)이 발생하면 반신불수, 언어 장애, 기억력 상실, 치매 등을 동반하는데, 뇌졸중 환자의 약 80%가 고혈압으로 발병한 경우기 때문에 주의해야 한다. 특히 50대 이상의 남성과 폐경기 여성, 음주가 잦고 과로가 심한 직장인들은 평소 자신의 혈압에 관심을 갖고 꾸준히 체크하는 습관을 들이는 게 바람직하다.

> **뇌졸중(중풍)**
>
> 뇌에 분포하는 동맥이 혈전으로 막히거나 터지면서 유발되는 질환이다. 보통 중풍으로 알려진 뇌졸중은 혈전으로 혈관이 막혀 피가 통하지 않는 뇌경색과 혈관이 터지는 뇌출혈로 나뉘는데, 미국의 경우 뇌경색이 90%로 대부분을 차지하는 반면, 우리나라는 뇌출혈이 약 30%로 상대적으로 높다. 산소 공급이 되지 않으면 뇌세포는 기능이 정지되고 2~3분 내에 세포가 파괴된다. 이런 세포 파괴가 일어나는 경우 그 기능은 영구적으로 손상된다. 후유증으로 언어장애와 행동장애, 인지장애 등을 동반할 수 있다. 그러나 뇌졸중을 빨리 인지하고 적절한 치료(뇌졸중 발생 이후 3~6시간 이내)를 시행하면 뇌 손상을 최소화 할 수 있으며 정상생활로 복귀할 수 있다.

고혈압은 어떻게 치료하거나 예방할 수 있을까? 평소 자신의 혈압을 꾸준히 체크하여 고혈압 전 단계라면 체중 조절과 식이요법, 식단 관리, 규칙적인 운동을 통해 얼마든지 발병을 예방할 수 있다. 특히 한국인들이 선호하는 맵고 짠 음식을 줄이고(염분 섭취 제한), 술자리나 회식을 줄이며, 칼로리가 낮은 저열량식을 통해 체중조절을 습관화하면 혈압을 조절하는 데 도움이 된다. 식사 때에는 자칫 영양 불균형을 초래할 수 있기 때문에 칼슘의 섭취량을 올리고 그 밖에 섬유소와 불포화지방산을 식단에 포함시키는 것을 잊지 말아야 한다. 포화지방산이 많은 적색육red meat의 섭취는 가급적 줄이되, 신장 기능이 정상으로 유지될 때에는 양질의 단백질을 충분히 공급하는 것도 신체 영양의 밸런스를 유지하는 데 도움이 된다.

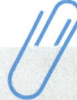

고혈압을 일으키는 생활 습관

비만, 맵고 짠 음식, 과식, 음주, 흡연, 지나친 육류 섭취, 운동 부족, 스트레스, 노화 등

생활 습관 개선에 따른 혈압 조절 효과

개선 항목	실천 목표	감소폭
체중	정상 체중 유지	10kg 감소할 때마다 5~20mmHg
식사	과일, 채소는 많이 섭취 동물성 기름 제한	8~14mmHg
소금 섭취	하루 6g 이하 (보통의 절반)	2~8mmHg
운동/활동량	하루 30분 이상 속보, 수영 등 유산소운동	4~9mmHg
절주	무슨 술이든 하루 석잔 이하	2~4mmHg

(출처: 국민고혈압사업단)

3) 심장마비

심장은 인간의 생명과 직결된 핵심 기관이다. '핵심'이라는 말에도 심장을 뜻하는 한자가 들어가 있듯, 심장은 인간이 이 세상에 태어난 순간부터 죽는 순간까지 쉬지 않고 움직인다. 건강한 성인의 심장이 보통 1분에 60~80회 뛴다고 가정했을 때 평균 80세까지 대략 25억~33억 번 이상 수축과 이완을 반복하는 셈이다. 어마어마한 운동량이다! 선천적으로 약한 심장을 가지고 태어난 사람들을 제외하고 대부분의 정상적인 일반인들이라면 이렇게 왕성한 운동량을 자랑하는 심장을 노년까지 별 문제 없이 사용할 거라고 예상할 수 있다. 심장이 멎는 순간 개인의 삶도 끝난다. 우리가 잠들어 있거나 심지어 식물인간이 되어 의식이 없을 때에도 심장은 줄기차게 뛰고 있다. 진정 심장은 우리 몸의 발전기와 같다!

심장은 우리 몸의 발전기다

그래서 심장마비는 우리의 건강을 위협하는 가장 무서운 적이다. 평소 심장 상태를 체크하고 관리하는 습관을 들이는 게 중요하다. 별 다른 운동을 하지 않았는데도 심장이 두근거리거나 심장 박동이 지속적으로 이상하게 뛴다면, 그 원인을 살펴볼 필요가 있다. 가볍게는 담배(니코틴)나 커피(카페인)로 인해 두근거릴 수 있지만 간혹 부정맥arrhythmia과 같은 문제일 가능성도 있기 때문이다. 부정맥은 심장 박동이 불규칙해지는 증상으로 심장마비를 일으킬 수 있는 여러 여건들을 미리 보여주는 신호로 간주된다. 가슴의 두근거림이 계속 되고 이로 인해 어지럽고 구토 증상이 나타나면 부정맥을 한 번 의심해 볼 수 있다.

부정맥 외에 심부전도 심장마비의 전조증상으로 꼽힌다. 심부전 heart failure은 폐정맥이나 신체의 나머지 부분의 정맥이 확장되어 혈액이 꽉 들어차는 현상을 말한다. 심장의 좌심실과 우심실의 기능에 따라 좌측 심부전과 우측 심부전으로 나뉘는데, 좌측 심부전이 심장의 좌심실에서 피를 잘 짜내지 못하는 현상이라면, 우측 심부전은 반대로 우심실에서 피를 보내지 못하는 현상이다. 심부전의 유병률은 나이가 들면서 증가한다고 알려져 있다. 젊은 사람보다는 나이가 많은 사람에게 더 위협적인 질병이라는 뜻이다. 심부전의 위험 요인으로 관상동맥질환, 심근경색, 고혈압, 부정맥, 심장판막질환, 약물중독 등이 있다.

> **부정맥과 심부전**
>
> 평상시 성인의 정상 심박수는 분당 60~80회이며 분당 60~100회까지를 보통 정상 맥박이라고 규정한다. 부정맥은 선천적인, 혹은 후천적인 이유로 심장 박동이나 맥박이 빨라져 심박수가 이상을 보이는 증세를 의미하며, 심방과 심실 어디에서나 발생할 수 있다. 부정맥의 증상 가운데 가장 흔한 것은 가슴 두근거림(심계항진)이다. 또한 심장 두근거림이 매우 빠르게 증가하여 두통, 메스꺼움(혹은 구토), 심한 흉부통증, 어지럼증, 식은땀, 호흡곤란, 실신 등의 증세가 동반된다. 반면 심부전은 관상동맥질환이나 고혈압 같은 각종 심장질환으로 인해 심장의 고유 기능이 악화되어 전신에 충분한 혈류를 보내지 못하는 상태다. 심부전의 위험요인으로 관상동맥질환, 심근경색, 고혈압, 부정맥, 심장판막 질환, 약물중독 등이 알려져 있다. 심부전 환자 10명 중 3~4명은 진단 후 1년 내 사망을 한다. 웬만한 암보다 치명적인 질환인 셈이다.

심근경색과 협심증 역시 심장마비와 깊은 관련을 갖고 있다. 심근경색 myocardial infarction은 관상동맥이 충분한 혈액을 공급하지 못하여 심장의 벽을 이루는 근육인 심근층이 손상되거나 괴사되는 질환이다. 심장 근육은 관상동맥이라 부르는 세 가닥의 혈관을 통해서 산소와 영양분을 공급받는다. 따라서 관상동맥이 막히면 심장 근육이 괴사될 수밖에 없다. 고지혈증과 같은 질환으로 혈전이 심장으로 들어가는 혈관의 70% 이상을 막으면 심장 근육의 일부가 죽으면서 경색이 일어난다. 괴사되지는 않지만 혈류가 원활하지 않아 격렬한 통증을 주는 질환이 협심증이다. 협심증 angina pectoris은 보통 심근경색의 전 단계로 간주된다. 지금까지 언급한 모든 질환을 보통 심혈관계질환心血管系疾患이라고 부른다. 모두 심장마비 발병과 직간접적인 연관성을 갖고 있다.

이 외에도 독감도 심장마비를 일으키는 질환으로 종종 언급된다. 1993년부터 2000년 사이 미국과 러시아의 연구진들은 자국의 심장병으로 인한 사망률을 매주 조사하여 그 결과를 비교해 보았는데, 매년 심장병으로 인한 사망률의 증가 시점이 독감 발생의 증가 시점과 일치한다는 사실을 발견했다. 이 밖에도 심장마비를 통한 사망을 보통 돌연사로 집계하는 현실을 감안하면, 외부로부터의 치명적 위협 없이 심장마비로 급사하는 사례는 훨씬 많을 것으로 추정하고 있다. 영화 「스타워즈」의 레아 공주로 유명한 캐리 피셔 Carrie Frances Fisher도 2016년 영국 런던에서 미국 LA로 향하던 비행기에서 갑자기 심장마비를 일으켜 사망했다. 당시 캐리 피셔는 기내에서 약 15분간 심폐소생술을 실시했으나 의식이 없는 상태로 병원에 옮겨졌고 이후 중환자실에서 집중 치료를 받다가 결국 사망했다.

심장마비 전조 증상

가슴 답답함과 통증, 가슴 두근거림, 호흡 곤란, 턱이나 어깨, 팔 다리의 통증, 식은땀, 어지러움, 메스꺼움과 구토 증상, 창백한 안색, 만성피로 등 심장마비는 어떻게 예방할 수 있을까? 앞서 언급한 고혈압처럼 무엇보다 자신의 생활 습관을 체크해보는 것부터 시작해야 한다. 평소 생활에서 심장이 싫어하는 것, 특히 심장 기능을 떨어뜨리는 요인들은 피하는 게 좋다. 무엇보다 포화지방과 몸에 좋지 않은 LDL 콜레스테롤이 많이 들어간 음식은 피하는 게 상책이다. 통계적으로 40세 이상 남성의 경우, 콜레스테롤 섭취를 반으로 줄이면 관상동맥 질환이 50% 이하로 감소되는 것으로 나타났다. 흡연과 음주를 삼간다. 특히 흡연은 백해무익하다. 흡연자는 비흡연자에 비해 심장마비로 사망할 위험이 2배가량 높은 것으로 보고되어 있다. 그리고 아무리 강조해도 지나치지 않는 것, 즉 일상의 스트레스를 줄이고 꾸준히 생활 운동을 실천하는 것이다. 활동량이 많지 않은 현대인들의 경우, 운동 부족은 심장마비뿐 아니라 만병의 근원이다.

약을 복용하는 것도 주의해야 한다. 약물 기전과 자신의 몸 상태를 언제나 체크하고 약을 복용해야 할 때는 반드시 주치의와 상의하고 결정해야 한다. 여성의 경우, 피임약은 심장에 무리를 줄 수 있기 때문에 주의해야 하며, 남성의 경우는 비아그라나 시알리스 같은 발기부전치료제를 조심해야 한다. 특히 발기부전치료제는 여러 연구에 의해 심장마비와 상관성이 많은 것으로 보고되어 있다. 기저질환 중에 고혈압과 당뇨병을 가지고 있다면 평소 심장의 건강 상태를 꾸준히 체크해야 한다. 65세 이상의 고혈압 환자는 심혈관계질환에 걸릴 확률이 일반보다 20배 정도 높아진다는 보고서가 있다. 특히 노인의 경우, 겨울철에 심장마비를 조심해야 한다. 일교차가 큰 계절에 갑자기 외출을 했다가 낭패를 당하는 경우가 매해 발생하고 있기 때문이다. 평소 심장 건강에 관심을 갖고 종합검진에서 심전도나 초음파 검사를 받아야 한다. 가족력이 있는 경우라면 특히 조심하자.

> **일상에서 실천할 수 있는 심장마비 예방법**
> 1. 평소 시간을 정해 놓고 꾸준히 운동을 실시한다.
> 2. 식습관을 건강하게 바꾸고 금주와 금연을 실천한다.
> 3. 겨울철이나 일교차가 큰 시기에 야외 활동을 자제한다.
> 4. 평소 심전도, 초음파 등 심장 관련 검진을 꾸준히 받는다.
> 5. 전조증상에 유의하고 가까운 보건소나 의료 기관을 찾는다.
> 6. 가족력이 있다면 심장 건강에 특히 세심한 주의를 기울인다.

4) 허리디스크

인간은 척추동물군에 속한다. 그래서 허리는 매우 중요한 부분이다. 만물의 영장인 인간도 척추에 문제가 생기면 활동에 심각한 제약을 받으며 심지어 제대로 걸을 수조차 없다. 척추는 몸의 중심을 이루고 기둥의 역할을 수행하며 위쪽으로는 머리를 받치고 아래쪽은 골반과 다리를 연결하고 있다. 척추는 단순히 몸을 지탱하는 골격일 뿐 아니라 척추 안으로는 혈관과 신경이 지나고 척수가 흐른다. 척추를 관통하는 혈관과 신경은 사지에서 확보한 감각 정보를 뇌에 전달하는 역할을 하며, 반대로 뇌에서 내려온 명령을 신체 각 부분에 보내는 기능도 담당한다. 그래서 불의의 사고로 척추를 다치거나 끊어질 경우 하반신을 쓸 수 없게 된다.

척추는 각기 33개의 작은 뼈들로 이루어졌는데, 이 사이 사이에 추간판이 들어 있어 몸을 움직일 때 운동 방향에 따라 늘어나기도 하고 충격을 흡수하는 역할을 한다. 이 추간판椎間板을 흔히 디스크disk라고 한다. 디스크는 80%가 수분 성분인 젤리처럼 생긴 수핵(가운데 위치)과 이 수핵을 둥글게 둘러싼 섬유륜으로 구성되어 있다. 나이가 들면 수핵의 수분 함량이 줄어들면서 탄력이 떨어지고, 나쁜 자세나 사고 등 외부 요인이 더해져 디스크가 경화되거나 빠지는 일이 발생한다.

우리가 흔히 디스크라고 부르는 건 이 추간판이 빠진 추간판탈출증herniation of intervertebral disk을 의미한다. 즉 어떤 이유에서든 척추 중간(추간)에 있는 디스크(판)가 제 자리에서 빠져나온(탈출) 상태다. 척추 사이에 있는 원판이 척추골 사이에서 미끄러져 나와 척수를 압박하게 되면 심한 통증을 동반하고 심하면 사지 마비증세도 따라온다. 다섯째와 여섯째 경추골 또는 여섯째와 일곱째 경추골 사이 디스크가 삐져나오면 팔에 통증이 생기고, 넷째와 다섯째 요추골 사이나 다섯째 요추골과 첫째 천추골 사이 디스크가 탈출하면 등의 아랫부분이나 다리에 통증이 생긴다. 보통 디스크 진단은 경추부의 전반적 구조를 들여다볼 수 있는 방사선 검사나, 디스크의 경화 상태나 경추 구조를 확인할 수 있는 전산화 단층촬영CT, 척수나 신경의 압박 정도, 인대나 근육의 연부 조직을 살펴볼 수 있는 자기공명촬영MRI 등으로 내릴 수 있다.

다양한 디스크 증상들

목, 어깨, 허리, 팔, 손가락의 통증, 팔 다리에 전기가 오듯 저리고 찌릿한 느낌, 쥐는 힘이 떨어져 물건을 종종 놓치거나 팔 다리가 종종 마비되는 증상

디스크는 어떻게 치료하고 해결할 수 있을까? 대부분 디스크는 비수술적 접근으로 80% 이상 해결 가능하다. 디스크는 본래 탄력성이 높고 복원력이 뛰어나 굳이 수술을 하지 않더라도 시간이 경과하면서 자연스럽게 제자리를 찾는 경우가 많다. 디스크의 압력을 줄일 수 있는 운동이나 물구나무서기, 침상 안정을 통해 휴식을 취하므로 탈출된 디스크를 도로 집어넣을 수 있다. 하지만 통증이 심해서 일상생활이 불가능할 때에는 물리치료나 약물치료가 병행

되어야 한다. 물리치료는 통증을 일으키는 부위를 광범위하게 움직여 허리 근육을 강화하고 디스크가 제자리를 찾을 수 있도록 추나요법推拿療法을 실시한다.

> ### 추나요법
> 비정상적으로 틀어진 뼈와 근육을 원위치시켜 통증을 완화하고 척추와 주변 조직의 기능을 원활하게 하는 치료법이다. 한의사나 물리치료사가 손 또는 신체 일부분을 이용해 허리디스크나 각종 뼈, 근육, 인대를 교정하고 증상을 완화시킨다. 밀고 잡아당긴다는 '추나(推拿)'는 중국에서 시작된 치료법으로 알려져 있다. 추나요법은 요추뿐만 아니라 턱이나 목관절, 등, 허리, 골반 등 척추 전체의 균형을 바로 잡아준다. 2019년부터 의료보험이 적용되고 있다. 추나요법과 비슷한 치료법으로 카이로프락틱(Chiropractic)이 있는데, 1895년 미국의 팔머(D. D. Palmer)에 의해 창시되었다.

약물치료는 압통이 있는 부위에 국소적으로 마취제나 스테로이드를 주사하여 통증을 줄일 수 있다. 그래도 통증이 해결되지 않거나 근력이 저하되어 보행이나 대소변에 장애가 생기고 사지 마비 증상이 진행되면 불가피하게 수술이 진행되는데, 오늘날 압박하는 척수를 풀어 통증을 낮추는 신경감압술, 빠진 디스크를 제거하고 인공 디스크를 삽입하는 디스크 제거술, 경추의 안정성을 유지하기 위해 인공 뼈를 삽입하는 경추유합술 등이 자주 활용된다.

디스크는 특히 소 잃고 외양간 고치는 것보다 미리 발병을 예방하는 지혜가 필요하다. 디스크를 예방할 수 있는 생활 습관을 가지는 게 무엇보다 중요하다. 평소 체중을 조절하고 척추를 잡아주는 허리 운동, 척추에 무리가 가지 않는 자세 교정에 신경을 쓴다. 디스크나 허리 건강에 좋은 운동으로는 허리 근육을 강화시켜주는 걷기나 맨손 체조, 수영 등을 권장한다. 필자는 평소 수십 년 동안 등산과 산보를 통해 허리 운동을 지속적으로 하면서 나이에 비해 탄력성이 높은 추간판을 가지고 있다는 진단을 받았다. 디스크에 좋은 자세로는 의자에 앉을 때 등을 구부리지 않고 양쪽 어깨를 펴고 바르게 앉는 게 좋다. 걸을 때는 목을 앞으로 숙이지 않고 의도적으로 어깨와 허리를 일자로 펴고 바르게 걷는다.

디스크를 예방하는 생활 습관

1. 의자에 허리를 바싹 붙이고 바르게 앉는 자세를 습관화한다.
2. 잘못된 수면 자세나 체형에 맞지 않는 베개나 침구 사용을 피한다.
3. 디스크를 잡아주는 규칙적인 강화 운동으로 허리 근육을 강화한다.
4. 50분에 한 차례씩 바른 스트레칭으로 경직된 허리를 풀어준다.
5. 수영이나 산책 등 허리에 무리가 가지 않는 운동을 실천한다.
6. 무거운 물건을 무리해서 들거나 갑자기 허리를 트는 동작을 피한다.

5) 퇴행성관절염

　관절은 신체에 존재하는 모든 뼈와 뼈 사이의 마디를 일컫는다. 관절은 보통 쿠션 역할을 하는 연골이 있는데, 관절염Arthritis은 이 관절 연골이 파괴되고 관절에 염증성 변화가 일어나는 질환을 의미한다. 관절염에는 퇴행성관절염과 류마티스성관절염으로 나뉘는데, 관절이 노화 때문에 퇴화되어 나타나는 증상을 퇴행성관절염이라고 하며, 체내 면역체계의 오류로 관절 내에 염증이 발생하고 지속되어 관절이 파괴되는 증상을 류마티스성관절염이라고 한다. 류마티스성관절염은 가정에서 실천할 수 있는 생활의학으로 치료가 거의 불가능하기 때문에, 여기서는 퇴행성관절염에 대해서만 살펴보도록 하자.

　퇴행성관절염은 보통 노화나 심한 운동으로 관절의 연골이 닳아서 일어난다. 그래서 모든 연령층을 막론하고 두루 발생하는 류마티스성관절염과 달리, 퇴행성관절염은 노년층이나 운동선수 같은 특정 직업군에서만 발병한다. 주로 뼈에 이상이 나타나기 때문에 골성관절염이라고도 불리며, 관절염 중에서 일반적으로 나타나기 때문에 보통 관절염 하면 퇴행성관절염을 의미하기도 한다. 몸을 움직일 때 관절에서 뚜둑 소리가 나며 층계를 오르내리는 게 불편해지다가 심하면 통증으로 보행이 불가능해진다. 보통 X-ray를 통해 진단이 이뤄지며 심한 경우가 아니라면 비수술적 접근을 선택한다. 물리치료나 운동치료가 선호되며, 통증이 심한 경우에는 약물치료나 수술이 이뤄지는 경우도 있다.

퇴행성관절염의 증상들

1. 다리나 발목에서 뚜둑 하고 소리가 난다.
2. 무릎이 욱신거리거나 간혹 혹이 만져진다.
3. 계단을 내려가다 갑자기 무릎에 힘이 빠지거나 자주 넘어진다.
4. 무릎을 손가락으로 누르면 바늘로 찌르는 것 같이 아프다.
5. 무릎이 붓거나 종종 걸을 수 없을 정도로 통증이 느껴진다.
6. 무릎을 구부렸다가 제대로 펼 수 없다.

퇴행성관절염은 대증요법에 따라 다양한 치료가 이뤄지는데, 온열치료와 한냉치료로 이루어진 물리치료와 약물치료가 일반적이다. 온열치료는 찜질이나 적외선, 초음파 등을 치료 부위에 적용하며, 한냉치료는 얼음이나 냉습포 등을 사용하여 염증을 줄여준다. 약물치료에 쓰이는 약물로는 스테로이드 제제, 비非스테로이드 진통소염제, 콕스II 억제제 등이 있고, 관절 연골을 재생시킬 목적으로 글루코사민이나 콘드로이틴 제제, 하이알루론산 제제를 주입하기도 한다. 퇴행성관절염 환자의 90% 이상이 물리치료와 약물치료만으로도 충분히 치료가 가능하다고 한다.

퇴행성관절염은 치료보다 예방이 중요하다. 시중에 나와 있는 건강기능식품 중에 관절염에 탁월한 효과가 있는 것으로 알려진 제품은 글루코사민이다. 글루코사민Glucosamine은 연골을 강화하고 관절염을 예방하는 효능이 있다고 식약청이 인정한 물질이다. 글루코사민은 관절 연골, 추간판 및 활액에서 발견되는 프로테오글리칸의 일부를 형성하는 화합물이다. 우리 몸의 연골세포는 글루코사민을 포착해 보다 활발하게 새로운 연골을 생성하며, 심지어 연골 재건에도 도움을 주는 것으로 알려져 있다. 글루코사민은 사실 인체 내에서도 생성이 된다. 하지만 관절이나 연골에 퇴행성 변화가 발생해 관절염 등의 문제가 생길 경우 새로운 연골 생산이 파괴 속도를 따라잡지 못하기 때문에 별도의 글루코사민 섭취를 통해 연골 생성을 촉진시킬 필요가 있다. 보통 그 자체로 섭취되거나 연골에서 나오는 다른 물질인 콘드로이친Chondroitin과 함께 복용된다.

글루코사민

글루코사민은 아미노당의 일종으로, 당단백질과 당지질의 생화학적 결합의 주요 전구물질이다. 글루코사민(Glucosamine)이라는 이름 자체가 포도당(Glucose)과 아민(Amine)이 합쳐진 말이다. 1876년 레더호스(Ledderhose) 박사에 의해 처음 발견되었으며, 그 구조는 1939년 월터 하워쓰(Walter Haworth)에 의해 밝혀졌다. 퇴행성관절염은 연골이 닳아서 생기는 질환인데 글루코사민은 연골의 주요 구성 성분으로 알려져 있다. 글루코사민 황산염, 글루코사민 염산염 및 N-아세틸-글루코사민과 같은 다른 종류도 이용 가능하지만, 글루코사민 및 콘드로이친 보충제, 캡슐 또는 정제가 일반적이다. 콘드로이친 자체가 연골 조직의 재료가 되어 연골 생성을 촉진시키는 것으로 알려져 있다. 시중에 나와 있는 글루코사민 제품들은 게나 새우 등 갑각류에서 추출한 키토산 성분을 분해해 제조한다.

건강기능식품이 부담스럽다면, 일상에서 퇴행성관절염에 도움을 주는 음식들을 섭취하는 게 좋다. 레몬이나 오렌지, 귤은 관절에 좋은 과일로 알려져 있다. 감귤류 과일에 함유된 필수 영양분은 콜라겐과 프로테오글리칸의 형성과 관련이 있는데, 이 두 물질은 연골의 주 재료가 된다. 당근의 카로틴과 필수 무기질이 만나면 손상된 뼈 조직의 재생에 일조하고 염증과 통증을 잡는다. 시금치도 활성산소가 관절에 일으키는 나쁜 영향들을 중성화한 다음, 염증을 완화한다. 생강도 관절염에 좋은 성분을 함유하고 있다. 연어나 참치 같이 오메가-3가 풍부한 생선들은 소염 성분이 들어있어 관절 문제를 겪는 사람들에게 좋다.

연골은 상당 부분이 수분으로 이루어져 있기 때문에 탈수가 일어나지 않도록 평소 물을 많이 마시는 습관을 갖는 게 중요하다. 콜라나 사이다 같이 청량음료나 커피, 홍차 같은 카페인음료는 도리어 몸에서 수분을 빼주는 이뇨작용을 하기 때문에 나쁘다. 운동은 달리기나 등산처럼 관절에 무리가 가는 것보다는 걷기나 수영처럼 관절이 하중을 덜 받는 운동이 좋다. 쪼그려 앉거나 장시간 무릎 꿇는 동작도 다리 관절에 나쁘다. 오랫동안 서 있었다면 스트레칭과 다리 운동을 통해 관절을 풀어주는 것도 잊지 말자.

퇴행성관절염을 예방하는 생활 습관

1. 관절에 무리가 가는 과도한 운동은 삼간다.
2. 평소 글루코사민, 콘드로이친 건강기능식품을 섭취한다.
3. 관절에 무리가 가지 않도록 평소 체중관리를 꾸준히 한다.
4. 무릎 꿇기, 쪼그려 앉기, 양반다리, 뛰어 내리기를 피한다.
5. 수영이나 산책 등 관절에 무리가 가지 않는 운동을 실천한다.
6. 등산, 마라톤이나 무게가 나가는 물건을 드는 행위를 삼간다.

5장

케톤식과
건강관리 비결

"한 사람의 식단을 바꾸는 것보다
차라리 그의 종교를 바꾸는 것이 더 쉽다."

마가렛 미드

구석기 식단의 반란

애니메이션 「고인돌 가족 플린트스톤」에는 석기시대 일상이 코믹하게 그려진다. 1980년대 미국의 생활상을 석기시대로 그대로 재현한 특이한 설정으로 「심슨가족」 이후로 대중들의 많은 사랑을 받은 작품이다. 흥미로운 건 현대에나 있을 법한 온갖 문명의 이기들이 등장한다는 사실이다. 돌바퀴가 달린 자동차, 석판으로 된 신문, 돌로 된 화폐, 도르래로 연결된 엘리베이터에 회사 출근 도장은 공룡의 이빨이 대신한다. 하지만 단 한 가지 현대와 다른 점이 있는데, 그건 그들이 먹는 식단에 있다. 그들은 석기시대에 맞게 고기로 채워진 식사를 즐긴다.

'이밥에 고깃국 먹고 싶었다.' 언젠가 모 TV 프로그램을 본 적이 있었는데, 탈북하여 남한에 정착한 새터민(탈북민)들이 나와서 북한의 실상을 고발하는 토크쇼였다. 목숨 걸고 북한을 탈출하여 휴전선을 넘기로 결심한 이들이 한결같이 전하는 말은 당장 죽어도 여한이 없으니 한 번이라도 쌀밥에 고깃국을 먹고 싶었다는 바람이라고 한다. 따뜻한 쌀밥 한 그릇에 대한 욕구는 목숨 걸고 강을 헤엄쳐 건널 만큼 참을 수 없는 것인가 하는 생각이 들었다. 하지만 우리나라 사람들이 쌀밥을 원 없이 먹기 시작한 건 수십 년도 채 되지 않았다. 아니, 우리 인류가 쌀과 밀로 대변되는 곡물을 안정적인 수준으로 확보할 수 있게 된 건 근대에 들어서면서부터다. 언제나 인간은 탄수화물이 고팠고, 배고픔을 질긴 동물의 살점을 질겅질겅 씹으니 버텼다. 애니메이션「고인돌 가족 플린트스톤」에 등장하는 주인공들처럼 말이다.

애니메이션「고인돌 가족 플린트스톤」의 한 장면

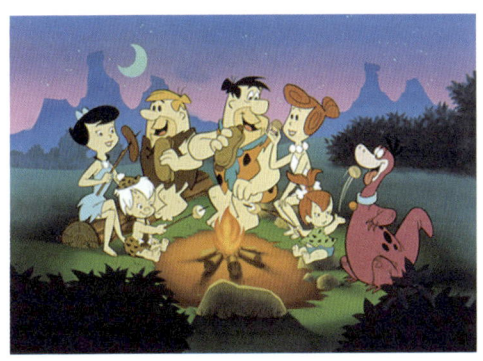

(출처: everydaykoala.com)

그러나 언제부턴가 인간이 마음 놓고 넉넉히 먹던 탄수화물은 건강을 해치고 성인병을 불러오는 악동 이미지가 덧입혀지기 시작했다. 요즘 같으면 국그릇에 맞먹는 커다란 사발에다 흰 밥을 꾹꾹 담아 수북이 내오는 고봉밥을 보고 인심 후한 주인장을 떠올리던 시대는 지난 것 같다. 우리도 모르는 사이에 밥그릇은 작은 간장 종지처럼 작아졌고, 거기에 담아 나온 밥도 많다고 숟가락으로 반은 덜어내는 이들이 식탁에서 하나둘 생겨났다. 단순히 다이어트를 위해서가 아니다. 탄수화물이 가지고 있는 무서운 두 얼굴을 인식하면서부터다. 본래 탄수화물이 적은(아니, '부족했다'라고 말하는 게 더 옳은 표현일지 모르겠다!) 식생활은 구석기 시대 인류가 처음 꾸렸던 식탁에 더 가깝다. 오늘날 우리 주변에는 정제하고 가공한 탄수화물 음식이 넘쳐나는 시대는 여태껏 없었다. 이번 장에서는 바로 이 문제를 이야기하고자 한다.

저탄고지, 구석기 식단으로의 회귀

저탄수화물 고지방 식단을 흔히 케톤식이라 한다. 식단에서 탄수화물은 줄이고 지방은 높이는 식이요법의 하나로 본래는 1920년대 간질 환자나 뇌전증, 치매(알츠하이머) 환자 등을 치료하기 위해 연구되어왔다. 그러던 것이 2000년대 접어들면서 유럽과 미국 등 선진국에서 당뇨병과 같은 성인병 환자 치료에 응용되기 시작하면서 새로운 식이요법의 하나로 다시 주목받고 있다. 우리나라에서는 최근 건강보조식품을 취급하는 일부 네트워크 마케팅 회사의 제품들이 소개되면서 케톤식 다이어트가 새로운 관심을 끌고 있다. 케톤식이란 과연 무엇일까?

1) 케톤식의 원리

케톤식은 신체가 '케토시스ketosis' 상태에 머무는 것을 목표로 한다. 케토시스는 몸이 탄수화물이 아닌 지방을 대사의 연료로 쓰는 저탄고지低炭高脂의 상태를 말하는 것으로 몸의 지방을 없앨 수 있기 때문에 최근 다이어트 방식으로 각광받고 있다.* 개인적으로 필자는 TV에서 「지방의 누명」이라는 다큐멘터리를 본 적이 있다. 적게는 7킬로그램에서 많게는 수십 킬로그램이나 감량에 성공한 사례가 소개되있다. 특히 디큐멘터리에서 4주 이상 저탄고지 식단을 체험한 2,986명을 설문 조사한 결과, 약 80%는 부작용을 경험했으나 그 중에 80% 이상은 2주 만에 그 부작용이 사라졌다고 고백했다. 과연 케톤식의 원리는 무엇일까?

사람의 몸이 활동하기 위해서는 에너지원이 필요하다. 대부분의 에너지는 탄수화물을 통해 얻는데, 탄수화물이 포도당으로 바뀌어 흡수된다. 인체는 체내 포도당이 있으면 포도당을 먼저 산화시켜서 에너지를 얻는다. 포도당이 우리 몸이 가장 선호하는 에너지원이기 때문이다. 따라서 우리 몸은 쓰고 남은 포도당이 있으면 급할 때를 대비해서 글리코겐의 형태로 바꿔서 간에 저장한다. 문

✽ 저탄고지: 영어로는 LCHF(Low Carbohydrate High Fat Diet)라고 한다.

제는 탄수화물을 아주 적게 섭취하거나, 아예 먹지 않으면 체내에 포도당이 들어오지 않게 된다. 이때 인체는 간이나 근육에 저장되어 있던 비상식량인 글리코겐을 꺼내서 연료로 사용한다. 그렇게 몸에 저장된 글리코겐도 모두 소비하고 나면 그 다음으로 지방을 연소하기 시작한다. 그런데 지방은 탄소 사슬이 길어서 세포 안으로 바로 들어갈 수 없기 때문에, 원활한 흡수를 위해 간이 지방의 탄소 사슬을 잘게 끊어야 한다. 이를 케톤체라고 한다.

지방이 잘게 잘라진 게 케톤체

이렇게 간은 지방을 케톤체로 바꿔서 혈액으로 흘려보내고, 케톤체는 포도당 대신 혈관을 돌면서 각 기관과 세포에 필요한 에너지를 공급하게 된다. 세포에 있는 미토콘드리아는 혈액을 타고 들어온 케톤체를 받아서 에너지로 활용한다. 바로 이 상태를 케토시스라고 한다. 탄수화물은 빠르고 급격하게 연소되는 반면, 지방이나 단백질은 느리고 일정하게 연소되기 때문에 섭취 욕구가 줄고, 체지방 감소와 다이어트에 효과적이다. 간이나 피하에 저장된 글리코겐은 대표적인 비만의 주범이기 때문에 케토시스 상태가 되면 체중이 줄게 된다. 결국 케톤식 다이어트의 원리는 탄수화물을 줄여 몸에 저장되는 글리코겐의 양을 낮추고, 지방을 쪼개서 만든 케톤체를 대신 연료로 사용하는 방식이라고 할 수 있다. 케톤식은 인류가 태곳적부터 시행했던 식사법이기도 해서 '펠리오(구석기) 식단'이라고도 불린다.

> ### 케토시스
>
> 케토시스(ketosis)는 신체가 에너지원으로 탄수화물 대신 지방을 사용하는 상태를 말한다. 보통 인간의 신체는 지방과 탄수화물, 단백질을 가리지 않고 에너지원으로 사용할 수 있으나, 신체는 그 중에서 탄수화물을 에너지원으로 가장 선호하는 특징을 갖고 있다. 포도당이 대사작용이 가장 빠르고 용이하기 때문인데, 그래서 선택권이 주어진다면 신체는 포도당을 먼저 에너지원으로 활용한다. 특히 뇌나 일부 장기의 경우, 반드시 포도당이 필요한데, 만약 포도당이 공급되지 않으면, 죽게 된다. 따라서 탄수화물이 부족해지면, 신체는 지방을 분해해 뇌와 간의 에너지원으로 활용한다. 이를 케토시스 상태라고 부른다. 신체가 지방을 연료로 사용하면 이미 가지고 있는 지방을 태우는 것뿐만 아니라 매일 먹는 지방도 소모하는 것이기 때문에 체중이 줄게 된다. 또한 인슐린에 저항성을 가지고 있는 환자에게 신진대사를 원활하게 해주어 당뇨병을 치료하는 데에도 도움이 된다.

이처럼 케톤식 다이어트는 지방 80%와 극소량의 탄수화물로 이루어진 식단을 따르는 것으로 육류와 등푸른 생선, 달걀, 유제품, 오일, 채소 등을 주식으로 하고 파스타, 쌀을 포함한 곡류, 감자류 및 과일 섭취는 철저히 식단에서 빼버리는 방식을 따른다. 사실 케톤식은 다이어트를 목적으로 개발된 것은 아니다. 케톤식 다이어트는 뇌전증(간질)을 치료하기 위해 일부 의사들에 의해 오래 전부터 사용되어왔다. 탄수화물의 섭취를 극단적으로 줄이고 대신 육류로 식단을 바꾸면 발작이 사라지고 뇌전증이 치료되었다. 이후 당뇨병을 치료하는 과정에서 다시 케톤식이 조명을 받게 되었고, 그 과정 중에 자연스럽게 살이 빠지는 현상을 주목한 의사들이 다이어트의 하나로 소개하기에 이른 것이다.

케톤식 다이어트가 무조건 좋은 것은 아니다. 바람직한 방식으로 최적의 식품을 골라 먹고, 자칫 부족해지기 쉬운 식이섬유를 꾸준히 보충해줘야 원하는 효과를 얻을 수 있다. 케톤식 다이어트를 시작하면 처음에는 간이 지방을 케톤으로 전환해 에너지를 만드는 과정 때문에 피로감을 느끼고 두통이나 구역질이 일어날 수도 있다. 소위 '케토 플루keto flu'라고 알려진 명현현상 때문이다. 입에서 냄새가 나고 땀과 소변을 과하게 배출하여 몸의 전해질 수치가 급격하게 떨어질 수도 있다. 하지만 이 단계만 잘 넘어서면 매우 안정적으로 체중을 관리할 수 있게 된다.

> **케톤식 다이어트 과정에서 일어나는 케토 플루 증상들**
> 멍함, 두통, 인후염, 현기증, 불면증, 근육통, 입냄새
> 메스꺼움, 집중력 부족, 복통, 설탕에 대한 갈망 등

2) 콜레스테롤, 야누스의 두 얼굴

케토시스를 이해하기 위해서는 콜레스테롤에 대해서 먼저 알아

야 한다. 콜레스테롤cholesterol은 인간을 비롯한 모든 동물의 체세포의 세포막에서 발견되는 지질이다. 흔히 대중의 편견과 달리 콜레스테롤은 세포막을 만들고 유지하는데 쓰이기 때문에 동물의 생존에 필수적이다. 즉 콜레스테롤은 그 양이 적절히 유지되기만 하면 체내에서 순기능을 가진 유익한 물질이라는 말이다. 문제는 서구적 식습관과 운동 부족, 그 밖의 여러 요인들로 그 양이 너무 많아지기 때문에 생긴다.

콜레스테롤은 크게 고밀도 콜레스테롤HDL과 저밀도 콜레스테롤LDL로 나뉜다. 보통 HDL 콜레스테롤은 몸에 유익한 콜레스테롤, LDL 콜레스테롤은 몸에 나쁜 콜레스테롤로 분류한다. LDL 콜레스테롤의 기준치는 정상 성인의 경우 200mg/dl이며, 240mg/dl 이상이면 위험하다. 또한 HDL 콜레스테롤의 정상 기준치는 60mg/dl 이상이고 LDL 콜레스테롤의 정상 기준치는 130mg/dl이하가 적당하다. HDL 콜레스테롤은 혈관에 붙은 지방들을 닦아내어 '혈관 청소부'라는 별명이 붙은 반면, LDL 콜레스테롤은 지방들을 혈관에 묻히고 다니기 때문에 '혈관 깡패'라는 반대 별명이 붙었다.

**HDL 콜레스테롤은 혈관 청소부라면
LDL 콜레스테롤은 혈관 깡패다**

콜레스테롤의 종류와 특징

HDL 콜레스테롤
- 혈관 청소부
- 대략 20% 차지
- 적당하면 유익함
- 밀도가 높은 지질단백질
- 혈액의 지방을 간으로 옮김

LDL 콜레스테롤
- 혈관 깡패
- 대략 80% 차지
- 많으면 유해함
- 밀도가 낮은 지질단백질
- 간의 지방을 혈관벽으로 옮김

    우리나라 건강검진에서 검사하고 있는 콜레스테롤에는 총콜레스테롤TC 수치, HDL 콜레스테롤, LDL 콜레스테롤, 중성지방TG 등 크게 네 가지가 있다. 정확한 검사 결과를 위해서는 12시간 이상 공복 상태에서 혈액 검사를 받아야 한다. 네 가지 콜레스테롤 검사에서 수치가 모두 고르게 정상 범위 안에 들어올 때 건강하다고 말할 수 있다. 여기서 중요한 건 균형이다. 어느 것 하나라도 너무 많거나 부족하면 콜레스테롤의 균형이 깨질 수 있다. LDL 콜레스테롤이 나쁘다고 무조건 수치를 떨어뜨리는 건 건강에 도리어 해를 줄 수 있다. LDL 콜레스테롤 수치를 정상 범위로 낮추면 허혈성 뇌졸중, 심근경색 위험을 줄일 수는 있겠지만, 정상 범위 이하로 낮추면 도리어 뇌출혈로 이어질 수 있다고 의사들은 경고한다. 반대로 콜레스테롤 수치를 조절했다 하더라도 중성지방이 높으면 관상동맥질환의 위험이 높아질 수 있다. 여기서 다시 한 번 밸런스의 중요성을 실감하게 된다.

> **콜레스테롤**
>
> 모든 동물 세포의 세포막에서 발견되는 지질이며 혈액을 통해 운반되는 스테롤(스테로이드와 알코올의 조합)의 하나. 식물 세포의 세포막에서도 보다 적은 양이긴 하지만 발견된다. 흔히 콜레스테롤은 기름기가 많은 음식이나 콜레스테롤이 많이 포함된 음식을 먹으면 높아진다고 알려져 있지만 이는 대중들에게 잘못 알려진 건강 상식이다. 콜레스테롤은 섭취하는 음식 외에도 가족력, 흡연, 노화, 고혈압 등 위험인자가 더욱 중요하게 작용한다. 부모 콜레스테롤이 높다라면 젊은 나이라도 꼼꼼히 콜레스테롤 수치를 눈여겨보고 검진 시 의사에게 사전에 알리는 것이 좋다. 여성은 폐경 이후에 콜레스테롤이 높아지기 때문에 정기적인 검진으로 콜레스테롤 수치를 확인해야 한다. 노인들은 추운 겨울에 혈관이 수축되면서 혈압이 올라가 심근경색, 뇌출혈, 뇌경색 등 심혈관계 질환이 발생할 가능성이 높기 때문에 주의해야 한다.

HDL 콜레스테롤 수치는 혈액 내에 40mg/dl 이상 돼야 혈관 건강에 이롭다고 한다. HDL 콜레스테롤이 1mg/dl 감소할 때마다 협심증 발병 위험이 2%가량 올라간다고 알려져 있다. 어떻게 HDL 콜레스테롤 수치를 올릴 수 있을까? 아몬드나 땅콩 같은 견과류, 올리브, 콩류, 보리나 오트밀 같은 곡류, 고등어나 참치 같은 오메가-3 지방산이 풍부한 등푸른 생선 등이 HDL 콜레스테롤을 올릴 수 있는 음식들이다.

음식 말고 생활 속에서 HDL 콜레스테롤을 높이는 방법도 있다. 매주 한 시간 이상 꾸준히 규칙적인 운동을 하면 HDL 콜레스테롤 수치를 올릴 수 있다. 적절한 운동은 삶의 활력을 주며 혈액 내 지방을 분해하는 효소를 활성화해서 HDL 콜레스테롤 수치를 올리고, LDL 콜레스테롤 수치를 떨어뜨리는 것으로 알려져 있다. 운동과 함께 적절한 식이요법을 병행하면 체중도 관리할 수 있고 콜레스테롤 수치도 조절할 수 있다. 건강을 해치는 음주와 흡연은 되도록 줄이거나 피하는 게 좋다. 특히 흡연은 심혈관계질환에 치명적이기 때문에 완전히 끊는 게 바람직하다.

콜레스테롤 수치가 과다하게 높으면 간혹 발견되는 징후로는 손이나 팔꿈치 뒷부분에 있는 근육 힘줄이 부어오르는 근육 힘줄황색종, 눈 주위를 둘러싼 피부에 콜레스테롤이 침착된 황색판종, 각막 주변에 하얗게 테 모양이 생기는 각막환 등이 있다. 말초혈관이 막힐 정도로 콜레스테롤 수치가 높아지면 아예 맥박이 만져지지 않을 수도 있으니, 반드시 의사와 상의하여 되도록 빨리 의료적 도움을 받는 게 좋다. 콜레스테롤 수치가 1mg/dl 올라갈 때마다 심혈관계질환이 발생할 확률은 2%씩 높아진다고 알려져 있다. 흡연을 하거나 당뇨병이 있다면 이 위험은 더욱 증폭된다. 때문에 미국이나 유럽 등에서는 콜레스테롤을 국가적 차원에서 관리하고 있다. 특히 미국의 경우, 국가콜레스테롤교육프로그램NCEP을 통해 약물 사용, 생활습관, 콜레스테롤 수치 등에 대한 구체적인 지침을 마련해 놓고 있다.

좋은 콜레스테롤은 높이고 나쁜 콜레스테롤은 낮추는 방법에는 어떤 것이 있을까? 가장 먼저 해야 할 일은 적절한 체중을 유지하는 것이다. 비만인 사람은 열량 섭취를 조절해 체중을 감량하면 혈중 콜레스테롤의 농도를 개선할 수 있다. 튀김, 전, 부침 등의 조리법은 기름을 통한 열량 섭취량이 많아질 수 있으므로 피하고, 구이나 찜, 조림 등의 조리 방법을 이용한다. 또한 평소 식사 중에 충분한 섬유소를 섭취한다. 섬유소와 결합한 콜레스테롤은 흡수되지 않고 배설되어 혈중 콜레스테롤 농도를 감소시키기 때문이다. 또 충분한 섬유소 섭취는 적당한 포만감을 주어 식사량 조절에도 도움을 준다. 모든 좋은 식습관과 더불어 반드시 계획하고 실천해야 할 것은 바로 운동이다. 적절한 운동은 에너지를 소모시켜 불필요한 체내 지방을 줄여주고, 체중을 조절해 콜레스테롤을 개선시키는 효과가 있다.

반대로 나쁜 콜레스테롤을 높이는 습관도 있으니 가급적 피하는 게 좋다. 첫째, 포화지방산의 섭취를 줄인다. 주로 동물성 지방에 포함되어 있는 포화지방산이 혈중 콜레스테롤 수치를 높이기 때문에 육류를 먹을 때는 가급적 지방 부위를 잘라내고 살코기 위주로 섭취하는 게 좋다. 돼지고기를 먹을 때에는 비계를 잘라내고, 닭고기나 오리고기를 먹을 때에는 껍질을 제거한다. 버터나 마요네즈, 마가린, 팜유(라면, 커피 프림 등)가 포화지방산을 많이 함유하고 있는 대표적인 식품들이기 때문에 피한다. 포화지방산 대신 불포화지방산이 함유된 참기름, 들기름, 올리브유, 등푸른 생선, 견과류 등을 자주 먹는다.

둘째, 콜레스테롤이 많이 함유된 식품인 간, 곱창, 달걀노른자, 오징어, 새우, 장어, 알류 등의 섭취를 자제한다. 혈액 내 중성지방 수치를 높일 수 있는 과당식품, 정제식품을 줄인다. 흰밥, 국수, 감자, 고구마, 떡, 빵, 케이크, 설탕, 사탕, 청량음료, 과일류 등은 주 1회로 제한한다. 필자는 30년 넘게 이런 음식들은 입에도 대지 않았다. 또한 염분이 많이 함유된 음식은 피하는 게 좋다. 음식을 조리할 때는 소금과 간장, 고추장, 된장 등의 양을 낮추고, 국이나 찌개, 설렁탕, 육개장 등을 먹을 때 국물까지 마시지 않도록 주의한다. 젓갈, 장아찌, 육가공품(햄, 소시지 등), 인스턴트식품 등도 자제한다.

짜고 단 음식은 콜레스테롤 관리에 방해물이다

HDL 콜레스테롤을 올리고 LDL 콜레스테롤은 낮추는 생활 습관

1. 규칙적인 운동을 생활화한다.
2. 포화지방산을 피하고 대신 불포화지방산을 섭취한다.
3. 고기는 지방, 비계는 미리 제거하고 살코기 위주로 먹는다.
4. 닭고기, 오리고기는 껍질을 제거하고 살코기 위주로 먹는다.
5. 트랜스지방(버터, 마가린 등)의 섭취를 줄인다.
6. 평소보다 밥을 반공기로 줄이고, 저염식 식사를 실천한다.
7. 빵, 국수, 파스타, 과자, 떡, 케이크 등을 입에 대지 않는다.
8. 흡연을 자제하고, 음주는 가급적 주량을 줄인다.
9. 육가공품(햄, 소시지, 스팸 등)의 섭취를 자제한다.

마지막으로 음주는 가급적 피한다. 특히 과음은 혈액 내 중성지방 농도를 증가시키고, 비만 등 많은 건강상의 문제를 일으킬 수 있기 때문이다. 평소 주량이 소주 한 병이라면 이제 반 병으로 줄이고, 모임도 매주에서 격주로 바꾼다. 좋은 자리에서 지인들과 만남을 가질 때에도 분위기에 휩쓸려 과음하지 말고 술은 가볍게 반주 한 잔 정도만 걸치는 것으로 끝낸다. 당뇨병, 고혈압, 뇌혈관질환 등의 만성질환이 그렇듯, 고지혈증도 균형이 깨진 식습관에서 비롯되므로, 식생활 개선과 함께 꾸준한 운동으로 건강을 유지하는 노력이 필요하다.

3) 탄수화물, 비만의 주적

저탄고지 식단에서 눈에 불을 켜고 피해야 할 존재가 바로 탄수화물이다. 말 그대로 탄수화물carbohydrate은 화학적으로 탄소와 수소, 산소가 결합하여 이루어진 유기화합물로 신체의 대표적인 에너지원이다. 사람이 몸을 움직이기 위해서는 연료가 필요하다. 신체를 움직이게 하는 대표적인 연료는 포도당인데, 포도당은 탄수화물을 통해서 얻는다. 우리가 매일 같이 흔히 먹는 밥과 빵, 국수, 과자, 밀가루 음식 등이 신체에 탄수화물을 제공하는 대표적인 공급원이다. 탄수화물은 크게 단당류와 이당류, 다당류로 나뉜다. 이는 탄수화물의 구조에 따른 구분으로 하나의 당으로 이루어진 단당류單糖類에는 포도당과 과당이 포함되며, 두 개의 당으로 이루어진 이당류二糖類에는 설탕과 젖당 등이, 세 개 이상의 당으로 이루어진 다당류多糖類에는 올리고당과 셀룰로스 등이 포함된다.

단당류	이당류	다당류
당이 한 개 포도당, 과당 등 몸에서 바로 흡수	당이 두 개 설탕, 맥아당 등 단당류로 분해 뒤 흡수	당이 여러 개 녹말, 글리코겐 등 단당류로 분해 뒤 흡수

    포도당grape sugar이란 명칭은 채소나 과일, 특히 포도에 많이 발견되어 생겨났다. 포도당은 인체의 가장 기본적인 에너지원으로 쓰이며, 특히 뇌 활동에 필수적이기 때문에 중요한 물질이다. 전문가들이 국가고시나 중요한 시험을 보기에 앞서 포도당을 되도록 많이 섭취하라는 조언을 하는 이유가 바로 이 때문이다. 총명탕이 따로 있는 게 아니라 포도당만 제대로 섭취해도 얼마든지 뇌의 활동을 끌어올릴 수 있다. 포도당이 혈액에 녹아 있는 걸 두고 흔히 혈당血糖이라고 하며, 포도당이 너무 많으면 고혈당, 너무 적으면 저혈당이라고 한다. 일정한 혈당의 항상성이 무너지는 질병이 바로 우리가 알고 있는 당뇨병이다. 이 부분은 앞에서 이미 다루었다.

    반면 이당류는 단당류 2개가 결합하여 만들어지는데 설탕이나 맥아당, 유당 등이 여기에 속한다. 사탕수수에서 정제한 설탕은 체내에서 포도당과 과당으로 쪼개진다. 맥아당은 보리[麥]에서 추출한 것으로 포도당 2개가 결합하여 만들어진다. 유당은 우유[乳] 같은 동물의 젖에서 얻어지는데, 갈락토스와 포도당이 결합하여 생성된다. 셀룰로스, 즉 식이섬유는 대표적인 다당류로 체내에서 흡수되지 않기 때문에 에너지원으로 사용되지 못한다. 하지만 대장 활동을 도와주고 배변을 용이하게 해주기 때문에 변비를 치료하고 당뇨병을 완화시키는 데 필수적이다. 식이섬유에 대해서는 너무 중요하기 때문에 뒤에서 따로 한 장을 빼서 설명하고자 한다.

탄수화물은 어떤 음식에서 발견될까? 기본적으로 우리가 매일같이 먹는 밥이 대표적인 탄수화물 음식이다. 녹말과 당은 우리 식단에서 가장 중요한 탄수화물이다. 녹말과 당은 다양한 식품에서 발견되는데, 녹말은 다당류로 곡물(밀, 옥수수, 쌀 등), 감자 및 빵, 피자와 같은 밀가루를 기본으로 한 가공 식품에 풍부하다. 반면 당은 사람의 식단에서 주로 설탕, 젖당, 포도당과 과당에서 얻어진다. 설탕, 우유, 꿀은 종종 잼, 비스킷, 케이크와 같은 여러 음식과 음료에 첨가된다.

탄수화물이 많이 들어간 음식들

밥, 빵, 떡, 과자, 케이크, 국수, 밀가루 음식, 감자, 고구마 등 탄수화물은 우리 신체 건강과 관련하여 주의해야 할 점이 있다. 탄수화물은 체내 당 수치를 올리기 때문에 인슐린과 깊은 관련이 있고, 에너지원으로 사용되고 남은 탄수화물이 간이나 근육에 지방으로 축적된다는 사실이다. 일단 탄수화물을 섭취하면 혈액 중에 당이 가파르게 상승한다. 이른바 이 상황을 '혈당이 오른다'고 한다. 혈당이 오르면 뇌는 췌장에 신호를 보내게 되고, 췌장에서는 인슐린이라는 혈당을 낮추고 조절해주는 호르몬을 분비하게 된다. 다시 말해서, 우리가 삼시세끼 밥을 먹으면 곧바로 췌장이 인슐린을 체내 혈관에 펌핑pumping 하는 것이다. 그런데 문제는 인슐린은 혈당을 낮추면서 동시에 남는 탄수화물을 지방으로 전환시켜 피하지방에 축적한다. 피하지방은 피부 아래에 있는 지방층을 말한다. 결국 삽겹살이나 갈비살 한 점 먹지 않고 오로지 밥만 많이 먹어도 체지방이 늘 수 있다는 말이 된다.

고기 한 점 안 먹어도 체지방은 쌓일 수 있다

결국 탄수화물이 몸을 움직이는 연료가 되지만, 너무 많은 탄수화물은 인슐린의 분비를 촉진하고 혈당을 낮추기 위해 잉여의 탄수화물을 간이나 지방층에 축적하므로 지방간과 체지방을 증가시킨다. 혈중 인슐린 수치가 높으면 탄수화물을 저장하게 하는 것은 물론이거니와 저장된 지방을 꺼내서 에너지원으로 이용할 수 없게 방해한다. 다시 말해서, 평소 탄수화물을 지나치게 많이 먹으면 그대로 남는 탄수화물이 지방으로 쌓여 비만을 불러오게 된다. 왜 매스컴이나 학자들이 다이어트의 적으로 고기가 아닌 밥과 빵을 꼽는지 그 이유를 알 수 있다. 바로 이 지점에서 저탄고지 케톤식이 등장하는 셈이다.

케톤식 다이어트 혁명

'케톤식 다이어트 전도사'로 널리 알려진 미국 오하이오주립대학 교수인 제프 볼렉Jeff Volek은 케톤식과 관련하여 광범위한 연구를 수행했다. 그는 지금까지 270여 편이 넘는 크고 작은 논문들을 발표하여 왔으며, 개중 여러 편들은 묶여 단행본으로도 출판되었다. 그는 오늘날 스티븐 핀니Stephen Phinney와 함께 케톤식 다이어트의 효능을 소개하고 그 방법을 공유하는 데 대표적인 학자다. 여기서는 그의 논문에 근거하여 이상적인 케톤식과 식이요법에 대해 살펴보도록 하자.

케톤식 식단은 앞서 말한 것처럼 원시인들이 오늘날과 같이 지속적이고 풍부한 식량을 얻지 못했던 구석기 시대에서 비롯한 식사법이다. 선사 인류는 살을 에는 듯한 겨울에 곡식을 구경할 수조차 없었고, 찌는 듯한 여름에 먹을 수 있는 식물을 제대로 구할 수 없었다. 동굴 밖에는 언제나 생존을 위협하는 자연적 재해와 기후, 포식자들이 존재하고 있었다. 이렇게 척박한 환경 속에서 인류의 조상들은 포도당이 없을 때 이를 대체할 수 있는 연료가 필요했고, 호모 사피엔스의 신체는 이런 관점에서 진화를 거듭했다. 앞서 말한 것처럼, 인간의 뇌는 아주 옛날부터 주로 포도당에 의존하고 있었기 때문이다.

그래서 그들은 우연히(?) 잡은 작은 동물들을 통해 케토시스 과정을 개발했다. 뇌가 쓰는 에너지 수요의 약 3분의 2는 케톤식 식단으로 충족될 수 있기 때문에, 케톤식 식단을 꾸준히 한다면 몸이 요구하는 포도당을 획기적으로 줄일 수 있었다. 이 말은 얻기 힘든 곡물을 구하러 여러 시간 여기저기 돌아다니지 않아도 되었다는 뜻이다. 제프 볼렉 박사는 바로 인간의 유전자에서 케톤식 식단이 갖는 진화론적 유익을 찾을 수 있다고 주장한다. 우리 몸에 탄수화물이 부족하면 대신 지방이 연료로 사용되기 시작한 것이다. 이때 지방은 간에서 케톤체로 쪼개져 혈관을 타고 돌아다니면 에너지원으로 활용된다. 케톤체에는 아세토아세트산acetoacetate, β-하이드록시부티르산β-hydroxybutyrate, 아세톤acetone이 있는데, 앞의 2종류는 산성 물질이고 마지막 아세톤은 에너지원으로 쓰이지 않고 호흡으로 배출된다. 이는 진화 과정 속에서 인간이 몸소 체득한 것이다.

1) 탄수화물 중독

인류가 농업혁명을 경험하고 난 뒤, 탄수화물이 식단의 중심이 되면서 이런 진화 과정은 잊혀졌다. 볼렉 박사는 말한다. "2백만 년 전에 일어난 풍경이 지나고 현대 농업의 비약적인 발전이 우리에게 8천 년 전부터 신뢰할 수 있는 탄수화물의 공급원을 가져다 줄 때까지 우리의 조상들은 식생활의 암흑기를 비틀거리며 지나야 했다. 지구의 어떤 외진 구석에서 농업을 이용한 탄수화물의 등장은 지난 세기 백 년 안에 일어난 것이다. 그러나 거의 모든 조상들에게, 그 사이에 2백만 년 동안, 인간은 식이 에너지의 주요 공급원으로서 고기와 지방만으로 어떻게 버틸 것인가를 알아내야 했다." 그러면서 인류는 탄수화물 중독에 빠졌다. 인간은 탄수화물에서 간편하게 포도당을 얻을 수 있게 되면서 고기보다 밥이나 빵을 먹으면서 얻는 만족감과 포만감에 점차 젖어들게 되었다.

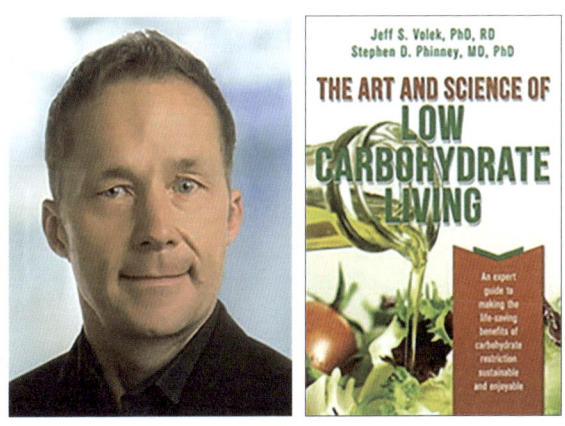

제프 볼렉과 그가 쓴 저탄고지 저서,
본서는 그의 책을 토대로 케톤식 식단을 수용하고 있다.

(출처: virtahealth.com(좌), amazon.com(우))

탄수화물에 대한 맹렬한 욕구와 함께 지방과 육식에 대한 경계심이 발동하면서 인간의 식단은 탄수화물 중심의 식재료가 주를 이루게 되었다. 익힌 밥에 약간의 나물과 김치를 얹어 먹는 동양의 식단은 노릇하게 구운 빵에 그나마 유제품과 우유를 곁들여 먹는 서양의 식단보다 건강에 더 나쁜 선택지가 되었다. 매스컴을 통해 육류 소비에 대한 집중적인 주의를 받았던 세대는 석쇠에 구운 막창 하나를 집어 먹더라도 엄청난 죄책감을 느껴야 했다. 그러면서 반대로 탄수화물에 중독되어갔다. 탄수화물 중독은 밥과 빵, 과자 등 정제된 탄수화물 식품을 억제하지 못하고 과다 섭취해서 일어난다. 정제된 탄수화물은 원료가 되는 곡물 등을 도정해서 만든 음식을 말하며, 백미(흰쌀)과 밀가루, 백설탕 등이 대표적이다. 탄수화물에 중독되면 뇌에서 세로토닌 농도가 떨어지고 인슐린 저항성은 높아지며 평소 혈당 수치가 떨어진다.

탄수화물 섭취는 특히 우리나라 일상과 밀접하게 연관되어 있기 때문에 각별한 주의를 기울이지 않으면 모르는 사이 중독증에 빠질 수 있다. 다음은 탄수화물 중독을 진단할 수 있는 셀프테스트 항목이다. 읽고 '예'와 '아니오'로 표기해 보자.

탄수화물 중독 셀프테스트

항 목	예	아니오
1. 고기를 먹을 때 꼭 밥 한 공기를 곁들여야 한다.	☐	☐
2. 밥을 먹지 않으면 식사를 한 것 같지 않은 느낌이다.	☐	☐
3. 아침에 밥보다는 빵을 주로 먹는다.	☐	☐
4. 오후 3~4시쯤이면 집중력이 떨어지고 허기를 느낀다.	☐	☐
5. 한 끼에 적어도 밥 두세 공기 이상은 먹어야 직성이 풀린다.	☐	☐
6. 밥을 먹는 게 귀찮게 느껴질 때가 있다.	☐	☐
7. 주위에 항상 초콜릿이나 과자 같은 간식이 놓여 있다.	☐	☐
8. 방금 밥을 먹었는데도 허기가 가시지 않는다.	☐	☐
9. 잠들기 전 야식을 먹지 않으면 잠이 잘 오지 않는다.	☐	☐
10. 식이요법을 3일 이상 해본 적이 없다.	☐	☐
11. 스트레스를 받으면 종종 폭식을 한다.	☐	☐
12. 일주일에 한두 번 야식으로 라면을 끓여 먹는다.	☐	☐
13. 배가 부른데도 자꾸만 먹게 된다.	☐	☐

위 진단표에서 '예'가 8개 이상이면 탄수화물 중독으로 볼 수 있다. '예'가 10개 이상이면 심각한 중독으로 고지혈증이나 비만, 대사증후군 등이 따라올 위험이 높다. 탄수화물 중독도 알코올 중독처럼 뇌의 신경물질 분비에 이상을 초래한다. 스스로 중단하거나 끊지 못하면 중독이다! 밥을 배불리 먹고 나서 나도 모르게 빵이나 과자 같은 주전부리를 계속 찾게 된다. 배가 부른대도 TV에서 누가 라면을 맛있게 먹는 모습만 보고도 억제하지 못하고 가스레인

지에 라면 물을 올리고야 만다. 탄수화물에 중독되면 필연적으로 내장지방이 쌓이며 비만이 오게 되고, 이어 당뇨병이나 고혈압, 고지혈증 같은 성인병에 노출된다.

일일 요구 탄수화물 최소량은 100그램이다. 탄수화물 중독은 이를 섭취하고도 계속해서 고당질의 음식을 억제하지 못하는 증상을 뜻한다. 탄수화물을 줄이기 위해서는 일상생활에서 노력이 더해져야 한다. 탄수화물은 밥처럼 곡류로 된 복합 탄수화물과 설탕이나 시럽 등 당류처럼 두 가지 종류로 되어 있다. 식사 과정 중에 당류를 억제하는 게 핵심이다. 밥의 양을 줄이는 게 좋지만 무조건 밥을 줄이고 빵이나 국수를 아예 입에 대지 않는 게 쉽지 않기 때문에 여러 채소나 생선, 육류, 식이섬유를 충분히 먹어 포만감을 들게 하는 게 중요하다. 소위 '밥배'를 미리 채우는 것이다.

또한 그냥 백미보다는 현미나 잡곡밥을 먹는 게 좋다. 백미는 당지수가 높아 혈당을 급격히 올릴 수 있다. 현미나 잡곡밥은 조금만 먹어도 포만감을 주기 때문에 양을 줄이는 데 도움이 된다. 공복감을 느낄 때 밥과 빵 같은 탄수화물을 더 찾기 때문에 채소나 과일 같은 식이섬유로 위장을 채우면 식사량을 조절할 수 있다. 다만 당도가 높은 과일을 너무 많이 섭취하면 혈당이 덩달아 올라갈 수 있으니 주의하라. 밥과 함께 곁들이는 반찬도 튀기거나 굽는 조리법보다는 찌거나 삶는 조리법으로 만든 것으로 바꾼다. 저탄고지 식단으로 탄수화물 중독을 끊어야 할 때다.

2) 건강을 지키는 저탄고지 식사법

저탄고지 다이어트는 비만의 주된 원인으로 꼽히는 인슐린 저항성insulin resistance에 초점을 맞춘 식단이다. 탄수화물에 중독된 사람의 경우, 과도한 탄수화물 식사를 통해 상습적으로 혈당이 오르게 되고, 신체는 인슐린을 펌핑하면서 자연스럽게 인슐린에 대한 저항성이 자리 잡게 된다. 인슐린 저항성(내성)으로 체내 인슐린의 효과는 반감되며 시간이 흐르면서 포도당과 인슐린 사이의 균형이 깨지면서 심혈관계질환이나 2형 당뇨병, 비만, 비알콜성 지방간 같은 질환이 찾아오게 된다. 혈당이 높으면 신장을 비롯한 많은 장기들의 혈관에 손상을 줄 수 있다. 저탄고지 식사법은 이러한 탄수화물의 과도한 섭취를 줄이므로 인슐린 저항성을 깨트려 인슐린과 혈당의 밸런스를 다시 찾아준다.

저탄고지 식사법의 원리는 탄수화물의 섭취를 엄격하게 제한하여 혈당을 낮추고 인슐린의 분비를 억제하는 데에 있다. 그 다음으로 기존 탄수화물의 섭취로 인한 식욕억제호르몬인 렙틴의 저항성을 극복하여 식사량을 줄이는 것이다. 마지막으로 몸에 축적된 글리코겐을 모두 소진시켜 케톤을 체내 주에너지원으로 사용하게 되는 케토시스 상태에 머무는 것이다. 일단 몸에서 글리코겐이 모두 빠져나가면 몸은 자연스럽게 지방을 태우는 쪽으로 모드를 바꾸게 되고, 이 과정에 몸이 적응하면 탄수화물 중독에서 벗어나 저탄고지 식단을 꾸준히 밀고 나갈 수 있게 된다. 이 과정까지 여러 시행착오와 다양한 부작용 등이 발생할 수 있지만, 그 단계를 넘어서게 되면 비로소 몸이 케토시스 상태로 올라오게 되면서 다이어트에 성공할 수 있다. 이러한 저탄고지 식사법에는 어떤 식단이 좋을까?

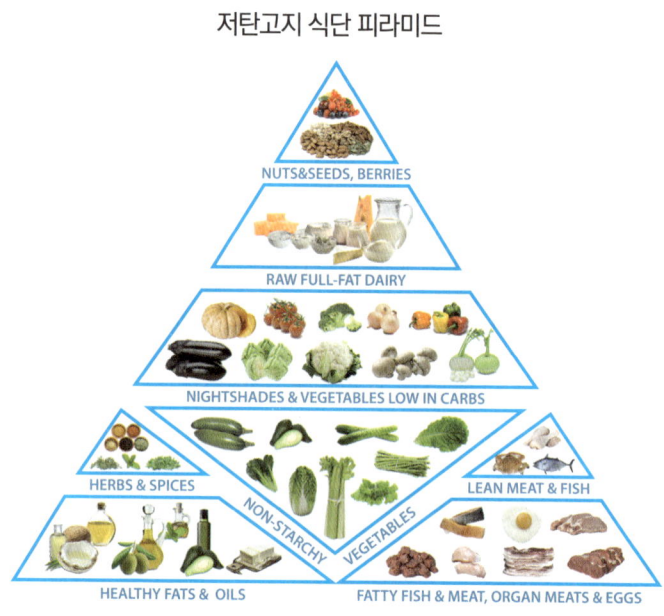

저탄고지 식단 피라미드

저탄고지 다이어트는 하루에 총 50그램 미만의 탄수화물로 구성된 식단이다. 저탄고지 식단은 기본적으로 소고기와 돼지고기, 닭고기를 중심으로 한 동물성 단백질로 구성하지만, 여기에 다양한 과일과 야채를 추가할 수 있다. 수주일 같은 식사를 반복하다 보면 자칫 질릴 수 있기 때문에 음식과 조리법, 레시피에 다양한 변화를 줄 수 있다. 같은 식품이라도 어떤 드레싱과 소스를 곁들이느냐에 따라 전혀 다른 음식이 된다. 보다 자유로운 저탄고지 식단을 꾸리려면 아침에 사과나 딸기, 오렌지 등을 추가하거나 저녁에 부담되지 않는 선에서 감자나 고구마 같은 탄수화물을 조금 추가하는 것도 좋은 방법이다.

저탄고지 일주일 식단 예시

월요일
아침 : 버터 버섯구이, 레몬 드레싱 샐러드
점심 : 모짜렐라 치즈와 아보카도를 얹은 바게트, 소고기 등심 구이
저녁 : 코코넛 오일로 볶은 버섯과 삶은 콩, 돼지고기

화요일
아침 : 계란 오믈렛, 우유
점심 : 연어 샐러드, 토마토 계란 볶음, 구운 브로콜리
저녁 : 아보카도를 곁들인 닭고기

수요일
아침 : 파프리카 샐러드, 계란 오믈렛
점심 : 삶은 계란, 구운 닭고기, 아보카도, 바게트, 치즈
저녁 : 코코넛 오일, 구운 시금치, 구운 연어

목요일
아침 : 그레놀라 시리얼, 우유
점심 : 치즈, 아보카도, 정어리 구이
저녁 : 버터, 소고기 스테이크, 구운 브로콜리

금요일
아침 : 버터, 아보카도, 계란 오믈렛
점심 : 치킨 시저 샐러드, 라임 주스
저녁 : 구운 야채, 연어 스테이크

토요일
아침 : 아보카도 얹은 바게트, 토마토 스프
점심 : 치즈 샐러드, 버터로 볶은 아몬드, 오리고기
저녁 : 토마토, 소고기 브로콜리 볶음

일요일
아침 : 버터, 요거트, 계란 오믈렛
점심 : 삶은 계란, 아보카도 시금치 샐러드, 가자미 구이
저녁 : 코코넛 오일, 돼지 목살 구이, 치즈 샐러드

여기에다 다양한 변화를 주면서 식단을 구성하면 된다. 돼지국밥이나 순대국밥을 먹더라도 밥을 절반 이하로 줄여서 섭취하면 탄수화물에 대한 갈망을 어느 정도 만족시킬 수 있다. 연어 스테이크를 조리할 때도 올리브 오일이나 버터를 바르면 몸에도 좋고 음식의 풍미도 올릴 수 있어 좋다. 아스파라거스나 브로콜리를 먹을 때는 오일과 마요네즈를 섞거나 그릭 요거트에 찍어 먹는 것을 추천한다. 내 입에 맞는 부재료의 궁합은 여러 번 저탄고지 식단을 꾸리면서 자연스럽게 체득하게 된다. 출출할 때는 마카다미아나 호두, 아몬드를 건포도와 함께 먹어도 좋다.

밥을 다양한 식재료로 대체한 레시피는 시중에 많이 나와 있다. 구글에만 쳐봐도 엄청난 양의 기발한 레시피가 쏟아진다. 그중에서 신박한 레시피가 하나 있어 여기에 소개하고 싶다. 바로 케톤식 김밥이다. 밥 대신 계란채가 들어간다. 오이는 파프리카로 대체하고, 햄은 무염 버터로 구운 소고기로 대신한다. 어묵 대신에 마요네즈로 버무린 연어포나 맛살을 쓴다. 참치와 시금치는 그대로 넣어도 좋다. 김밥의 간을 맞추기 위해 중간에 낫또나 올리브 볶음을 넣으면 금상첨화다. 케톤식 김밥처럼 다양한 레시피를 개발하거나 응용할 수 있을 것이다. 가장 중요한 점은 자신의 입맛에 맞아야 한다는 것이다. 아무리 다양한 레시피가 있어도 내 입맛에 맞지 않으면 아무런 쓸모가 없기 때문이다. 따라서 시간이 날 때마다 다양한 레시피로 케톤식 음식들을 만들어 보자.

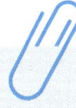

케톤식 다이어트에 활용되는 식품

고　기: 소고기, 돼지고기, 닭고기, 양고기
생　선: 고등어, 정어리, 꽁치, 연어, 가자미, 조기, 오징어
계　란: 목초란
유제품: 우유, 요거트, 버터, 생크림, 치즈
견과류: 아몬드, 캐슈너트, 호두, 호박씨, 아마씨, 치아시드, 땅콩
오　일: 올리브 오일, 코코넛 오일, 해바라기 오일, 들기름, 참기름
야　채: 파프리카, 브로콜리, 시금치, 토마토, 버섯, 피망, 아보카도
조미료: 소금, 후추, 식초, 라임 주스, 레몬 주스, 각종 허브

　커피 같은 기호식품은 케톤식으로 어떻게 마실까? 블랙커피에 목초 무염 버터와 코코넛 오일을 원재료로 하여 만든 브레인 옥탄 오일 Brain Octane Oil을 블렌딩하여 마시는 소위 '방탄 커피'가 젊은 이들 사이에서 인기다. 2009년, 실리콘밸리의 억만장자 사업가인 데이브 애스프리 Dave Asprey가 개발한 레시피로, 국내에는 2018년 경 저탄고지 식단과 함께 유행하기 시작한 커피다. 본래는 티베트 현지인들이 야크 버터차를 마시며 체온을 유지하는 것에 영감을 얻어 만들어진 레시피라고 한다. 제대로 된 방탄커피를 만들려면 좋은 원두에 목초만 먹인 소에게서 나온 무염 버터를 사용해야하며, 일반 코코넛 오일이 아닌 브레인 옥탄 오일을 사용해야한다고 한다. 필자는 시도해보지 못했지만, 커피를 애정하는 분들이라면

한 번쯤 시도해볼 수 있을 것이다.

3) 저탄고지 식단의 주의할 점

 2018년, 그리스 과학자들이 대략 기원전 7000년 전 그리스 중심부에 살았던 한 소녀의 얼굴을 복원하면서 저탄고지 식사의 문제가 대두되었다. 뼈와 치아를 분석한 결과, 대략 15세 전후의 십대 소녀였을 것으로 추정되는 중석기 시대 여성의 얼굴은 많은 사람들의 관심을 끌었다. 유달리 튀어나온 그녀의 아래턱은 당시 사냥으로 잡아온 동물의 질긴 가죽이나 살코기를 씹거나 물어뜯기 위해 발달한 것으로 보인다. 당시 그녀의 식사가 저탄고지를 중심으로 이루어졌음을 추측할 수 있는 대목이다. 특히 유골에서 발견된 의학적 징후들 중에는 그녀가 빈혈과 비타민 부족을 앓고 있었다는 사실도 보여준다. 올바르지 못한 케톤식 다이어트가 어떤 부분에서 부작용이 있는지 알 수 있다.

과학기술로 복원한 중석기 시대 한 소녀의 얼굴

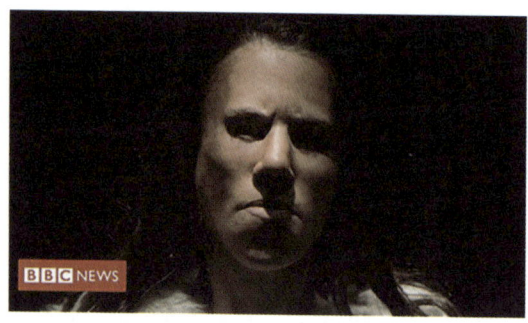

(출처: bbc.com)

모든 다이어트에는 일정한 장단점이 있다. 저탄고지 역시 장점만큼이나 단점도 두드러진다. 저탄고지 식단이 좋다고 무작정 따라하는 것이 아니라 장점은 키우고 단점은 줄이는 방식을 취해야 한다. 게다가 현재 자신의 건강과 체질, 기호와 입맛에 맞는 적절한 방법을 모색해야 한다. 십인십색이다. 남에게 아무리 좋은 식사법이라도 나에게 맞지 않으면 아무 소용 없다. 시중에 많은 케톤식 식이요법 제품이 나와 있고 이를 홍보하는 프로그램도 많지만, 자신의 건강을 도리어 나쁘게 만드는 식단이라면 재고해야 할 것이다.

저탄고지 식단의 주의할 점에는 어떠한 것들이 있을까? 지방의 대사과정에서 나오는 케톤체가 산성을 띤다는 것이 첫 번째 문제다. 혈액 속 케톤체의 농도가 높아지면 혈액이 산성으로 변하는 애시도시스acidosis 상태가 된다. 보통 산독증酸毒症이라 불리는 애시도시스는 지방을 집중적으로 소모할 경우 혈액이 산성으로 되면서 각종 질병을 가져온다. 산독증은 쉽게 말해서 혈액이 과도하게 산성을 띠는 질병이다. 일반인의 경우, 혈액의 pH에 변화를 일으킬 정도는 아니지만, 당뇨를 앓는 환자라면 이야기가 달라진다. 인슐린을 선천적으로 만들지 못하는 1형 당뇨병 환자는 이 부작용으로 심하면 생명을 잃을 수도 있다. 2형 당뇨병 환자 역시 저혈당 쇼크가 올 수 있다. 케톤식 다이어트를 하기 전에 자신의 신체와 건강 상태를 면밀하게 체크하는 작업이 필요하다는 뜻이다.

갑자기 인슐린의 분비가 낮아지면 탈수현상과 전해질 불균형을 초래할 수 있다. 과일과 채소가 부족해지면 식이섬유의 섭취가 용이하지 않게 되어 변비가 올 수도 있다. 대장 속 유익균의 먹이가 되는 프로바이오틱스가 부족해지면서 설사가 자주 발생하기도 한다. 또한 먹은 양이 너무 적을 경우 역류성식도염이 생기는 경우도 있는데, 이때 음식물이나 위산이 식도로 역류해 불쾌한 입냄새를 유발할 수도 있다. 아무리 지방을 덜어낸 단백질 위주의 식사라고 하지만 포화지방을 과도하게 섭취하게 되면서 체내 콜레스테롤이 증가하면서 동맥경화나 심장병 같은 심혈관계질환, 대장암 등이 올 수 있다. 이런 무시할 수 없는 다양한 부작용들 때문에 저탄고지 식단은 꼭 전문가와 상의를 거친 다음 시작하는 게 바람직하다.

2부

건강
습관 혁명

Wellness Habit Revolution

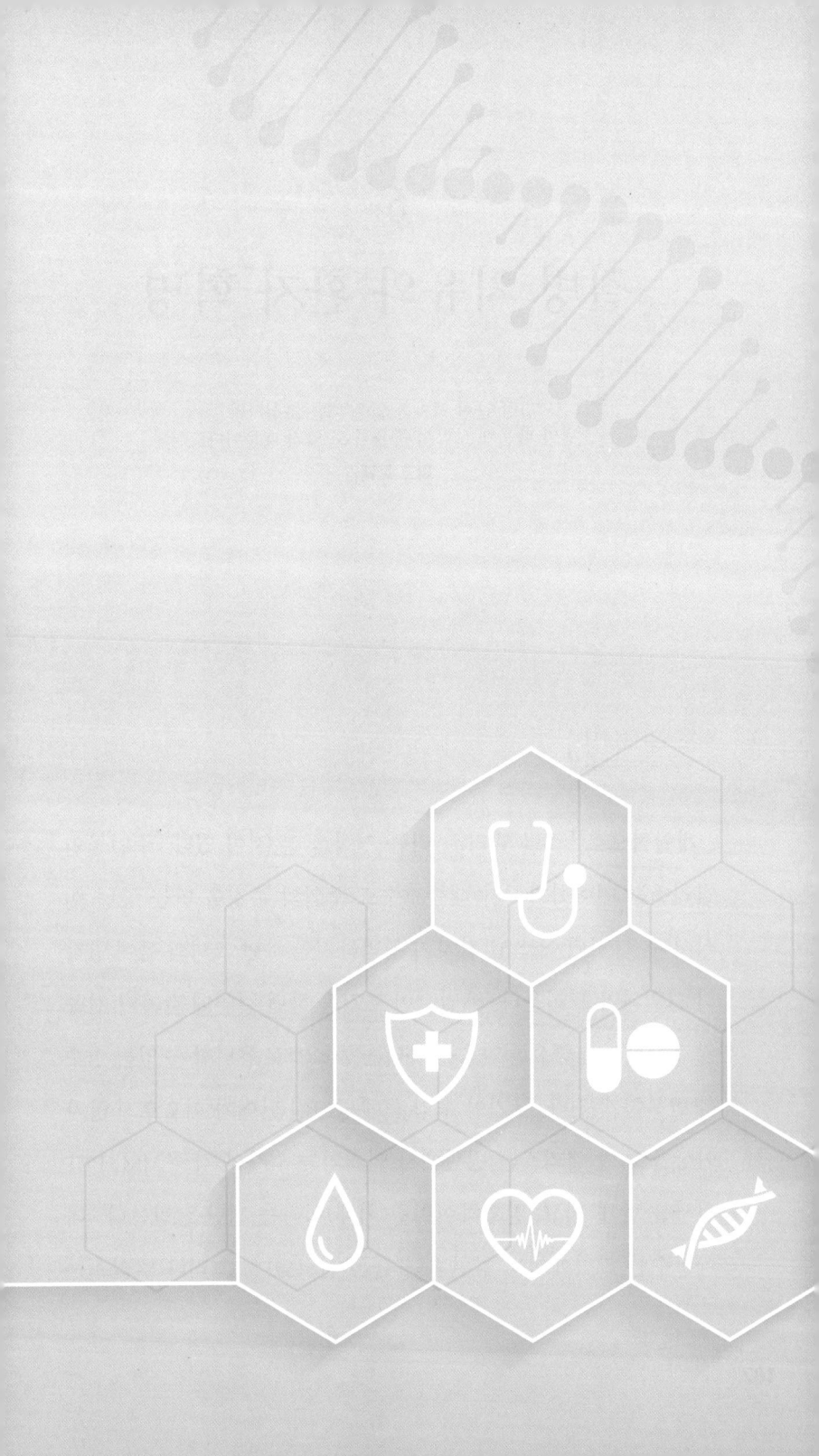

6장
질병 치유와 환자 혁명

> "건강 관련 책자를 읽을 때는 조심하라.
> 오탈자 때문에 사람이 죽을 수도 있기 때문이다."
>
> **마크 트웨인**

뇌내혁명

개인적으로 「스틸 앨리스」라는 영화를 본 적이 있다. 주인공인 앨리스는 언어학자이자 대학교수로 주위의 존경을 받는 중년 여성이다. 그러던 어느 날 갑자기 평범하기만 하던 그녀의 삶에 망각의 그림자가 드리운다. 매일같이 조깅을 하던 길인데 갑자기 길을 잃고 헤매거나 중요한 약속을 까먹는 등 스스로 용납할 수 없는 실수를 반복하게 된다. 급기야 수업 중에 중요한 단어가 떠오르지 않자 이상을 느낀 앨리스는 병원에서 인지기능 검사와 각종 MRI, PET 검사를 받게 되고, 알츠하이머병(치매)이라는 진단을 받는다. 대학교수인 그녀에게는 청천벽력 같은 선고였다. 그러나 앨리스는 무엇보다 행복했던 추억, 사랑하는 사람들과의 아름다운 기억까지 모두 잊어버릴 수 있다는 사실에 두려움을 느낀다.

그녀가 진단받은 조발성 알츠하이머는 대부분 가족력일 가능성이 크다. 영화 속에서 그녀가 사라져가는 기억을 붙잡으려는 노력은 필사적인 발버둥에 가깝다. 사용빈도가 낮은 단어들을 주방 한 켠 칠판에 써놓고 잠시 후 그 세 개를 맞게 기억하고 있는지 연습을 하거나, 핸드폰에 알람을 해놓고 자신이 설정해 놓은 질문 3개를 답할 수 있는지를 체크해 보는 식이다. 그럼에도 점점 희미해져 가는 자신의 기억은 잡을 수 없었다. 심지어 집에서도 길을 잃고 화장실이 어디 있는지 찾지 못해 바지에 실례를 해버린다. 두려움을 느낀 앨리스는 결국 모든 것을 다 잊어버리기 전에 중요한 내용들을 담아놓으려고 영상을 남긴다. "안녕, 앨리스. 나야!" 시간이 갈수록 병은 점점 심해져만 가고, 학생들이 점점 그녀의 수업을 이상하게 생각하자 교수직에서 하차하고 만다.

치매 환자가 기억을 잃어가는 과정을
사실적으로 보여준 영화 「스틸 앨리스」의 한 장면

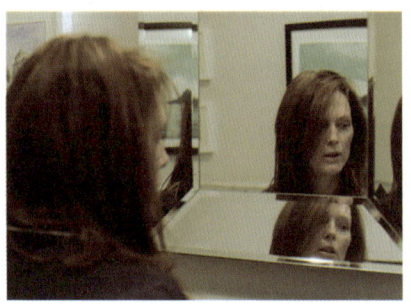

(출처: google.com)

　이 영화를 통해 앨리스를 연기했던 줄리안 무어는 아카데미 여우주연상을 수상했다. 치매로 기억은 잃어가지만 끝까지 스스로는 잃지 않았던 한 여성을 담백하고 현실적으로 연기했다는 평가다. 필자는 이 영화를 보면서 치매가 남의 일만은 아니라고 생각했다. 특히 최근 대한민국은 치매에 있어 선진국을 앞지르는 통계치를 보여주고 있다. 2018년 기준, 국내 65세 이상 노인 10명 중 1명은 치매 환자라는 보고서도 있다. 급기야 정부는 치매 치료와 관리에 국가적 지원을 투여하기로 결정하고 치매 치료관리비에 보험을 적용하고 있다. 의료기관에서 치매 상병코드를 받으면 월 3만 원(연 36만 원) 상한 내에서 실비 지원을 받을 수 있게 되었다.

　뇌는 나이를 먹을수록 감소한다고 알려져 있다. 한 조사에 따르면, 뇌의 신경세포는 20대부터 하루에 10만 개씩 감소한다는 보고도 있다. 뇌도 몸과 마찬가지로 노화를 겪는 셈이다! 자연적인 노화를 막을 수는 없지만, 뇌의 나이를 더 건강하게 만들 수는 없을까? 뇌는 일상에서 대부분의 움직임과 행동을 관장하고, 신체의 항상성을 유지시키는 데 필수적인 기관이다. 심장의 박동, 혈압, 혈액 내의 농도, 체온 등을 일정하게 유지시키며 인지 기능, 감정과 기억 기능, 학습 기능 등을 담당하는, 한 마디로 뇌는 인간이 인간일 수 있게 만들어주는 기관이다. 이번 장에서 이러한 뇌를 좀 더 건강하게 유지하고 지키는 방법들을 모색해보자.

1) 뇌의 구조

약 1.4kg에 불과한 인간의 뇌는 신체에서 가장 중요한 기관이다. 좌뇌와 우뇌는 지각과 평형, 운동 기능을 담당하며 우리가 삶을 영위하는 데 필요한 모든 지적인 활동을 관장한다. 호르몬의 균형이 조금만 깨어져도 조울증이나 조현병(정신분열), 공황장애가 오며, 외부에서 이르러온 약간의 충격으로 뇌의 한 부분에 출혈이 일어나도 당장 신체에 마비가 온다. 감각기관을 통해 얻은 정보는 뇌로 전달되고, 뇌에서 모든 기관마다 적절한 신호를 보낸다. 뇌는 단순히 몸을 움직이는 역할뿐 아니라 개인의 인격까지 좌우지한다. 우리가 전통적으로 마음의 영역이라고 여겼던 부위는 심장이 아니라 뇌다. 뇌가 죽으면 보통 우리는 그 사람의 생명이 끝났다고 선언한다.

이렇게 건강에 절대적으로 중요한 인간의 뇌는 크게 세 부분으로 이루어져 있다. 파충류의 뇌, 포유류의 뇌, 인간의 뇌가 그것들이다. 파충류의 뇌는 동물의 왕국에서 파충류까지 모든 동물이 공유하고 있는 뇌로 후뇌後腦에 해당한다. 후뇌는 뇌간과 소뇌로 이루어져 있는데, 호흡이나 심장 박동 및 혈압을 조절하고 생명 유지에 필수적인 기능을 담당하고 있기 때문에, 이 부분이 괴사되면 인간은 흔히 뇌사腦死에 빠지게 된다. 인간의 원초적 조상이 되는 파충류의 뇌는 후각 기능을 맡는 앞부분, 시각 기능을 맡는 중간 부분, 그리고 몸의 평형과 조정 기능을 맡는 뒷부분의 세 가지 부분으로 나누어져 있다. 이 세 가지 부분은 척추 위에 있는 뇌간이라고 하는 보다 원시적인 뇌에서 뻗어나간 것이다. 파충류의 뇌라고는 하지만 인간의 생존에는 없어서는 안 될 가장 중요한 부분이다.

반면 후뇌를 감싸고 있는 중뇌中腦가 있는데, 이 부분은 포유류가 출현했던 중생대 무렵 발생하여 포유류의 뇌라고 불린다. 1952년 맥린에 의해 소개되었으며 감정과 본능의 원천으로 알려졌다. 포유류의 뇌는 편도와 시상하부, 그리고 해마로 이루어져 있는데, 반드시 신피질과 연관되어야만 기능을 발휘할 수 있다. 포유류의 뇌는 뇌에서 처리하는 모든 정보를 전달하는 정거장과 같은 역할을 담당한다. 중뇌를 의학적으로 변연계라고도 하는데, 이는 대뇌피질과 뇌간 사이에서 기억과 감정, 그리고 각종 호르몬을 조절하는 역할을 담당하여 흔히 '감정의 뇌'라고도 불린다. 포유류들 사이에서 모성애가 일어나고 무리 간 관계에 필요한 정서들이 발달한 것도 이 중뇌 덕분이다.

인간의 뇌 구조와 각기 기능들

파충류의 뇌
후뇌:
혈압과 호흡, 심장 박동 기능
신경정보를 받아 연결하는 기능
근육을 움직이는 정교한 운동 기능

포유류의 뇌
중뇌:
기억을 저장하는 기능
감각과 감정을 조절하는 기능
호르몬 분비를 조절하는 기능

인간의 뇌
전뇌:
언어 구사 기능
지적 판단 및 사고 기능
인간관계 적응 기능

그 다음 중뇌를 싸고 있는 세 번째 뇌 부위는 전뇌前腦로 고도의 정신적 사고 기능과 판단 기능을 발휘하기 때문에 '인간의 뇌' 또는 '이성의 뇌'라고 부른다. 인류가 출현했던 신생대에 발생했다고 알려져 있다. 전뇌를 흔히 '대뇌피질'이라고도 하는데, 인간의 뇌에서 80%에 해당할 정도로 가장 발달된 영역이다. 학습과 기억을 관장하고 인간으로 하여금 언어와 이성적 추론이 가능하게 해주기 때문에, 이 부분이 손상되면 비이성적인 행동을 하거나 동물과 같은 욕구 중심의 사고를 드러내게 된다. 대뇌피질이 발달한 덕분에 인간은 오늘날처럼 동물의 왕국에서 만물의 영장으로 군림할 수 있었다. 오늘날 의학계는 이 인간의 뇌를 연구하는 데 많은 시간과 노력을 들이고 있다. 대뇌피질이 인간의 기억과 언어를 관장하는 일뿐만 아니라 신경세포 감소와 알츠하이머 등 신경퇴행성 질병과도 연관이 있는 것으로 보고 있기 때문이다.

뇌의 구조

대뇌 / 끝뇌
뇌활몸통 / 뇌궁체
투명사이막
시각교차
뇌들보
뇌하수체
소뇌 / 작은골
솔방울샘
숨뇌 / 연수
다리뇌

(출처: 네이버 지식백과)

두뇌 질량의 2/3를 차지하는 인간의 뇌는 다시 우뇌와 좌뇌로 나뉜다. 우뇌가 흔히 감성적 영역을, 좌뇌가 이성적 영역을 담당한다고 알려져 있으나, 뇌과학이 발달하면서 이보다 훨씬 복잡한 기능들이 밝혀지고 있다. 각 우뇌와 좌뇌는 그 사이에 있는 뇌량腦梁이라는 연결다리를 통해 정보를 주고받는데, 이 뇌량에 문제가 생기면 정보가 차단되어 여러 문제들이 발생한다. 좌뇌형 인간은 논리력, 수리력, 추리력, 언어 표현 능력 등이 뛰어나 분석적이면서 계획적이고 현실적인 것을 선호하는 특징이 있다. 반면 우뇌형 인간은 상상력이 풍부하고 감상적이어서 미술과 음악 같은 예체능 계열에 두각을 보인다.

학자들은 좌뇌와 우뇌의 역할과 상관관계에 대해 많은 연구를 진행했다. 특히 언어 지각과 관련하여 좌뇌의 기능이 오랜 연구 대상이었는데, 베르니케 영역과 브로카 영역이 바로 그것이다. 베르니케 영역Wernicke's area은 독일의 신경정신과 의사인 카를 베르니케Carl Wernicke가 발견하여 그 이름이 붙여졌는데, 언어를 듣고 이해하는 부위로 알려졌다. 이 부위가 손상되면 말을 하는데 통 앞뒤가 맞지 않고 횡설수설하게 된다는 사실을 알아냈다. 반면 브로카 영역Broca's area은 말을 하는 기능을 담당하는 영역으로 프랑스의 외과의사이자 신경해부학자인 폴 피에르 브로카Paul Pierre Broca에 의해 밝혀졌다. 그는 실어증 환자들의 뇌를 해부할 수 있는 기회를 얻었고, 이를 통해 "인간은 좌뇌로 말한다!"라는 유명한 말을 남겼다.

인간의 좌뇌와 우뇌 비교

좌뇌
논리적 사고 담당
이성적, 귀납적, 논리적, 분석적
언어 능력, 계산 능력, 추리 능력
언어 학습에 유리

우뇌
창의적 사고 담당
감성적, 연역적, 직관적, 구체적
기하학, 시공간지각력, 창의력
비언어 학습에 유리

얼마 전부터 우뇌형 인간을 모토로 여러 가지 상품과 프로그램이 출시되었다. 좌뇌형 인간이 각광받는 시대에서 우뇌형 인간이 필요한 시대로 바뀌었다는 말도 심심찮게 들린다. 심지어 우뇌의 기능을 강화하고 능력을 향상하는 세미나와 교재도 있을 정도다. 그러나 실제로는 우뇌형 인간과 좌뇌형 인간이 따로 존재한다는 과학적 증거는 발견되지 않았다. 미디어나 책에서 널리 주장하고 있는 것과는 달리 인간의 뇌는 서로 연결되어 상호보완적으로 작동하기 때문이다. 수학은 논리적 사고를 필요로 하기 때문에 좌뇌와 깊은 관련이 있다고 착각할 수 있지만, 수학은 논리적일 뿐만 아니라 매우 창조적인 사고가 필요하다. 우뇌가 담당한다는 예술적 창조도 결코 감성이나 감각에만 의존한 것이 아니라 치밀한 계산과 분석적 사고가 깔려 있어야 가능하다. 우리가 주의를 기울여야 할 것은 이러한 해부학적 사실이 아니라 뇌 건강을 북돋을 수 있는 활동과 음식물에는 어떠한 것들이 있는지 아는 데에 있다.

2) 뇌 건강을 지키는 생활습관

뇌의 부피는 20세를 시작으로 1년에 0.2%씩 준다고 한다. 나이가 들면 뇌신경의 속도도 느려진다. 뇌가 퇴화하면서 자연스레 치매와 같은 뇌질환 위험도 증가한다. 하지만 뇌는 눈에 보이는 신체 부위가 아니기 때문에 종종 그 건강의 중요성을 간과하기 쉽다. 그래서 길에서 상대방을 알아보고 인터넷 뱅킹의 비밀번호를 암기할 수 있는 수준이라면 뇌 건강이 괜찮다고 자위하는 경우가 많다. 하지만 뇌를 건강하게 유지하기 위해서는 평소에도 뇌를 활발하게 하는 좋은 습관들을 실천하는 것이 매우 중요하다. 뇌를 건강하게 하는 음식과 생활습관에는 어떠한 것들이 있을까?

뇌 건강을 지키는 음식을 살펴보기에 앞서 기억해야 할 중요한 사실이 있다. 뇌는 몸 전체 에너지의 20% 정도의 에너지를 필요로 하는 기관이다. 우리가 먹는 음식의 많은 부분이 뇌로 전해진다는 뜻이다. 뇌 기능에 역효과가 일어나지 않도록 적절한 영양분을 공급하는 것이 필요한 이유다. 뇌에 좋은 대표적인 식습관으로는 아침을 꼭 챙겨 먹는 것이다. 아침을 거르면 집중력이 나빠지고 오전 내내 멍한 느낌이 든다. 아무리 바빠도 아침을 먹는 습관을 들이면 뇌 건강을 보다 잘 유지할 수 있을 것이다.

뇌는 전체 에너지의 20%를 필요로 한다

    뇌 건강에 좋은 식습관으로는 호두나 아몬드, 땅콩 같은 견과류를 날마다 조금씩 섭취하는 것이다. 견과류가 뇌 건강에 좋은 영향을 미친다는 것은 이미 여러 연구와 보고서를 통해 입증되었다. 그중에서 호두는 오메가-3 지방산이 풍부하며 비타민E와 엽산, 멜라토닌, 항산화제 등 뇌를 보호하는 다양한 물질을 함유하고 있어 꼭 챙겨 먹도록 하자. 책상이나 식탁에 항상 구비해 두고 심심할 때마다 한두 개씩 꺼내 먹으면 좋다. 또한 병아리콩은 마그네슘의 가장 좋은 원천 중 하나다. 마그네슘 구연산은 뇌세포 수용체의 메시지 전달을 빠르게 하며, 혈관을 느슨하게 해 더 많은 혈액이 뇌에 들어올 수 있도록 한다.

    뇌 건강에 좋은 또 다른 음식으로는 등푸른 생선이다. 오메가-3 지방산을 구성하는 DHA와 EPA가 풍부하게 들어있는 참치와 고등어, 꽁치, 연어 등은 뇌세포막을 둘러싸고 있는 신경세포에 좋은 영양분을 제공한다. 오메가-3 지방산은 뇌 기능을 활성화시키고 정상적인 두뇌 활동을 위해 필요한 뇌 혈류를 원활하게 만들어 준다. 오늘 점심은 생선구이 정식이 어떨까? 생선이 질린다면 신선한 소고기도 좋다. 소고기는 건강한 두뇌 기능에 필수적인 비타민B12의 원천이다. 적당히 소고기를 섭취해주면 더욱 활력 있는 두뇌를 만들 수 있다. 계란도 뇌 건강에 좋은데, 노화 관련 기억력 약화를 줄이며 아동기 이후 평생 독성에 대한 두뇌의 취약성을 방지하는 비타민B12의 보고다.

　뇌는 지방이 많고 산소와 포도당을 많이 쓰기 때문에 활성산소의 공격을 받아 산화되기 쉽다. 뇌세포막 지방이 산화되면 포도당 운반이 잘 안 되고, 신경전달 물질의 분비 기능이 떨어지기 때문이다. 따라서 노화를 방지하고 체내에 손상된 세포의 회복을 돕는 항산화물질을 섭취하면 활성산소를 막고 세포막을 보호할 수 있다. 항산화물질은 비타민A, C, E가 풍부하게 들어있는 토마토나 사과, 당근, 브로콜리, 파프리카 등에서 얻을 수 있다. 파프리카와 당근에 들어 있는 루테올린은 두뇌의 염증을 진정시키는 것으로 알려져 있다. 셀러리에도 루테올린이 많다. 브로콜리에는 두뇌 발달에 상당한 역할을 하는 비타민B인 콜린이 함유되어 있다. 강황 역시 항산화물질인 커큐민이 다량 들어있어 뇌 건강에 좋다. 카레에 들어 있는 커큐민은 혈뇌 장벽을 통과할 수 있으며, 이로 인해 광범위한 신경 장애에 대한 뇌신경보호제로 인정받고 있다. 또한 기억력을 증진시킬 뿐만 아니라 신경조직 발생으로 알려진 과정을 통해 새로운 뇌세포 생성을 촉진한다.

　뇌 건강을 위해서는 녹황색 채소를 기억하는 것이 좋다. 비타민과 무기질이 풍부한 녹황색 채소는 항산화 효과를 통해 뇌신경과 뇌혈관 건강을 유지하는 데 좋다. 녹황색 채소에 들어있는 비타민

A와 C는 정신적 스트레스를 줄여준다. 또한 블루베리에 함유된 항산화물질은 학습과 사고 및 기억력 향상에 도움 되며, 신경퇴행성 산화 스트레스를 줄여준다. 특히 블루베리는 냉동 보관하면 항산화물질 안토시아닌 농도가 높아진다고 한다. 평소 냉동실에 보관했다가 먹을 때마다 갈아서 우유와 함께 마시면 맛있는 블루베리 스무디가 된다. 오늘 점심 맛있는 블루베리 스무디 한 잔으로 뇌 건강을 지키는 건 어떨까?

치매를 예방하는 뇌 건강에 좋은 음식들

고등어, 연어, 꽁치, 등푸른 생선, 당근, 브로콜리, 파프리카, 호두, 땅콩, 아몬드, 견과류, 토마토, 사과, 블루베리, 강황(카레) 등

음식뿐만 아니라 뇌 건강에 좋은 생활습관도 함께 실천하는 것이 바람직하다. 아침 식사는 하루 중 가장 중요한 식사다. 따라서 반드시 아침을 챙겨 먹는 습관을 들여야 한다. 아침 식사는 우리 몸의 신진대사에 중요한 영향을 미친다. 아침식사를 하면 하루 종일 뇌 기능이 활성화된다고 한다. 잠을 충분히 자는 것도 뇌 건강에 꼭 필요하다. 수면 부족은 육체적으로나 정신적으로 에너지를 고갈시킨다. 특히 뇌의 전두엽은 충분한 휴식을 취하지 못할 경우

제 기능을 하지 못한다. 수면 부족은 코르티졸의 분비를 촉진하여 스트레스와 우울증, 기타 정신질환을 일으킬 수 있다.

꾸준한 운동도 뇌 건강을 지키는 데 빠질 수 없는 첨병이다. 걷기 운동이 몸과 마음을 건강하게 유지하는 데 도움이 된다는 것은 이미 모두가 아는 사실이다. 한 연구에 따르면, 일주일에 3회씩 40분 이상 걷기 운동을 하면 뇌 연결성이 크게 개선된다고 한다. 이러한 신체 활동은 인지 능력을 촉진하고 노화와 동반되는 지능 감소를 퇴치한다. 걸을 때는 빠른 걸음(속보)으로 걷는 게 좋다. 산책을 할 때에는 정해진 루트를 반복하는 것보다 생소한 곳을 개척하는 것이 더 좋다고 한다. 모르는 곳을 걷다보면 뇌에 새로운 지노가 만들어지면서 뇌를 자극하게 된다. 가보지 않은 거리나 모르는 곳을 쑤시고 다니면 뇌에 훨씬 좋다는 얘기다.

음주와 흡연은 뇌 건강에 해롭다. 특히 흡연은 혈관을 수축시키고 혈행을 정지시키기 때문에 뇌로 가는 혈액이 막혀 원활한 뇌 활동을 방해한다. 자연스럽게 기억력과 집중력 및 활동력을 감소시킨다. 흡연과 뇌의 상관관계에 대한 여러 보고서에 따르면, 골초나 간접 흡연자들 모두 치매 혹은 알츠하이머와 관련된 질병이 발발할 확률이 훨씬 높은 것으로 나타났다. 또한 지나친 음주 역시 뇌에 부담을 준다. 특히 술을 먹고 필름이 끊어지는 현상(블랙아웃)이 반복되면 알콜성 치매가 올 수 있기 때문에 주의해야 한다.

술자리를 가급적 피하고 건전하고 올바른 취미생활을 가져보는 게 단주를 하는 데 도움을 줄 수 있다.

술자리 대신에 등산모임이나 출사모임 등 동아리 활동을 병행하며 인간관계의 폭을 넓혀보는 것도 치매를 예방하는 데 도움이 된다. 은퇴 이후 나이가 들고 몸이 아프면 외부 활동이 줄어들게 되고, 점차 만나는 사람들이 적어지면서 대인관계에서 오는 자극과 만족을 느끼지 못하게 된다. 좁은 대인관계와 사회적 고립은 고독감과 우울증, 공황장애 등을 유발하며 뇌에도 안 좋은 영향을 미치게 된다. 한 연구 결과에 따르면, 4년간 823명의 노인을 대상으로 한 연구에서 사회적 고립이나 다른 사람들과의 상호 작용이 거의 없는 노인에게 치매나 인지 기능 저하의 위험이 높았음을 밝혀냈다. 이 연구에서 알츠하이머 치매 발병 위험은 외로움 점수가 한 포인트 올라갈 때 마다 약 51% 증가했다. 놀라운 수치다.[8] 나이가 들수록 더 활발하게 바깥으로 나가 사람들을 만나고 활동해야 한다는 사실을 보여주었다.

치매를 예방하는 생활습관

1. 평소 규칙적인 운동과 산책을 즐긴다.
2. 적절한 시간대에 숙면을 취한다.
3. 대인관계와 사회활동에 꾸준히 참여한다.
4. 단순 TV 시청보다는 머리를 쓰는 프로그램을 본다.
5. 친구들과 보드게임이나 카드게임, 고스톱 등을 즐긴다.
6. 업무에서 오는 스트레스를 줄이는 취미를 갖는다.
7. 평소 금주(단주)와 금연을 실천한다.
8. 유해한 환경을 피하고 뇌 건강에 좋은 식사를 한다.

우리가 살아가는 환경 역시 뇌에 지명적인 영향을 미칠 수 있다. 두뇌는 신체 내의 에너지 및 인지 능력을 유지하는 기능을 하기 위해 지속적인 산소 공급을 필요로 한다. 그러나 오염된 환경에 장기적으로 노출되면 세포 내의 가스 및 산소 교환이 방해를 받는다. 이 과정은 곧 뇌 능률의 감소로 이어지고 알츠하이머나 치매 발병 위험을 증가시킨다. 뇌에 자극을 줄 수 있는 다양한 취미생활도 중요하다. 미국 미네소타 주 멘카토에 위치한 노르트담 수녀회 소속 수녀들 상당수가 90세 이상이었는데, 이들은 일반인에 비해 치매나 뇌질환을 앓는 경우가 드물었다. 나이가 들어도 여전히 젊은 뇌를 유지하는 이들의 비결이 궁금했던 과학자들은 이곳 수녀들이 '게으른 정신은 악마의 장난'이라고 믿고 틈나는 대로 퀴즈 시합이며 퍼즐 맞추기, 토론 및 일기 쓰기 등을 실천했다는 사실을 알아냈다. 평생 부지런하게 뇌를 사용했던 것이 멘카토 수녀들이 끝까지 건강한 뇌를 유지한 비결이었던 것이다.(9)

데이비드 스노우든의 노트르담 수녀 대상
치매 연구 성과를 알리는 잡지와 단행본

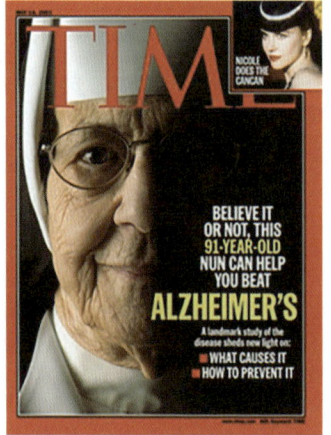 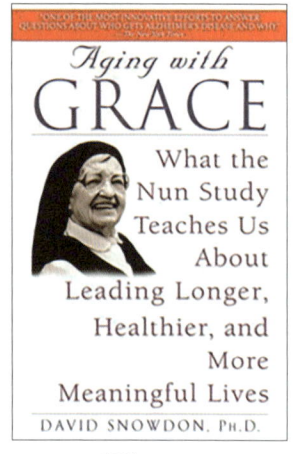

(출처: google.com(좌), amazon.com(우))

흔히 농담 삼아 고스톱이 치매 예방에 좋다는 이야기가 있다. 그런데 이는 농담이 아니라 과학적으로 입증된 사실이다. TV를 보더라도 아무 생각 없이 수동적으로 화면을 받아들이는 프로그램보다는 다큐멘터리나 퀴즈 프로그램과 같이 특정 주제에 대해 생각하고 토론할 수 있는 프로그램을 시청하는 게 좋다. 음악을 듣더라도 익숙한 노래만 듣는 게 아니라 낯선 장르에 도전해 보는 것도 뇌를 자극하는 신선한 모험이 될 수 있다. 익숙한 음악에만 귀가 솔깃해진다면 벌써 뇌 속에 그 음악을 받아들이는 프로그램이 만들어진 것을 의미한다. 이는 뇌를 자극하지 못하고 멈춰있게 한다. 매일 듣는 익숙한 음악 대신 낯선 음악을 들으면 좌뇌와 우뇌 모두를 효과적으로 자극할 수 있다.

장 건강과 장내 질병

최근 뇌 건강과 함께 장 건강은 장수의 절대적인 요소로 부각되고 있다. 이와 관련된 최신 연구들이 많은데, 그중에서 최근 중국 장쑤江苏성 전장镇江시에 있는 텐이보건과학연구소 연구진은 캐나다 웨스턴대학과 도손보건연구소와 함께 실시한 공동 연구에서 노화와 장 건강의 연관성을 밝혀냈다. 이들은 별다른 가족력이 없는 3세에서 100세 이상의 다양한 연령대의 건강한 중국인 천여 명을 대상으로 장내 박테리아를 연구했는데, 결과는 충격적이었다. 건강과 장내 미생물 사이의 직접적인 상관관계를 보여준 본 연구는 실험에 참여한 건강한 노인들 대부분의 장내 미생물군집이 젊은 사람들의 그것과 별다른 차이가 없다는 사실을 밝혀냈다.[10] 쉽게 말해서, 장내 미생물이 활발하게 활동하고 있는 사람이 나이에 비해 훨씬 건강하게 산다는 것이다.

장의 구조

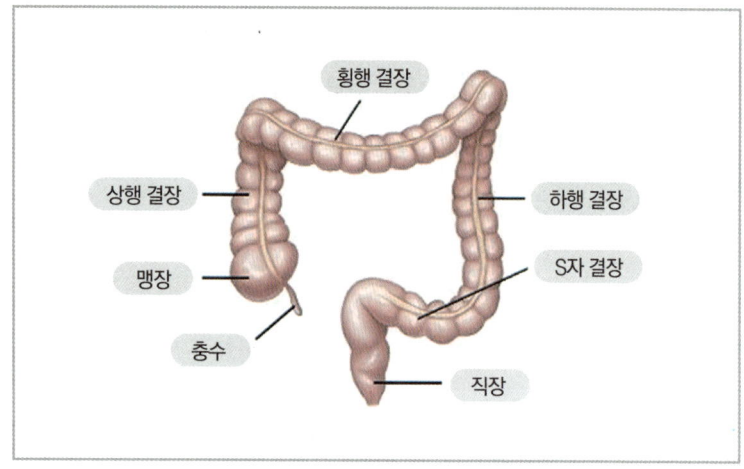

(출처: 네이버 지식백과 / 서울대학교병원 의학정보)

　장내 세균이 불면증과 당뇨병, 치매, 비만, 암 등 각종 질환과 관련이 있다는 연구결과가 속속 나오면서 장 건강에 많은 관심이 집중되고 있으며 장 건강을 지키는 것이 장수의 첫걸음이라는 사실이 이제 하나의 건강 상식이 되고 있다. 핀란드의 한 연구팀에 따르면, 섬유질을 더 많이 섭취한 사람들은 내장의 박테리아에 의해 만들어진 인도레프로피온산 indolepropionic acid 이라고 불리는 항염증 화학물질을 혈중에 더 많이 가지고 있으며, 이 물질이 2형 당뇨병의 발병률을 낮추는 것으로 나타났다. 혈당과 내장에 서식하는 박테리아 사이의 직접적인 연관성을 찾아낸 셈이다.

오늘날 미국인의 11명 중 1명꼴로 당뇨병을 앓고 있는데, 이 중 90% 정도가 2형 당뇨병을 앓고 있는 것으로 알려져 있다. 2형 당뇨병은 혈당을 처리하는 호르몬인 인슐린에 제대로 반응하지 않기 때문에 일어나는 질병이다. 2018년, 중국의 한 연구팀은 2형 당뇨병에 걸린 27명의 환자들에게 고섬유질 식단을 제공하고 12주 동안 그들의 혈당과 장내 박테리아에 대한 변화를 추적했다. 그 결과 놀랍게도 식단에 다량의 섬유질을 포함시킨 집단의 약 90% 정도가 인슐린 저항성을 가지고 있으면서도 자체 혈당을 조절하는 데 성공했다.[11]

1) 장내 좋은 균과 나쁜 균

장 안에는 수백 종의 장내 세균들이 존재한다. 개중에는 몸에 이로운 세균도 있지만, 반대로 건강을 해치는 나쁜 균들도 있다. 유산균이나 효모균처럼 장내 활동과 소화, 영양분 흡수를 돕는 균들은 더 증식할 수 있도록 하면서, 바실루스(간균)나 포도상구균 같이 설사를 일으키고 장내 독소를 내뿜는 해로운 균들은 억제하고 퇴치하는 식생활 습관이 필요하다. 우리가 매일 먹는 청국장이나 김치에도 몸에 좋은 유산균이 다량 함유되어 있다. 특히 김치 유산균의 장 부착력은 70%에 달하는 것으로 알려져 있다. 김치가 '슈퍼 푸드'로 인정받는 이유를 알만하다.

몸에 이로운 균은 크기에 따라서 효모균과 박테리아로 나눌 수 있다. 효모균은 대표적인 유익균으로 장내 소화를 돕고 장의 염증을 막는다. 장이 좋아지면 면역력과 장내 세균총腸內細菌叢의 불균형으로 발생되는 알레르기나 아토피, 장 트러블 등 여러 가지 문제들을 치료할 수 있다. 또한 항생제에 의해 크게 영향을 받지 않기 때문에 항생제를 장기간 복용할 때 장을 보호할 목적으로 이용할 수 있다. 반면 장에서 유익한 역할을 담당하는 박테리아류에는 당화균, 유산균, 낙산균 등이 있다. 인간이 섭취하는 음식 중에 발효를 통해 얻어지는 것이 있는데, 유익균의 대부분은 발효를 통해 만들어진다. 발효에는 젖산균에 의한 젖산 발효, 효모균에 의한 알코올 발효, 초산균에 의한 아세트산 발효가 있다. 김치도 대표적으로 젖산 발효에 의해 얻어지는 유산균을 갖고 있다.

유익한 장내 세균	해로운 장내 세균
효모균 유산균(락토바실러스균) 낙산균(부티르산균) 당화균 초산균 젖산균(비피더스균) 등	바실루스 클로스트리디움 슈도모나스 콜레라균 이질균 대장균 포도상구균 등

우리에게 비피더스균으로 알려진 젖산균은 장에서 질병을 일으킬 수 있는 여러 가지 유해균들을 퇴치하는, 일종의 파수꾼 역할을 해낸다. 장내에 젖산균이 부족해지면 장내 환경이 교란되어 복통이나 설사가 발생하기도 한다. 음식이나 스트레스로 나타나는 과민성대장증상 역시 비피더스균으로 해결할 수 있다. 반대로 복부팽만감과 장운동 저하, 변비 같은 질환도 비피더스균이 증세를 호전시켜 준다. 변비라고 상시 하제를 복용하다 보면 아예 장무력증으로 장기간 고생할 수 있다. 종종 항생제를 먹은 아기가 설사를 하는 것은 젖산균이 항생제로 사멸해서 생기는 현상인데, 비피더스균을 요구르트 형태로 함께 먹으면 당장 설사를 멈추게 할 수 있다.

　이렇게 장에서 유익한 기능을 담당하는 좋은 균들을 어떻게 하면 내 몸 속에 많이 가질 수 있을까? 우선 유익균이 잘 성장할 수 있는 환경을 만드는 것이 급선무다. 유익균이 증식하려면 무엇보다 식습관을 개선하는 것이 중요하다. 과자나 군것질, 기름에 튀긴 음식, 설탕이 많이 들어간 음식을 멀리하고 대신 식이섬유가 풍부한 채소나 과일 섭취를 늘리는 것이다. 식이섬유는 장 속 나쁜 노폐물을 빨아들여 대변으로 배출시키기 때문에 유익균이 자라기에 안성맞춤인 환경을 만들어준다. 또한 유익균이 성장할 수 있도록 먹이를 넣어주는 것도 바람직한데, 요즘 매스컴을 통해 잘 알려진 프로바이오틱스가 이러한 유익균의 훌륭한 먹이가 될 수 있다. 우유를 발효시킨 요거트나 치즈 같은 유제품에 풍부하게 들어 있는 프로바이오틱스는 유익균이 장 점막에 잘 자리를 잡고 번식할 수 있도록 돕는다. 프로바이오틱스는 당의 일종으로 유익한 균에 영양소를 공급하고 대장에서 발효되어 장내 환경을 산성화시키므로 산성에 약한 유해균의 성장을 억제하여 장의 연동운동을 돕고 배변활동을 원활하게 한다. 프로바이오틱스의 역할은 설사, 변비, 과민성대장증상 같이 장에 문제가 있을 때로만 한정되지 않고 위장 기능을 개선하고 면역력을 높이면서 아토피나 비염, 천식 등의 각종 알레르기 질환에도 개선 효과를 기대할 수 있다.

장에 좋은 균이 있다면, 나쁜 균도 있다. 헬리코박터 파일로리균 Helicobacter pylori은 대표적인 장내 유해 박테리아다. 우리에게는 유산균 음료 광고로 잘 알려진 이 박테리아는 다른 것들과 달리 위에서만 살아간다. 일반적으로 위 점막에 손상을 입혀 위염이나 폐혈성 궤양, 나아가 위암을 일으킨다. 세계보건기구 산하 국제암연구소IARC는 1994년 석면, 벤젠, 술과 함께 헬리코박터 파일로리균을 1급 발암물질로 규정했다. 헬리코박터 파일로리균을 처음 발견한 사람은 호주의 병리학자 로빈 워런John Robin Warren과 배리 마셜Barry J. Marshall이다. 이들은 같은 기관에서 근무하던 동료로서 헬리코박터 파일로리균이 위에 서식하며 위염을 일으키는 박테리아라는 사실을 확인했다.

1979년, 로빈 워런은 위내시경 검사를 마친 환자들의 위 조직을 살펴보다가 나선형 모양의 박테리아를 발견했다. 그는 이상하게 생긴 갈고리로 위 점막을 파고드는 그 박테리아를 보고 깜짝 놀랐다. 주기적으로 강력한 위산이 분비되는 위장에 박테리아가 어떻게 살 수 있는지 도무지 이해할 수 없었기 때문이다. 당시에만 하더라도 위염이나 위궤양은 스트레스나 잘못된 식습관으로 발생하는 생활 질병이지 세균에 의해 일어나는 질병이 아니라는 통념이 지배적이었다. 이에 워런과 마셜은 과학적 상식을 깨는 그 세균에 대해 연구하기 시작했다. 그들은 위와 십이지장의 연결 부위인 유문(파일로리)에 존재하는 나선형(헬리코)의 세균(박터)이라는 뜻으로 헬리코박터 파일로리균이라는 이름도 붙였다. 세계 최초였다.

1984년, 헬리코박터 파일로리균이 위궤양에 직접적 원인이라는 사실을 입증하고 싶었던 마셜은 환자에게서 얻은 배양균을 직접 마시는 무모한 모험을 감행했다. 그 결과 극심한 통증을 동반한 위염 증세가 나타났다. 마셜은 바로 헬리코박터 파일로리균을 죽일 수 있는 항생제를 복용함으로써, 위에서 이 균을 제거하면 병을 치료할 수 있다는 사실을 직접 증명해 보였다. 직접 자신의 신체를 실험 대상으로 삼아 목숨을 건 도전을 감행했던 한 과학자의 지독한 고집과 확신이 헬리코박터 파일로리균의 존재를 과학적으로 규명하게 만든 것이다. 이 공로로 두 사람은 2005년 노벨 생리의학상을 수상했다.

헬리코박터 파일로리균의 존재를 밝혀낸 로빈 워런(좌)과 베리 마셜(우)

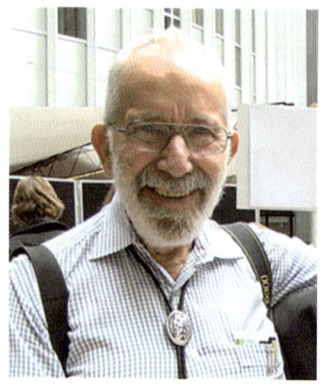 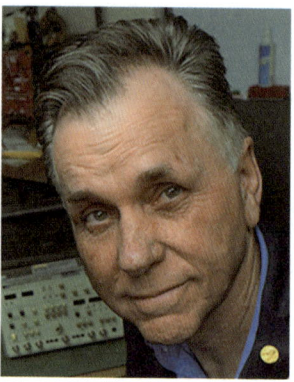

(출처: wikipedia.org)

　헬리코박터 파일로리균은 전 세계 인구 반수 이상이 감염되어 있을 정도로 흔한 세균이며, 우리나라 국민들은 세계 평균보다 두 배 이상 감염되어 있는 것으로 알려져 있다. 주로 타액에 의해 전염되는 특성상 함께 국이나 찌개를 먹는 식문화가 전파에 어느 정도 영향을 미쳤을 것으로 추정된다. 가족 간 헬리코박터 파일로리균의 일치도를 보았을 때, 엄마-자녀 간의 일치성은 56%로 높지만, 아빠-자녀와는 일치된 경우가 전혀 없고, 부부 사이의 일치도는 22%로 나타나 키스 같은 밀접한 관계를 통해 전염될 수 있는 것으로 파악하고 있다. 헬리코박터 파일로리균은 만성 위염과 위암을 일으키는 원인균으로 지목받고 있다. 그냥 놔두면 위 점막에 손상을 입히고 치명적인 궤양을 일으킬 수 있는 무서운 세균이다.

> **헬리코박터 파일로리균**
>
> 위점막과 점액 사이에 기생하는 나선모양의 박테리아로 헬리코박터파일로리감염증을 일으킨다. 1984년 호주의 병리학자 로빈 워런(John Robin Warren)과 배리 마셜(Barry J. Marshall)에 의해 처음 규명되었다. 헬리코박터 파일로리균이 일으키는 질병에는 급성 위염, 만성 활동성 위염, 미간, 만성 위축성 위염, 비궤양성 소화불량증, 위궤양, 십이지장궤양, 위선암, 임파종 등이 포함된다. 특히 이 균의 감염은 위암 발병의 중요한 원인 중 하나로 알려져 있으며, WHO는 1994년 헬리코박터 파일로리균 감염을 발암인자로 규정하였다. 우리나라 성인의 70% 정도가 헬리코박터 파일로리균 보균자로, 이는 한국인에게 가장 많이 발생하는 위암의 주요 원인으로 알려졌다.

어떻게 헬리고박터 파일로리균을 퇴치할 수 있을까? 가장 빠른 방법은 항생제를 복용하는 것이다. 헬리코박터 파일로리균도 세균이기 때문에 항생제를 먹으면 바로 치료가 되며, 특히 위산이 있어야 살 수 있는 균이기 때문에 위산억제제와 함께 복용하면 그 효과가 더욱 크다. 보통 항생제 2종류와 위산억제제 1종류를 포함해서 모두 3종류의 약을 일주일에서 보름 정도 복용하면 80% 정도 완치율을 보인다. 생활 속에서도 헬리코박터 파일로리균의 전염을 예방할 수 있다. 타액으로 전파되는 특성 상 한 자리에서 같은 그릇의 국이나 찌개를 떠먹지 않고, 특히 술자리에서 서로의 술잔을 돌리는 행위를 각별히 주의해야 한다.

그렇다면 헬리코박터 파일로리균의 증식을 억제할 수 있는 음식에는 어떤 것들이 있을까? 분당 차병원 소화기내과 함기백 교수팀의 논문 자료를 토대로 헬리코박터균을 없애는 데 탁월한 효과를 가진 식품에는 홍삼, 김치, 감초, 요구르트, 마늘, 오메가-3 지방산 등이 있다. 특히 홍삼 성분 중 사포닌의 일종인 진세노사이드가 종양괴사인자를 억제한다는 사실은 여러 연구를 통해 알려졌다. 함 교수팀은 헬리코박터균에 감염된 100여 명을 대상으로 항생제 등을 투여한 뒤 10주간 홍삼을 함께 먹였다. 이를 통해 항생제 등만 복용했을 때 70%에 그쳤던 헬리코박터 파일로리균 제균 비율이 홍삼을 먹은 후 85%까지 높아진다는 사실을 확인했다.(12)

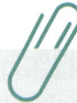

헬리코박터 파일로리균의 증식을 억제하는 식품

홍삼, 김치, 감초, 요구르트, 마늘, 오메가-3 지방산

또한 한국인들의 식탁에서 빠지지 않는 김치도 헬리코박터 파일로리균의 증식을 억제하는 것으로 나타났다. 함 교수팀이 부산대 식품영양학과 박건영 교수와 함께 마늘과 고춧가루, 홍삼, 갓 등 각종 채소와 식물 영양소를 추가한 특수 암 예방 김치를 만들어 헬리코박터균에 감염된 생쥐들에게 먹인 결과, 위의 염증과 위 선종

등이 눈에 띄게 감소했다. 또한 한약재로 널리 쓰이는 감초와 발효 유제품인 요구르트도 헬리코박터 파일로리균의 활동을 억제하고 염증을 줄이는 효과가 있는 것으로 나타났다. 이 밖에 마늘과 오메가-3 지방산도 염증 억제와 항암 효과가 있는 것으로 조사되었다.

2) 장내 건강을 위한 식습관

그렇다면 장내 건강을 지키는 습관에는 어떠한 것들이 있을까? 삼시세끼라는 말이 있다. 무엇보다 규칙적인 식사습관을 갖는 것이 중요하다. 불규칙적인 식사는 위장에 부담을 주며 대장활동에 무리를 주어 변비나 설사, 기타 대장성질환을 야기한다. 식간에는 절대 주전부리나 간식을 먹지 않는 것을 원칙으로 해야 한다. 식전 30분, 식후 1시간까지는 물도 마시지 않는 게 좋다. 식간에 기름지고 단 성분을 지나치게 많이 먹으면 위와 장에 부담을 줄 수 있으니 특히 기름에 튀기거나 설탕을 뿌린 디저트(도넛이나 과자)는 줄이는 게 좋다. 야식은 절대 금지! 잠들기 전 적어도 4시간 전에는 위장을 비워야 한다. 위장에 음식물이 있으면 숙면에 방해되고 역류성식도염이 일어날 수 있다. 다음 날 아침 일어났을 때에 기분도 나쁘고 몸도 찌뿌듯하다.

제때 밥을 먹더라도 과식은 하지 않는다. 지속적으로 과식을 하게 되면 위장이 소화 효소를 과다하게 소비하기 때문에 대사과정에 악영향을 줄 수 있다. 되도록 다양한 음식을 골고루 섭취하되 가공식품은 피하는 게 좋다. 밥은 백미보다는 현미가 좋고, 밀가루보다는 통밀을 쓰는 게 바람직하다. 가공하는 과정에서 식품에 있는 영양소가 사라지게 되고, 가공식품에 들어간 식품첨가물이나 방부제 같은 화학물질이 면역기능에 나쁜 영향을 미칠 수 있다. 또한 식사를 할 때는 음식을 꼭꼭 씹어 삼키자. 바쁜 스케줄에 쫓겨 허둥지둥 음식을 삼키는 현대인들이 많은데, 음식을 급하게 먹는 습관은 만성소화불량과 과식, 비만을 가져올 수 있다. 우선 입 안에서 음식물이 잘게 부서져야 위와 장에서 소화되기가 쉽고, 침샘과 위장, 소장에 신호가 전달되어 소화 효소 분비가 원활해진다.

장 건강을 지키는 생활습관

1. 규칙적인 식사 습관을 갖는다.
2. 무리한 다이어트를 시도하지 않는다.
3. 간식이나 야식, 과식, 폭식은 절대 금물이다.
4. 식사할 때는 음식물을 천천히 꼭꼭 씹어 먹는다.
5. 식이섬유를 섭취하여 장내 운동을 원활히 유지한다.
6. 단식과 관장으로 장 청소를 주기적으로 시행한다.
7. 평소 미각을 해치는 금주(단주)와 금연을 실천한다.
8. 평소 식욕을 돋우기 위해 규칙적인 운동과 산책을 즐긴다.

적어도 1년에 한 차례 단식을 통해 장을 청소하는 것도 장 건강을 유지하는 비결이다. 일단 단식을 실시하면 3일째부터 대장에 끼어있는 숙변이 몸 밖으로 배출되기 시작한다. 숙변은 장에 남아서 연동 운동을 방해하고 유독물질까지 배출한다. 일시적인 단식을 통해 숙변을 제거해주면 장의 건강이 되살아나 소화 흡수 기능이 좋아지고 피부가 깨끗해지며 변비가 사라진다. 대장 벽 안쪽에 생긴 크고 작은 게실들에 대변이 쌓여 있는 경우도 있다. 이럴 때 관장이 큰 도움이 된다.

관장은 직장 항문을 통해 대장 안으로 관장액을 투여하는 것으로 보통 변비 치료나 장 내시경을 위해 장을 세척하는 과정에서 이루어진다. 보통 생리식염수에 레몬즙을 타서 관장액을 만들 수 있고, 시중에서 판매하는 제품을 사용할 수 있다. 약국에 가면 개인이 할 수 있도록 플라스틱과 고무로 만들어진 관장 튜브를 판매하고 있으니 그 제품을 쓰면 된다. 튜브를 통해 대장으로 투여된 관장액이 결장이나 직장을 팽창시킴으로써 연동운동을 촉진하고 노폐물을 씻어내면서 깨끗한 장을 만들 수 있다. 다만 잘못된 방식으로 시도하거나 너무 자주 하는 것은 도리어 세균 서식 환경을 교란하면서 장 건강을 해칠 수 있다.

여섯 번째 영양소, 식이섬유

우리가 흔히 3대 영양소로 단백질과 지방, 탄수화물을 꼽는다. 여기에 미네랄과 비타민을 추가하면 5대 영양소로 불린다. 그런데 최근 여기에다가 식이섬유까지 포함해서 6대 영양소로 부르는 경향이 생겨났다. 그만큼 21세기에 접어들면서 식이섬유의 재발견이 이뤄지고 있는 셈이다. 과연 식이섬유는 무엇이며, 우리 건강에 어떤 영향을 미칠까?

1) 식이섬유가 풍부한 음식

식이섬유dietary fiber는 채소나 과일, 해조류 등에 많이 들어 있으며 사람이 먹을 수 있는 고분자 섬유질을 총칭한다. 보통 셀룰로스로 이뤄진 식이섬유는 소화가 되지 않고 배변으로 배출되기 때문에 영양소가 없는 불필요한 성분으로 여겨져 왔으나, 최근 연구결과에 따라 배변활동에 도움을 주어 변비를 막아주고, 장의 기능을 원활하게 수행하는데 반드시 필요한 물질로 인식되고 있다. 식이섬유가 많은 음식에는 키위나 바나나 같은 과일류, 김이나 미역 같은 해조류, 콩과 식물, 버섯, 아보카도, 단호박, 귀리(오트밀), 그리고 땅콩이나 호두, 아몬드 같은 견과류 등이 식이 섬유가 많은 음식으로 꼽힌다.

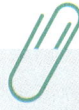

식이섬유가 많이 들어간 식품

콩류 : 콩, 강낭콩, 완두콩, 팥 등
과일류 : 사과, 바나나, 배, 자두 등
견과류 : 아몬드, 땅콩, 호두 등
버섯류 : 느타리버섯, 표고버섯, 송이버섯 등
해조류 : 미역, 다시마, 한천 등
뿌리채소류 : 고구마, 우엉, 무 등
곡물류 : 현미, 보리, 귀리, 통밀, 호밀 등

식이섬유에는 가용성 식이섬유와 난용성 식이섬유의 두 종류가 있다. 가용성 식이섬유는 물에 녹는 식이섬유로 대장에서 박테리아에 의해 발효되는 섬유소다. 반면 난용성 식이섬유는 물에 녹지 않으며, 대장에서 박테리아에 의해 대사되지 않는 막을 가지고 있으며 셀룰로스나 헤미셀룰로스가 여기에 해당한다.

가용성 식이섬유와 난용성 식이섬유의 비교

가용성 식이섬유	난용성 식이섬유
비구조물질	세포벽 구조물질
수용성(물에 녹음)	불용성(물에 안 녹음)
미역, 다시마, 한천, 사과, 감귤 등	채소류, 곡류, 대두, 당근, 우엉 등
해조 다당류,	셀룰로스,
구아검,	헤미셀룰로스,
펙틴,	프로텍틴,
합성 다당류,	리그닌,
알긴산 등...	키틴 등...

2) 식이섬유의 효능

식이섬유는 위장에서 소화되지 않고 포만감이 들기 때문에 전체 식사량을 줄이는 데 매우 유용하다. 최근 유행하는 한천을 이용한 다이어트나 '거꾸로 식사법'도 식이섬유의 이런 성질을 이용한 것이다. 거꾸로 식사법은 식이섬유가 가득 들어 있는 채소를 먼저 먹고, 그 다음에 지방과 탄수화물을 섭취하는 방식으로 위에서 팽창한 식이섬유 때문에 고기와 밥의 섭취량이 줄어들게 된다. 이와 함께 장의 노폐물을 씻어내고 배변량을 늘려 변비에 탁월한 효과가 있다. 식이섬유는 소장에서 음식물의 흐름을 빠르게 하여 영양소 흡수율을 저하시켜 당뇨병 환자에 권장할만한 식단이 된다. 또한 장의 활동을 원활하게 도와 음식물이 장을 통과하는 데 수세미 같은 역할을 한다. 대장암 예방 효과도 탁월한 것으로 알려져 있다.

식이섬유는 장에서 수세미 역할을 한다

식이섬유가 부족한 식단을 먹다 보면 변비가 잦게 되고, 나오지 않는 변 때문에 화장실에 앉아 무리하게 힘을 주다 보면, 치질이나 게실증diverticulosis이 올 수 있다. 치질은 항문이나 직장 밖으로 치핵이 밀려나와 생기는데, 출혈과 통증을 동반하는 불쾌한 질병이다. 배변 시 항문이 쓸리며 아프고 피가 나면서 좌식 생활이 힘들고, 급기야 심해지면 걸어 다니는 것도 영 불편하게 된다. 또한 장내 압력의 증가로 발생하는 게실증은 소장이나 대장 벽에 작은 주머니들을 만들게 되고, 변이 들어가 오래 머물다 보면 게실염으로 발전하게 된다. 이러한 질환들은 물과 함께 식이섬유만 충분히 먹어주면 바로 호전되는 병이다.

식이섬유의 효능

1. 먹으면 포만감을 주어 다이어트에 도움이 된다.
2. 대장 활동을 원활하게 해서 배변이 용이해진다.
3. 영양 흡수를 저하시켜 당뇨병 환자에게 도움이 된다.
4. 노폐물을 흡수, 배출하여 용종, 대장암을 예방한다.
5. 변비로 인한 치질이나 게실염을 미리 예방시켜 준다.

3) 식이섬유 다이어트

2015년에 식이섬유와 관련된 한 연구에서는 240명의 대사증후군 환자들의 식단을 조절해봤다. 실험에 참가한 이들은 고혈압과 고혈당, 만성 고지혈증에 과체중인 환자들이었는데, 이들을 각기 A와 B그룹으로 나누어 A그룹에는 미국심장협회의 권장 식단을 따르게 했다. 과일과 채소, 식이섬유, 생선 및 저지방 단백질을 많이 섭취하게 하고, 소금과 설탕, 지방, 알코올의 섭취를 줄이는, 심장질환을 예방하기 위한 식단이었다. B그룹은 평소대로 먹게 하면서 매일 식이섬유만 30그램 이상 섭취하는 것을 목표로 하게 했다. 1년 동안 A와 B그룹 모든 참가자들이 섭취한 평균 식이섬유의 섭취량은 19그램 정도였다. 한국인들의 평균 1일 식이섬유 섭취량인 25그램과 비교해 볼 때, 그렇게 많은 양은 아닌 셈이다.

실험 결과는 놀라웠다. 12개월이 지났을 때, 참가자들은 모두 일정하게 체중을 감량할 수 있었다. 바뀐 식단에 식이섬유까지 섭취한 A그룹의 환자들이 약 2.7킬로그램을 감량했고, 전과 동일하게 먹으면서 식이섬유만 섭취한 B그룹의 환자들은 약 2.1킬로그램을 감량했다. 여기서 의학적으로 눈여겨보아야 할 매우 중요한 부분은 B그룹의 감량 폭이다. A그룹의 환자들은 식이섬유 외에도 고혈압을 치료하는 데 활용되는 식단을 따랐지만, B그룹은 오로지 식단에 식이섬유만 추가했을 뿐이기 때문이다. 그럼에도 B그룹에 속한 피실험자들은 오로지 식이섬유만 가지고도 체중이 줄고, 혈압이 낮아지고, 인슐린 저항성이 줄어들었다. 다른 연구에서는 하루 수용성 식이섬유의 섭취량을 10그램 정도 늘리면 복부지방이 증가할 위험성이 3.7%나 감소하며, 식욕을 촉진하는 그렐린ghrelin 수치가 감소되었다고 한다.

식이섬유만 섭취해도 체중이 줄 수 있다

수용성 식이섬유는 물에 넣으면 녹으면서 젤 같은 끈적끈적한 점성을 보인다. 위장 안에서 본래 크기보다 팽창하기 때문에 수용성 식이섬유를 먹으면 먹는 양에 비해 쉽게 포만감을 느끼면서 식사량을 조절할 수 있게 된다. 식이섬유는 혈중 콜레스테롤과 포도당을 낮추는 데에도 도움이 되기 때문에 과체중으로 인한 비만이나 당뇨, 고혈압, 고지혈증, 심혈관계질환, 염증의 위험을 낮추는 효과도 있다. 수용성 식이섬유가 장에서 보여주는 무시할 수 없는 이익은 유익균의 먹이로 쓰이는 프리바이오틱스를 제공한다는 점이다. 수용성 식이섬유는 감귤류, 사과, 바나나, 해조류(미역, 다시마) 등에 많이 포함되어 있다.

반면 불용성 식이섬유는 장의 연동 운동을 촉진하여 쾌변을 볼 수 있게 도와주며 변을 바깥으로 빨리 배출하면서 대장암의 위험을 낮춰준다. 불용성 식이섬유는 장내 미생물에 분해되지 않아 그대로 변과 함께 배설되므로 변을 부드럽게 해주어 치질이나 게실염의 위험을 떨어뜨린다. 불용성 식이섬유가 많이 포함된 식품으로는 밀과 보리, 귀리, 현미 등 각종 곡류와 콜리플라워, 당근, 우엉, 양배추 등의 채소류가 있다. 보통 식이섬유가 많은 식품들은 수용성 식이섬유와 불용성 식이섬유를 모두 포함하고 있는 경우가 많기 때문에 마음 놓고 섭취하면 된다.

　식이섬유를 섭취하는 데에도 무조건 먹는 게 아니라 효과적인 방법은 따로 있다. 우선 아무리 좋다고 식이섬유를 갑자기 많이 먹으면 위장에 부담을 주고 복부 통증과 잦은 트림, 방귀를 일으킬 수 있기 때문에 안 좋다. 식이섬유는 일정한 속도로 천천히 양을 늘려가는 게 맞다. 식이섬유를 섭취할 때에는 한 끼에 하루치 양을 다 먹는 것보다는 매끼마다 일정량의 식이섬유를 나누어 섭취하는 편이 적응력을 높이고 증상을 개선하는 데 보다 효과적이다. 수용성 식이섬유를 섭취할 때에는 물과 함께 먹는 게 좋은데, 하루에 물컵으로 8잔 이상 마시는 게 이상적이다. 식이섬유가 영 맞지 않는 사람은 건강기능식품으로 식이섬유를 보충해주는 것도 한 가지 방법이 될 수 있다. 식이섬유 다이어트의 효과는 섭취 후 바로 나타나지 않고 보통 며칠, 몇 주 이상 지나야 되기 때문에 끈기를 가지고 꾸준히 섭취하는 게 바람직하다. 식이섬유가 함유된 식품은 매우 다양하기 때문에 한 가지가 좋다고 그것만 고집하지 말고 다양하게 섭취하면서 식이섬유의 적응력을 높이는 지혜가 필요하다.

식이섬유 다이어트 시 주의할 사항

1. 식이섬유를 먹을 때 물을 꼭 많이 마시자.
2. 식이섬유를 천천히 여러 번 나누어 섭취하자.
3. 좋다고 식이섬유를 무턱대고 많이 먹지 말자.
4. 건강기능식품으로 식이섬유를 보충하는 것도 방법이다.
5. 한 가지 음식만 고집하지 말고 다양한 식이섬유 식품을 먹자.

7장
자연치유력을 높이는 음식

"아둔하고, 이기적이며, 건강을 챙기는 것이야말로
행복에 이르는 3가지 필수 조건이다."

귀스타프 플로베르

자연치유력, 면역력이란 무엇인가

몸에 병이 났다고 해보자. 당장 병원에 들러서 병을 진단하고 그에 맞는 약을 처방받아 복용하기 시작한다. 며칠 뒤 병은 씻은 듯이 낫는다. 자, 그럼 병을 낫게 한 건 무엇일까? 내가 처방받아 복용했던 약물일까? 아니면 처방전에 따라 그 약물을 내려준 동네 약사일까? 아니면 병을 진단하고 그에 맞는 약을 처방해준 의사일까? 아니다. 몸에 이상을 느끼고 병을 인지한 바로 나 자신이다. 그리고 그 병을 극복한 내 몸이다. 병이 난 순간부터 병을 완치하는 단계까지 질병을 다스리는 모든 과정이 사슬처럼 유기적으로 연결되어 있어야 가능한 일이겠지만, 그 중에서 가장 결정적인 치료의 고리는 내 몸이 약에 반응하여 병을 극복한 자연치유력에 있다.

약을 써도 내 몸에 자연치유력이 없다면 아무런 치료도 일어나지 않는다. 자연치유력이란 외부 환경이나 병원균으로부터 자신의 몸을 스스로 지키고 원상태로 돌리는 방어시스템이다. 한 나라의 국력은 국방력이듯, 한 사람의 건강은 자연치유력, 즉 면역력에 있다. 병이나 외부의 물리적인 충격으로 조직이나 세포에 손상이 일어났을 때, 몸이 자가 진단과 자기 수정을 통해 손상된 부위를 원래의 상태로 되돌리고 회복시키는 능력이야말로 건강에 가장 중요한 요소라고 할 수 있다. 아무리 훌륭한 명의나 값비싼 명약이 있더라도 내 몸이 이를 소화해내지 못하고 병과 맞서 싸울 전투력이 갖춰지지 않았다면 아무 효험이 없을 것이다. 그래서 내 몸이 가지고 있는 자연치유력이야말로 백 가지 약보다 천 명의 의사보다 더 소중한 셈이다.

자연치유력은 인공적인 물질에서 얻어지는 게 아니라 우리가 매일 먹고 마시는 물과 음식을 통해 얻어진다. 히포크라테스는 "음식으로 못 고치는 병은 의사도 못 고친다."고 단언했다. 그는 절대적인 법칙에 따라 운행하는 우주 삼라만상의 이치와 마찬가지로 인간의 신체 역시 이러한 자연의 원리대로 균형과 조화를 이루고 질서와 법칙을 통해 생명을 이어간다고 믿었다. 그래서 우리 몸이 이러한 균형과 조화에서 벗어나 질서가 깨지고 원칙을 어길 때 질병의 공격을 받는다고 주장했다. 히포크라테스는 신체가 병을 치유할 수 있는 가장 확실한 길이 바로 우리 몸의 자연치유력을 되살리는 것임을 알았던 셈이다.

최근 코로나 바이러스로 인해 면역력의 중요성이 다시금 대두되고 있다. 면역력은 우리 몸이 감염이나 질병으로부터 대항하여 스스로 병원균을 죽이거나 질병을 극복하는 능력을 말한다. 이미 인간의 몸은 일정한 면역력을 갖춘 채 태어난다. 태아는 자궁에서 열 달 간 자라면서 세상에서 살아가기 위해 필요한 선천적인 면역력을 하나씩 갖추어 나간다. 아기가 어머니의 태에서 나와 젖을 빨면 어머니의 면역력이 고스란히 아기에게 옮겨간다. 이후 적절한 음식과 환경을 통해 아이는 후천적 면역력을 배양하여 비로소 건강한 성인으로 성장해 나간다. 질병의 많은 부분은 바로 이런 면역 기능이 꺼지거나 망가질 때 발생하며, 면역력을 적절한 수준으로 회복시키면 우리는 건강을 되찾을 수 있다. 근대 이후 면역력에 대한 예방의학이 발달하면서 예방 접종을 통한 면역체계를 만드는 것도 후천적인 면역의 한 형태가 될 수 있다.

우리 몸은 생성과 사멸의 사이클을 그리며 항상성을 유지한다. 하루에 1조 개의 세포가 죽고 다시 1조 개의 새로운 세포가 생성된다. 머리카락도 하루에 백여 개 정도가 빠지고 새로운 머리카락이 그만큼 난다. 더 이상 죽은 세포가 다시 생성되지 않고, 빠진 머리가 다시 나지 않는 신체는 곧 죽음을 맞이하게 된다. 망가진 세포는 사멸되어야 마땅하다. 사멸되지 않고 이상 증식을 시작하면 몸은 즉각 세포에 자살을 명령한다. 그 명령을 세포가 어길 때 암이 시작된다. 감기처럼 증상이 가벼운 병에서부터 고혈압이나 당뇨병 등의 생활습관병, 또는 암처럼 심각한 질병에 이르기까지 모든 병의 근본 원인은 나 자신에게 있다. 의학과 의술은 임시방편적 대증요법對症療法에 불과하며, 진정한 치유는 몸이 자연치유력을 회복시키도록 돕는 일이다.

세포 안에서 손상된 DNA는 스스로 복구하는 자체 프로그램을 가지고 있다. 미시적 단계에서 자연치유력은 이미 과학적으로 입증되었다. 스웨덴의 토마스 린달Thomas Lindahl 교수는 DNA가 일정하게 붕괴되고 지속적인 대응 반응으로 회복된다는 염기 절제 복구의 원리를 밝혀내 1970년대까지만 해도 DNA가 극도로 안정적인 분자라고 여겨지던 과학계의 통념을 깨뜨렸다. 미국의 폴 모드리치Paul L. Modrich 교수는 세포 분열 과정에서 DNA가 복제될 때 일어나는 오류를 세포 스스로가 극복해낸다는 사실을 부정합 복구의 메커니즘으로 설명했다. 터키의 아지즈 산자르Aziz Sancar 교수는 세포가 자외선에 의해 입은 손상을 스스로 복구하는 메커니즘을 밝혀냈다. 이들은 이러한 유전자의 자연치유력을 과학적으로 입증한 공로로 2015년 노벨 화학상을 함께 수상하기도 했다.

DNA의 자연치유력를 입증해 2015년 노벨상을 수상한
린달과 모드리치, 산자르 교수(좌로부터)

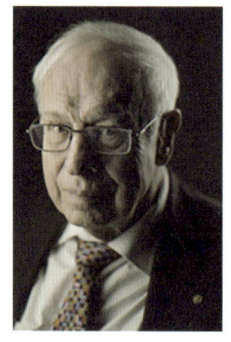 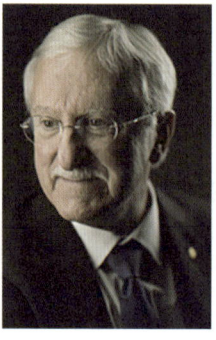 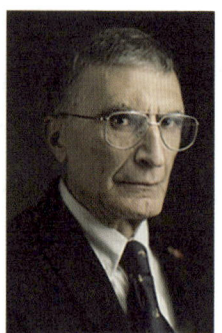

(출처: nobelprize.org)

    DNA의 목적은 자신을 복제시켜 대를 잇는 것이다. 복제될 수 없는 생명은 멸종할 수밖에 없다. 복제 과정을 바르게 유지할 수 있는 생명만이 현재도 살아남아 있는 것이다. 돌연변이는 또 다른 자연치유력이 만든 적응 메커니즘이다. 복제 과정 중에 현실에 맞게 개체의 생존 전략을 조율하고 변화를 준 것이다. 통증과 면역은 자연치유력이 전하는 '내가 여전히 살아있다!I'm still alive.' 는 신호다. 아프면 멈출 수 있다. 이상을 느끼면 주변을 돌아볼 수 있다. 신체의 항상성을 유지하는 것이 자연치유력이 지니는 가장 중요한 책무다! 우리 몸의 자연치유력과 면역력을 전보다 더 예민하게 살릴 수 있는 음식에는 어떠한 것들이 있을까? 이번 장에서는 그 부분을 살펴보자.

물의 가치

물은 생명에 필수적이다. 물은 공기와 함께 생명의 가장 기본이 되는 물질이다. 태양계 내에서 지구가 유일하게 생명체들이 살 수 있는 공간으로 진화한 것도 여러 요인 중에서 지구에 물이 있었기 때문이다. 그래서 인간의 신체 체중의 약 4분의 3이 혈액을 포함하여 물로 되어 있다. 사람은 하루 2.5l의 물을 생수와 음료수의 형태로 섭취한다고 한다. 몸 속 수분의 47%가 우리가 매일 마시는 물로 채워지며, 39%는 음식물로, 나머지는 체내에서 만들어진다. 절대량이 식수의 형태로 외부에서 들어와야 하기 때문에, 잠시라도 물을 마시지 않으면 사망하고 만다. 인간의 수명을 80년으로 봤을 때 자그마치 73t의 물을 평생 마시는 꼴이 된다.

물을 마시는 양만큼 물의 흡수력 또한 대단하다. 사람이 물을 마시면 30초 만에 그 수분이 혈액에 미치고, 1분 후면 뇌조직과 생식기에 도달한다고 한다. 물을 마신지 10분이 지나면 피부에, 그리고 20분이 지나면 장기에, 최종적으로 인체 모든 곳에 물이 전달되는 데에도 채 30분이 걸리지 않는다고 한다. 그만큼 물은 생명을 유지하는데 반드시 필요하다. 인체에 수분이 2~3%만 부족해도 타는 듯한 갈증을 느끼고, 4%면 대번 소변의 양이 줄어들며, 5%면 경련을 일으키고, 10%면 혼수상태에 빠지고 만다. 몸에 수분이 15%가량 부족하면 아무리 완벽한 신체적 조건을 가지고 있는 사람이라 할지라도 목숨을 잃는다.

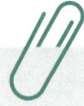

체내에서 수분이 빠지면서 일어나는 신체 현상

2~3% 가량 수분이 부족하면, 갈증이 일어난다.
4% 가량 수분이 부족하면, 소변의 양이 줄어든다.
5% 가량 수분이 부족하면, 경련이 일어난다.
10% 가량 수분이 부족하면, 혼수상태에 빠진다.
15% 가량 수분이 부족하면, 사망에 이른다.

1) 물의 효능

물은 우리 생존에 어떤 도움을 줄까? 물은 최고의 약이다. 아예 '약수'라는 말이 있을 정도다. 물은 우리 몸속에서 생산 작용과 조절 작용, 순환 작용, 동화 작용, 배설 작용, 체온 조절 작용 등을 수행한다. 특히 물은 체내에서 순환하면서 독소와 노폐물을 제거해서 배출하는 역할을 하기 때문에 자연치유력에 필수적이다. 혈액은 전신 세포에 영양분과 수분을 공급한 뒤, 세포의 노폐물을 싣고 돌아온다. 돌아온 물은 신장으로 흘러가서 소변이 돼 배출된다. 피부 세포에 도달한 물은 노폐물과 함께 땀으로 배출된다. 노폐물과 독소만이라도 제거되면 신진대사가 원활해지고 면역력이 상승하여 각종 성인병을 예방할 수 있다. 또한 물은 몸의 체온을 일정하게 유지하는 데 도움을 준다. 사람은 항온동물이기 때문에 36.5도라는 일정한 체온을 항상 유지해야 장기와 기관이 제 역할을 제대로 수행할 수 있다. 식사 중 따뜻하거나 미지근한 물을 마시면 소화에 도움을 주고, 장에 부담을 주지 않아 변비를 예방하고 요로결석을 막아주며 소화불량을 완화시키는 데 탁월한 효과가 있다.

여성들이 솔깃할 이야기일텐데, 물은 체중을 조절하고 다이어트를 하는 데에 도움이 된다. 식전에 물을 한 컵 마시면 포만감에 평소보다 식사량을 줄일 수 있다. 물은 칼로리가 없기 때문에 아무리 마셔도 살이 찌지 않는다. 그래서 "나는 물만 마셔도 살이 찐다."는 말은 거짓말인 셈이다. 수분이 부족하면 몸이 갈증을 배고픔으로 착각하고 식사량이 늘어날 가능성이 높기 때문이다. 평소 물을 많이 마셔두면 식욕이 억제되어 다이어트 효과가 있다. 또한 물은 우리가 섭취한 음식물에서 영양분을 공급해주는 역할도 담당한다. 약을 복용할 때 물을 마시는 이유도 여기에 있다. 우리 신체는 약 성분이 물을 타고 혈관으로 퍼지는 메커니즘을 가지고 있다. 우리 몸의 구석구석 세포를 만드는 데에도 물이 요긴하게 사용된다.

체내에서 물이 담당하는 효능

1. 배뇨작용, 노폐물 제거, 변비 예방
2. 체온 유지, 원활한 신진대사 유지
3. 영양분 공급, 세포 생성, 다이어트 효과
4. 소화작용, 합성작용, 윤활작용

체내에 물이 부족하면 어떤 일들이 일어날까? 대번 갈증이 일어난다. 갈증은 사소한 문제가 아니다. 체내 수분이 20% 이상 감소하면 사망할 수도 있다. 물을 충분히 마시지 않고 몸에 수분을 보충하지 않으면, 효소 활동률이 감소하면서 피로와 두통이 몰려온다. 혈류에서 건강한 pH 수준을 유지하려면, 평소 충분한 양의 물을 마셔야 한다. 물은 몸의 독소와 노폐물 제거를 촉진하고, 포만감을 주며, 건강한 신진대사를 유지하는 데 필수적이다. 단단한 노폐물이 제대로 생성되고 몸에서 제거되기 위해서는, 음식을 소화하고 장에 수분을 보충하기 위해 충분한 체액이 있어야 한다. 만성적인 탈수에 시달리면 몸은 단단한 노폐물을 제거하기 위한 충분한 물이 부족해 변비를 일으킨다.

체내에 물이 부족할 때 몸이 보내는 신호들

1. 갈증
2. 빈뇨와 변비
3. 현기증과 피로

2) 물을 건강하게 마시는 방법

물은 어떻게 얼마나 마셔야 할까? 세계보건기구의 하루 물 섭취 권고량은 1.5~2l다. 표준 체중인 성인 남성이 하루 배출하는 수분의 양은 3.1l 정도인데, 이 중에서 대소변으로 1.6l, 땀이나 호흡, 피부로 각각 0.5l씩 빠져 나간다고 한다. 소변 횟수가 줄어들고 색깔이 짙어지면 몸의 수분이 부족하다는 신호기 때문에 바로 물을 마셔야 한다. 물을 마실 때에는 한꺼번에 많은 양의 물을 마시는 것보다 조금씩 여러 번 천천히 나누어서 마시는 게 좋다. 고려를 건국한 태조 왕건이 나주 완사천에서 빨래하는 아가씨에게 물 한 모금을 청하자 아가씨는 표주박에 버들잎 하나를 띄워 물을 건넸다는 일화는 물을 천천히 마시는 것이 얼마나 중요한지 알려준다. 적어도 하루에 200ml씩 7~10컵 정도의 물을 수시로 천천히 섭취해 준다. 공복이나 식간에 물을 섭취하는 게 좋다. 식사 중이나 식사 직후에 너무 많은 양의 물을 마시면 소화에 부담을 주기 때문이다. 식전 1시간 전이나 식후 2시간 뒤부터 물을 마시는 습관을 들여야 한다.

또한 같은 수분이라고 해서 커피나 홍차, 녹차와 같은 카페인 음료로 대체하는 경우가 많은데, 이런 것들은 많이 마실수록 체내 수분을 빼내는 이뇨작용을 하기 때문에 도리어 역효과를 낸다. 커피는 마신 양의 2배, 차는 1.5배 정도의 수분을 몸에서 배출시킨다. 주스나 탄산음료 같은 당이 들어간 음료나 맥주 같은 알코올도 탈수를 유발한다. 과당 음료를 마시면 체내 삼투압이 높아져 그만큼의 물이 더 필요하며, 맥주 역시 마신 양보다 소변으로 빠져나가는 수분 양이 더 많아져서 금세 갈증을 느끼게 된다. 술을 마시고

난 다음 날 물이 자꾸 마시고 싶거나 타는 듯한 갈증이 나는 이유가 바로 이 때문이다.

요즘 젊은이들 사이에서 '얼죽아'라는 말이 유행인 것 같다. 아들에게 그 뜻을 물어보니 '한 겨울 아무리 날씨가 추워도, 얼어 죽어도 나는 아이스아메리카노를 마시겠다.'는 뜻이란다. 우리나라 사람들은 태생적으로 정말 시원한 물을 좋아하는 것 같다. 얼마나 좋아하면 속담에 '냉수 먹고 속 차려라.'라는 말이 있을까? 하지만 차가운 물은 위장에 안 좋은 영향을 미친다. 냉수는 몸의 체온을 낮추고 위장의 소화작용을 방해한다. 고기 같은 기름진 음식을 먹고 난 다음 마시는 냉수는 위장 속의 지방을 굳게 한다. 게다가 차가워진 위를 따뜻하게 하려고 뇌로 가야 할 혈액이 위로 몰리면서 집중력을 떨어뜨릴 수 있다.

물을 건강하게 마시는 방법

1. 하루에 적어도 1.5~2l의 물을 마신다.
2. 한꺼번에 많은 양을 마시지 말고 200ml씩 나누어 마신다.
3. 공복이나 식전 1시간 전, 식후 2시간 이후부터 마신다.
4. 커피나 맥주 같은 차, 음료보다는 생수를 마신다.
5. 차가운 물보다는 미지근한 물을 마신다.

세상에 여러 종류의 물이 있다. 요즘에는 소위 육각수나 탄산수 같은 기능수機能水가 더 건강에 좋다고 말하는 이들도 있다. 과연 어떤 물을 마셔야 할까? 음용하기 가장 좋은 물은 정수된 생수다. 아무것도 섞이지 않은 맹물이 가장 좋다. 마시기 좋은 물은 인체에 해로운 병원균 등 유해물질이 없고 깨끗하며, 여러 천연 미네랄 성분을 함유하고, 음식물의 소화나 흡수율을 높여주는 약알칼리성(대략 pH 7.5 정도)을 띤 물이다. 우리나라는 예로부터 산 좋고 물 맑기로 유명했다. 쓸데없이 석회질을 걸러낸 해외 브랜드의 생수를 사서 마실 필요가 없다는 이야기다. 신토불이! 우리나라 사람에게는 우리나라에서 나는 물이 가장 잘 맞는다.

그렇다면 우리나라 수돗물은 어떨까? 우리나라 수돗물이 양질의 물인 건 분명하다. 한국의 정수시설과 수도시설은 세계 최고 수준을 자랑한다. 수도시설이 보급되지 않았을 때에는 개천이나 우물물을 길어다 마셨기 때문에 콜레라나 이질 같은 수인성 전염병에 노출되어 많은 이들이 목숨을 잃었다. 수도시설이 만들어지면서 더 이상 도시에서 이런 질병들이 창궐하는 일은 없어졌다. 하지만 아무리 깨끗한 수돗물이라도 위락시설에 둘러싸인 정수시설과 노후된 파이프, 여러 단계의 집수장을 거치며 각종 세균과 중금속으로 오염될 위험이 있어 식수로는 권장할 수 없다. 아마도 독자들은 2020년 초반 우리나라 수돗물에서 깔따구 유충이 발견되면서 수도권의 많은 시민들이 공포에 떨었던 사건을 기억할 것이다. 아무리 정수장에서 완벽하게 소독과 정수를 거쳤다 해도 각 가정의 수도꼭지를 통해 물을 얻을 때까지 거치는 단계가 많고, 사이사이 물을 모아두는 탱크부터 정수장과 가정을 연결하는 수도관에 이르기까지 수시로 점검하고 100% 관리하는 게 쉬운 일은 아니다.

  물에다 수소를 녹인 수소수나 탄산가스를 주입한 탄산수가 소화를 촉진하고 흡수를 돕기 때문에 더 좋다고 말하는 이들도 있다. 전문가들은 이러한 기능수들이 의학적으로 보통 물과 큰 차이가 없다고 말한다. 수소수가 좋다고 말하는 이들은 하나같이 체내 활성산소를 없애는데 수소가 도움이 된다는 주장을 편다. 하지만 전문가들은 활성산소를 없애는 데 수소수가 도움이 된다는 과학적 근거는 없으며, 활성산소를 없애려고 일부러 수소수까지 마실 필요는 없다고 입을 모은다. 또 어떤 이들은 산소수가 좋다고 주장하지만, 이 역시 과학적 근거는 희박하다. 일반 물보다 10~15배 많은 산소가 들어 있어 체내 흡수가 빠르다는 그들의 주장은 물이 보통 위장을 거쳐 혈관으로 흡수되기 때문에 사실이 아니다. 미네랄을 위해서 해양심층수를 골라서 마시는 이들도 있는데, 전문가들은 해양 심층수라고 시판되는 제품들의 성분과 진위를 알 수 없는 경우가 많으며 음식물로 충분히 미네랄을 섭취할 수 있기 때문에 굳이 바닷물을 마실 필요는 없다고 말한다. 이 밖에 시중에 나와 있는 알칼리수나 이온수, 알칼리 환원수 같은 종류들도 특별한 치료 효과나 건강상의 이득을 기대할 수 없는 것들이다. 그냥 맹물을 잘 마시는 게 최고다!

각종 기능수의 기능은 과학적으로 입증되지 않았다

그렇다면 증류수는 어떨까? 증류수는 말 그대로 물을 가열하여 얻은 수증기를 냉각시켜 얻은 정제된 물이다. 보통 실험실에서 사용하는 물이다. 일반 맹물, 즉 수돗물이나 우물물 등은 각종 유기물과 무기물을 함유하고 있어 실험 결과에 영향을 미칠 수 있기 때문이다. 순도로 따지자면 가장 순수한 물이라고 할 수 있다. 하지만 인체는 맹물에 들어 있는 유기물과 무기물을 모두 필요로 하기 때문에 식수로는 적당하지 않다. 무엇보다 맛이 형편없다. 가장 좋은 식수는 양질의 정수기로 걸러낸 물이다. 지금까지 시판된 정수기 중에 멤브레인 필터로 걸러낸 물을 UV 램프로 살균하는 방식이 제일 우수한 것으로 알려져 있다. 좋은 정수기는 필터로 수돗물을 바로 정수할 수 있어야 하며, 정수된 물을 일정한 크기의 통(탱크)에 보관해 2차로 데우거나 얼리는 방식의 정수기는 모두 세균 증식의 위험을 안고 있다. 또한 역삼투압 방식의 정수기는 미네랄과 같은 영양소까지 다 걸러내기 때문에 물맛이 좋지 않다.

3) 물도 과하면 독이다

그렇다고 물을 무턱대고 많이 마시는 것도 좋지 않다. 물을 많이 마시면 몸의 전해질에 일시적인 불균형을 초래하고 심하면 죽을 수도 있다. 미국 캘리포니아 주에 살던 세 아이의 엄마이자 주부인 28살의 제니퍼 스트레인지 Jennifer Strange는 2007년 부상으로 걸린 모게임회사의 비디오게임기를 따기 위해 한 라디오 방송국이 주최한 '물 마시기 대회'에 참가했다가 변을 당했다. 당시 대회 참가자들은 15분마다 225ml의 물을 마셔야 했는데, 경쟁이 치열한 상황에서 승부를 가리려는 주최측에 의해 더 큰 물병이 무제한으로 주어졌다. 결국 그녀는 대회 직후 마라토너 같이 물을 많이 마시는 장거리 달리기 선수에게서 간혹 발견되는, 나트륨저혈류증 hyponatremia 으로 사망하게 되었다. 물중독증은 많은 양의 물을 집중적으로 마셔 혈액 속의 나트륨이 희석되어 발생하는데, 대표적인 증상으로 메스꺼움과 구토, 두통을 동반한다. 심한 경우에는 뇌가 붓고 혼란과 발작, 혼수상태, 심지어 죽음까지도 이를 수 있다.[13]

순환 및 배출 능력이 떨어진다면 물을 멀리해야 한다. 수분을 적게 섭취해야 하는 경우라면 의사가 제시한 양만 마시고, 염분 섭취도 함께 줄여야 한다. 물을 적게 마셔야 하는 질병으로는 갑상선기능저하증, 신부전증, 심부전 등이 있다. 갑상선기능저하증의 경우, 물을 많이 마시면 수분 배출이 잘 안 돼서 앞서 말했던 나트륨저혈류증이 생길 수 있다. 신부전증을 앓고 있는 경우에도 물을 많이 마시면 안 된다. 정기적으로 투석을 하는 환자라면 단백질이 걸러지면서 체내에서 알부민을 생성할 수 없게 된다. 심부전으로 심장 기능이 약할 때 물을 많이 마시면 심장에 무리를 줄 수 있기 때문에 수분 섭취를 줄여야 한다. 물을 많이 마시면 혈액에 차게 되고, 혈관의 압력이 높아지면서 신체 여러 부위에 부종을 일으킬 수 있으니 주의한다.

자연에서 찾은 치료제

　며칠 무리를 하면 감기 몸살이 찾아온다. 해야 할 일도 많을 때에는 여간 괴롭고 불편한 게 아니다. 필자도 학생들을 가르치며 가끔 가볍게 몸살이 오는 경우가 있다. 얼마 전에도 하루 종일 산에 벌초를 다녀온 다음 날 학회 행사 때문에 신경을 썼더니 몸이 찌뿌듯했다. 이럴 때마다 필자는 물 한 컵에 천연 비타민C를 고농도로 타서 쭈욱 마시고 한숨 푹 잔다. 그러면 대번 명현반응이 찾아온다. 몸이 드디어 치유를 시작했다는 반가운 신호다! 다른 약을 먹지 않아도 물만 꾸준히 마시면 대부분의 가벼운 질병들은 쉽게 물리칠 수 있다. 이처럼 자연치유력을 살리는 데 물과 함께 어떤 식품들이 도움이 될까?

1) 노니

　아마 건강에 관심이 많은 독자들이라면 노니에 대해 한 번쯤 들어봤을 것이다. 할리우드 스타인 미란다 커가 애용한다는 노니 Noni는 용담목 꼭두서니과에 속하는 열대과일로 주로 베트남이나 말레이시아, 하와이, 타히티에서 자생하는 상록관목 열매다. 코를 찌르는 냄새 때문에 호주에서는 '치즈 후르츠cheese fruit'라고 불리는 노니는 울퉁불퉁한 생김새 때문에 세상에서 가장 못생긴 과일로 불리지만, 프로제로닌proxeronine이나 이리도이드iridoid, 스코폴레틴scopoletin 등 몸에 좋은 다양한 약용성분과 항산화 물질을 가지고 있어 오래 전부터 원주민들이 약재로 사용해왔다.

신이 주신 천연 치료제 노니, 못생겨도 효과는 만점이다!

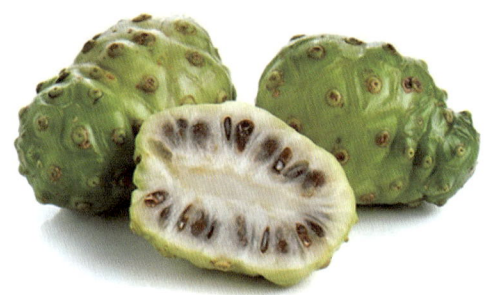

(출처: google.com)

'신이 주신 선물' 내지 '최고의 자연 치료제' 등으로 불리는 노니는 열대과일답게 두리안을 능가하는 특유의 악취 때문에 보통 즙이나 가루로 만들어 복용하는데, 의외로 맛은 요플레 요거트 맛과 비슷하다. 그럼에도 실지로 노니 자체를 과일로 먹기는 쉽지 않다. 분말은 자연 건조를 거친 노니를 갈아 만들며, 대부분 네트워크 마케팅 회사가 취급하는 건강보조식품으로 유통된다. 반면 현지에서는 착즙된 주스에 다른 주스들을 섞거나 설탕과 함께 발효시킨 노니청을 주로 먹는다. 노니는 열매뿐 아니라 뿌리와 꽃잎, 줄기에 이르기까지 전부 약재로 쓰이기 때문에 버릴 게 없는 식물이다.

과연 노니는 어떤 효능을 가지고 있을까?

노니 안에는 프로제로닌이나 스코폴레틴, 이리도이드 같은 혈관 내 염증을 막아주는 항염제가 들어 있다. 이 중에서 프로제로닌은 세포가 영양을 잘 흡수할 수 있도록 돕는 성분으로 손상된 세포가 재생하는 데 탁월한 효능을 갖고 있다. 스코폴레틴은 산화질소 생성을 촉진해 혈압을 조절하고 염증을 억제하는 효과가 있다. 이리도이드는 세포 손상 및 노화의 원인이 되는 활성산소를 제거하고 외부에서 침입하는 바이러스나 병균의 침입을 막는 역할을 한다. 이 밖에 노니에 들어있는 강력한 항산화 물질 담나칸탈damnacanthal은 암세포의 생성과 증식을 억제하는데 중요한 역할을 담당하는 것으로 알려져 있다. 또한 노니는 폴리페놀을 다량으로 함유하고 있어 암세포가 자라는 것을 막고 체내에서 소염 작용을 도와준다. 노니는 한 마디로 천연 항암제인 셈이다!

노니의 효과

- 혈압과 혈당을 낮춰준다.
- 통증을 완화시켜준다.
- 뇌졸중을 예방한다.
- 아토피, 여드름, 기타 피부질환을 치료한다.
- 면역력을 증가시켜준다.
- 자연치유력을 증가시켜준다.
- 암세포 증식을 막는다.
- 심장질환을 예방한다.

노니의 항암효과는 지금까지 여러 연구 결과로 입증되어 왔다. 2018년, 독일 연구진에 의해 진행된 실험에서 20대에서 70대까지 스무 명의 2형 당뇨병 환자들이 2달 동안 노니 주스를 섭취한 결과 모든 환자에게서 혈당 조절 효과가 드러났다. 연구진은 매일 실험에 참여한 환자들에게 식단과 함께 2ml/kg의 노니 주스를 제공하여 섭취하게 했는데, 모든 환자에게서 혈당 수치가 몰라볼 정도로 감소되었다고 밝혔다.[14]

노니를 섭취하는 데 주의해야 할 사항은 없을까? 노니는 다른 식품에 비해 칼륨 함량이 높기 때문에 고혈압약이나 칼륨 보존성 이뇨제를 복용 중인 사람은 고칼륨혈증에 대한 주의가 필요하다. 무엇보다 칼륨이 몸에 과잉으로 들어올 때 신장에 부담을 줄 수 있고 혈액에 쌓여 심장에도 무리를 줄 수 있다. 평소 신장질환이 있거나 혈액 관련 질환이 있는 환자라면 꼭 주치의와 상의한 다음 노니 제품을 복용하는 것이 바람직하다. 또한 노니에는 안트라퀴논이라는 유기화합물이 들어 있는데 이 성분은 환자 개인의 신체적 특성과 체질에 따라 간에 무리를 줄 수 있는 물질이기 때문에 주의해야 한다. 이 외에도 노니는 변비나 설사, 복부 팽만감 등 다양한 소화 장애를 일으킨다는 보고가 있다. 설사는 탈수 및 전해질 불균형을 초래할 수 있기 때문에 주의해야 한다. 생리를 하는 여성들의 경우, 노니가 월경통을 가져온다는 보고가 있다는 점을 주의해야 한다. 생리혈도 증가할 수 있기 때문에 월경이 끝날 때까지 노니 섭취를 중단하는 것도 좋은 방법 중 하나다. 일반적으로 노니의 하루 적정 섭취량은 제품에 따라 차이는 있겠지만 분말은 1티스푼(약 3그램), 주스는 원액 60ml를 1~2회 나눠 섭취하는 것을 권장한다.

노니를 구입할 때에는 해당 제품의 제조 방식부터 용량, 가격에 이르기까지 여러 가지 사항들을 살펴봐야 한다. '노니' 라벨을 달고 시중에 나와 있는 제품들 중에서 노니의 실제 함량이 기준에 턱없이 부족한 제품들이 적지 않기 때문이다. 또한 비교적 저렴한 가격대의 제품들은 노니 추출액을 뜨거운 물에 넣어 장시간 끓인 열수추출 방식으로 만든 경우가 많은데, 이 경우 열에 약한 비타민이나 미네랄, 효소 등이 상당수 파괴될 수 있으니 주의해야 한다. 저온에서 추출된 노니 제품이 원하는 효과를 줄 수 있다. 또한 최근 국내의 일부 분말 제품에서 기준치의 최대 56배에 달하는 쇳가루가 검출되는 등 노니 제품 관련 부정적 이슈가 있었던 만큼 구매 전에 제조사를 검토해 볼 필요가 있다.

2) 생강

우리 한국인에게 생강차로 익숙한 생강은 약재로 쓰이는 흔한 작물이다. 동남아시아 원산의 외떡잎식물 생강과 생강목에 속하는 여러해살이풀로 오래 전부터 중국과 한국을 비롯한 여러 나라에 걸쳐 식용과 약용으로 매우 빈번하게 사용되어 왔다. 비근한 예로『동의보감』에는 생강이 몸의 냉증을 없애고 소화를 도와주며 구토를 없앤다고 기록되어 있다. 중국에는 2500년 전부터 생강을 재배했다는 기록이 남아있고, 공자도 몸을 따뜻하게 하기 위해 식사 때마다 생강을 꼭 챙겨 먹었다고 한다. 우리나라에는 고려시대 때 전래되었는데, 당시 생강이 매우 귀중한 재료여서 왕이 상으로 하사했다는 기록이 남아있을 정도다. 심지어 고려시대에는 인삼차가 서민들이 마시는 차였고 생강차는 임금과 귀족들이 마시던 차였다고 한다.

생강은 특유의 향기와 매운 맛이 나는데 매운 맛은 바로 진저롤 Gingerol이라는 성분 때문이다. 수분 함유량은 86%정도며 다량의 무기질을 함유하고 있어 위장을 건강하게 하고 몸에 땀을 낸다는 건위발한 建胃發汗에 즉효약이다. 또한 생강은 쇼가올Shogaol과 진저론Zingerone이라는 성분도 함유하고 있는데, 이 두 성분은 티푸스와 콜레라균 등에 강한 살균작용을 해 감기를 치료하는 데 효과적이고, 특히 항산화 효과가 뛰어나고 활성산소에 의한 유전자 손상을 막아 항암 효과도 뛰어나다.

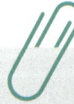

생강의 효능

- 혈중 콜레스테롤 수치를 낮춰준다.
- 열을 일으켜 몸을 따뜻하게 유지시킨다.
- 구토를 완화시키거나 멈추게 한다.
- 소화를 촉진시킨다.
- 천식 증상을 완화시켜준다.
- 기관지염, 목감기를 치료해준다.
- 관절염 통증 완화에 도움을 준다.
- 항균, 항암 효과가 탁월하다.

생강에 대해 가장 잘 알려진 효능 중 한 가지는 바로 감기 예방이다. 조선조 영조가 '까닭 없이 콧물이 쏟아지자 생강과 소엽으로 끓인 차를 복용하고 콧물과 기침이 진정되었다.'는『승정원일기』의 내용을 토대로 생강이 오래 전부터 고뿔(감기)의 특효약으로 사용되어왔다는 사실을 알 수 있다. 생강 본연의 항염 효능은 기도를 보호해주고 가래가 끓지 않도록 도와준다. 조금이라도 코감기나 목감기 기운이 일어나면 곧장 생강을 달여 먹었던 선조들의 지혜를 엿볼 수 있는 대목이다. 또한 생강은 소화를 돕는 효능도 가지고 있다. 생강의 진저롤이 위장 내 염증을 완화시키고 과민성 대장을 누그러뜨려 복부 팽만감이나 가스 발생을 줄여준다. 건강 전문가들은 관절염이나 대장염과 같은 만성질환을 완화하기 위한 대체요법으로 생강을 주목하고 있다. 다수의 연구에 따르면, 생강이 전립선암, 난소암, 유방암을 예방 및 치료할 수 있는 것으로 밝혀졌다.

생강은 오랫동안 한약재에서 빠질 수 없는 약초로 쓰였다.

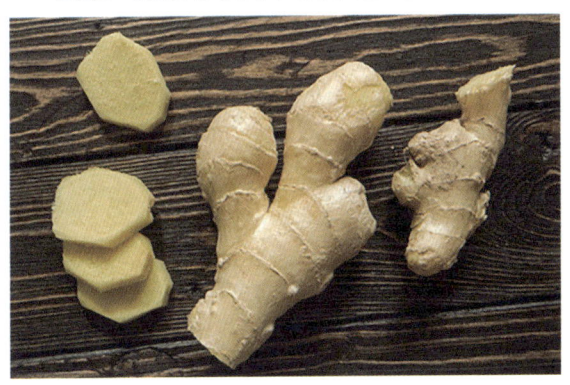

(출처: google.com)

생강은 앞서 언급한 노니처럼 강력한 항산화제이기도 하다. 생강은 항산화 성분이 풍부해 조기 노화 및 발암 조건을 예방해준다. 생강이 지닌 염증 제거 효과는 오래 전부터 관절염이나 생리통, 근육통 등을 완화시켜주는 진정제 역할을 수행하도록 했다. 무엇보다 생강은 혈액 내 유해 콜레스테롤을 제거하고 동맥경화를 예방하여 심혈관계질환을 막는다. 뇌로 가는 혈관 중 일부가 지방질 때문에 막혀 발생하는 편두통 역시 생강이 완화시켜 준다. 정기적으로 생강을 섭취하면 혈당 수치를 30%까지도 줄일 수 있으며, 2형 당뇨병 환자들에게 인슐린 생성을 10%까지 증가시킬 수 있다. 오늘부터 자연치유력을 높이는 생강을 식단에 꼭 포함시켜보자.

그렇다고 생강이 만병통치약인 건 아니다. 생강 섭취에 각별히 주의해야 하는 사람도 있다. 먼저 치질 환자는 생강을 되도록 먹지 않는 게 좋다. 치질 환자가 생강을 먹으면 혈관이 확장돼 증상이 악화할 가능성이 높기 때문이다. 또 위가 약한 사람이 생강을 먹으면 위액이 지나치게 분비돼 위 점막이 손상되어 속이 쓰리고 아플 수 있다. 위궤양 환자나 위염이 있는 환자들은 각별한 주의를 요한다. 또한 혈압이 높고 불면증이 있는 사람, 몸에 열이 많은 사람이 생강을 먹으면 체내 열이 올라가기 때문에 자신의 체질과 상황에 맞춰 섭취해야 한다.

3) 강황과 마늘

 이 밖에 건강에 관심이 많은 독자들이라면 강황(울금)과 마늘의 효험도 놓칠 수 없을 것이다. 강황은 카레의 주재료로 생강과에 속하는 노란색 열매다. 겨자 같은 향이 나지만 매운맛도 있어 다양한 음식과 잘 어울려 수십 가지의 요리 양념으로 사용된다. 강황이 노란색을 띠는 이유는 그 안에 들어있는 커큐민Circumin 때문인데, 커큐민은 강력한 항염 작용을 한다. 소화불량이나 속쓰림 등의 증상을 완화하는 데 도움이 될 수 있다. 덕분에 한국이나 일본 등 동아시아에서 카레는 건강식품이라는 이미지를 갖게 되었고, 서양권에서도 근육통이나 관절통 예방 및 회복, 치매 예방에 큰 효과가 있고 간에도 좋은 것으로 알려졌다. 2020년 초부터 전 세계적으로 대 유행인 코로나 바이러스에 강황이 좋다는 뉴스가 퍼지면서 마트마다 카레가 동나기도 했다.

 강황은 또한 뛰어난 산화방지제이자 항산화제이기 때문에 독소와 활성산소로 손상된 세포 활동을 재건하는 데 도움이 된다. 강황에 함유된 커큐민은 염증성 분자, 세포 생존 단백질, DNA 및 RHA, 운반 단백질 및 금속 이온과 직접 상호작용할 수 있기 때문에 신호 분자에 영향을 준다. 강황은 나쁜 콜레스테롤 수치와 트라이글리세라이드를 조절하는 데 도움을 주기 때문에 동맥경화나 고혈압 같은 질병을 예방시켜 준다. 한 연구 결과에 따르면, 하루 200밀리그램의 커큐민을 투여한 관절염 환자의 경우 통증이 줄어들고 운동성이 향상되었다는 보고가 있다. 또한 강황의 활성 성분은 배변 활동을 촉진한다. 꽉 막힌 대장을 뚫어주며 신체에 불필요한 불순물들을 제거해준다. 인도에서는 오래전부터 강황을 새로 결혼한 부부의 목에 걸어주는 풍습이 있다고 한다. 불순물을 제거하고 세균을 퇴치하는 강황이 악령으로부터 신랑 신부를 지켜줄 거라는 미신 때문에 부적으로 사용된 사례라 할 수 있다.

강황은 몸의 자연치유력을 높이는 대표적인 식품이다.

(출처: shutterstock.com)

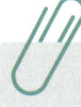

강황의 효능

- 혈중 콜레스테롤 수치를 낮춰준다.
- 항염, 항암 효과가 뛰어나다.
- 동맥경화, 고혈압을 예방한다.
- 소화불량, 속쓰림을 완화한다.
- 자연치유력을 증가시킨다.
- 치매를 예방한다.
- 배변 활동을 돕는다.
- 몸의 불순물, 독소를 제거한다.

반면 마늘은 우리나라 단군신화에도 등장할 만큼 천연 약재로써 오래된 역사를 자랑한다. 신화 속에서 웅녀는 쑥과 마늘만 먹고 백일을 견디며 사람으로 환생하는 기적을 경험한다. 여자로 거듭난 웅녀는 환웅과 결혼하여 단군을 낳는다. 이처럼 예로부터 마늘은 귀신을 쫓고 액을 물리치는 능력을 가진 식물이자 동물도 인간으로 만들어줄 정도로 생명의 상징, 힘의 원천으로 여겨졌다. 유럽에서도 드라큘라 백작을 위시해 흡혈귀나 뱀파이어가 싫어하는 물건으로 마늘이 빠지지 않았다. 이처럼 수 세기 동안 마늘은 우리나라뿐 아니라 동서양의 많은 나라에서 사용된 중요한 향신료이자 약용 식물이었다. 마늘에는 강력한 항생제로 불리는 페니실린보다 살균력이 훨씬 강한 알리신Allicin이나 알리인Alliin 같은 황 성분 물질이 많이 들어있다.

마늘에는 호모시스테인 수치를 낮춰주는 비타민B가 풍부하게 함유되어 있다. 호모시스테인은 혈액을 걸쭉하게 만들고 어혈이나 혈전을 일으키는 물질이다. 호모시스테인 수치가 높으면 관상동맥질환에 걸릴 위험이 높아진다. 마늘은 이런 문제를 단번에 해결한다. 무엇보다 마늘에는 해독 작용에 탁월한 비타민A, C가 풍부하게 들어있어 체내 독소나 기생충, 간에서 처리할 수 없는 수은 같은 중금속을 배출하는 데 도움이 된다. 마늘은 구워 먹거나 달여 먹어도 성분이 사라지지 않는 천연 항생제로 여러 문화권에서 널리 이용되었다. 최근에는 마늘즙이나 발효액 같은 형태로 마늘을 가공한 건강기능식품도 시중에 많이 나와 있기 때문에 마늘의 강한 향에 거부감이 있거나 속이 쓰려서 먹기를 꺼려하는 분들에게 좋을 것 같다.

마늘은 오랫동안 다양한 문화권에서 강력한 자연 항생제로 활용되어 왔다.

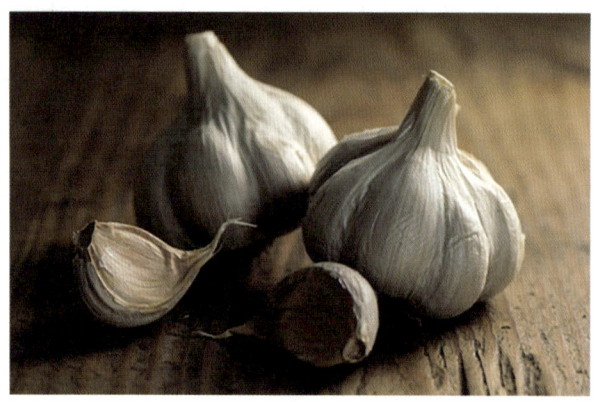

(출처: gettyimages.com)

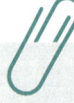

마늘의 효능

- 혈중 콜레스테롤 수치를 낮춰준다.
- 감염이나 염증을 줄여준다.
- 감기나 독감에 좋다.
- 간의 해독에 좋다.
- 충혈을 완화시킨다.
- 피부를 재생시킨다.
- 혈행을 개선한다.
- 항균 및 항암 효과가 탁월하다.

자연치유력을 높이는 식품들을 섭취하는 목적은 우리 몸의 세포 하나 하나에 내장된 DNA의 정보가 원활하게 돌아갈 수 있도록 몸의 영양과 면역력의 밸런스를 잡아주는 데에 있다. 질병은 이러한 유전 정보가 어긋나거나 왜곡될 때 발생하기 때문이다. 유전자gene는 모든 생명의 탄생genesis의 토대가 되는 기본단위다. 유전자는 생명을 탄생시키고 생명을 유지하는 모든 정보를 담고 있다. 그 정보는 자가 복구 시스템이라고 불리는 자연치유력을 탑재한 메커니즘을 갖고 있다. 따라서 유전자에 변이가 발생하거나 유전자가 파괴되면 적절한 정보를 전달할 수 없게 되며, 이로 인해 우리는 병에 걸리고 죽게 된다. 오늘부터 건강에도 좋고 자연치유력도 높이는 음식을 한두 개씩 꾸준히 섭취해 보는 건 어떨까?

8장
면역력 강화와 건강기능식품

"치유의 기술은 의사가 아닌 자연에서 나오는 법이다."
파라켈수스

질병이 엄습한 도시인의 현주소

2014년, 서울 시내 한 월세방에서 병든 노모를 모시고 어렵게 살다 결국 세상을 떠나보내고 혼자 남겨진 노년의 아들이 스스로 목숨을 끊는 일이 일어났다. 치매에 노환으로 거동조차 불가능했던 노모의 똥기저귀를 갈며 죽음의 문턱까지 극진히 수발했던 아들은 68세 노인이었다. 그 역시 고혈압과 당뇨를 비롯하여 각종 기저질환으로 신음하고 있었다. 비극이 아닐 수 없다. OECD 국가 중에서 자살률이 10년째 1~2위를 오가는 우리나라의 현주소를 극명하게 보여주는 사례라고 할 수 있다. 그 중에서 노인 자살률은

10만 명 당 거의 80명에 육박한다. 노인을 위한 나라는 없다! 그런 그는 떠날 때 우리의 심금을 울리는 유서를 한 통 남겼는데, 사실 그건 유서라고 부를만한 수준도 못 되는, 세 마디 당부에 불과했다. "고맙습니다. 국밥이나 한 그릇 하시죠. 개의치 마시고."

그렇게 쓰인 봉투 안에는 장례비와 밀린 월세, 공과비로 백만 원이 들어 있었다. 편지봉투에 볼펜으로 정성들여 쓴 그의 유언은 부득이하게 자신의 주검을 처리할 익명의 사람에게 세상을 떠나면서도 끝까지 인간으로서 최소한의 예의를 잃지 않기를 바랐던 그의 마지막 인사였다. 그는 현대인들에게 행복이 무엇인지, 건강이 무엇인지 경험에서 우러나온 자신의 지혜를 전하기 위해 한 통의 편지를 쓴 셈이다. 동시에 우리 사회에 건강과 복지, 질병과 행복이라는 묵직한 질문을 던졌다. 그리고 그 봉투 안에는 건강과 삶의 질 사이의 상관관계가 얼마나 중요한지 말해주는 실물교훈이 담겨 있었다.

최근에는 노인들의 고독사가 큰 이슈가 되고 있다. 옆나라 일본의 경우, 노인 고독사는 이미 심각한 사회적 문제로 대두된지 오래다. 임종을 지켜보는 사람조차 없이 발견되지 않다가 사망한 지 수개월이 지나 썩다 못해 앙상한 미라가 되어버린 독거노인들이 적지 않다. 빠르게 초고령사회로 진입하면서 우리나라 역시 그 전철을 밟고 있다. 우리나라의 경우 2018년 통계에 따르면, 10명 중

1명꼴로 독거노인이었고, 독거노인 수급자 94만859명 중 경로당이나 노인정 같은 기본적인 사회 활동에 전혀 참여하지 않는 노인들이 48만5,006명으로 전체 51.5%에 달했다. 쉽게 말해, 독거노인 2명 중 1명은 일체 사회 활동에 참여하지 않는다는 말이 된다. 이들이 고독사 위험군에 속하는 이들이다.

　노인들이 질병에 걸리면 당장 삶의 질이 저하된다. 생활수준과 달리 삶의 질은 단순히 물질적인 측면뿐 아니라 정신적 측면, 육체적 측면, 사회적 측면까지 모두 고려된다. '산 개 새끼가 죽은 정승보다 낫다.'고 아무리 천하를 얻고도 정작 자신이 건강하지 못하면 물질을 제대로 누리지 못할 게 뻔하다. 특히 21세기 더 이상 생존을 걱정하지 않아도 되는 풍요의 시대에 삶의 질은 개인의 건강으로 좌지우지되는 경우가 많다. 그 이유는 가장 기초적인 욕구가 건강이고, 그 다음으로 물리적 욕구, 사회적 욕구가 그 뒤를 따르기 때문이다. 보통 건강의 욕구, 신체적 요인에는 한 개인의 신체 및 정신적 건강 상태를 평가하는 항목으로 현재의 건강 상태와 이용 가능한 의료서비스, 건강을 유지하기 위한 지식과 노력 등이 포함된다. 건강과 개인의 안전을 평가하는 지표에는 객관적 지표와 주관적 지표가 존재한다.

　객관적 지표가 한 나라의 국민들의 건강을 결정하는 사회적 요소를 나타낸다면, 주관적 지표는 한 개인의 육체적, 정신적 건강

상태를 결정하는 개인적 요소다. 사회적 요소를 결정하는 일이 정치가와 입법가들이 할 일이라면, 개인적 요소를 결정하는 일은 오로지 개인들의 몫이다. 물론 사회를 구성하는 개인들에게 건강에 대한 교육과 공론화를 시켜주는 건 일정 부분 사회의 몫이겠지만, 사실 그것조차도 각 개인의 판단에 맡겨지기 때문에 건강의 주관적 지표는 한 사람 한 사람의 몫으로 남는다.

건강에 대한 객관적 지표와 주관적 지표

객관적 지표	주관적 지표
기대수명 교통사고 사망률 암 사망률 흡연/음주 인구 인구 천 명당 병원/병상 수 건강검진 수검률 등...	질병 유무 건강 수준 신체활동 실천율 의료시설 만족도 스트레스 지수 정신적 안정감 등...

질병이란 무엇인가

건강은 단순히 질병이 없는 상태가 아니다. 세계보건기구WHO는 건강에 대해 다음과 같이 정의하고 있다. '건강은 단순히 질병이나 허약함이 없는 상태가 아니라 신체적, 정신적, 사회적으로 완전한 안녕의 상태다.' 누구나 알다시피 질병은 영어로 '디지즈disease'라고 한다. 신체적으로 건강하고 정신적으로도 평온한 상태를 이즈ease라고 하는데, 영단어 디지즈는 말 그대로 몸과 마음이 모두 편한 상태에서 거리가 먼 것을 의미한다. 질환을 의미하는 영단어 일니스illness도 넓은 의미의 질병에 포함될 수 있을 것이다. 일상에서는 병sickness이라는 가벼운 단어도 있다. 한자로 병病은 갑골문에서 아파서 침대에 누워 땀을 흘리고 있는 사람으로 등장한다.

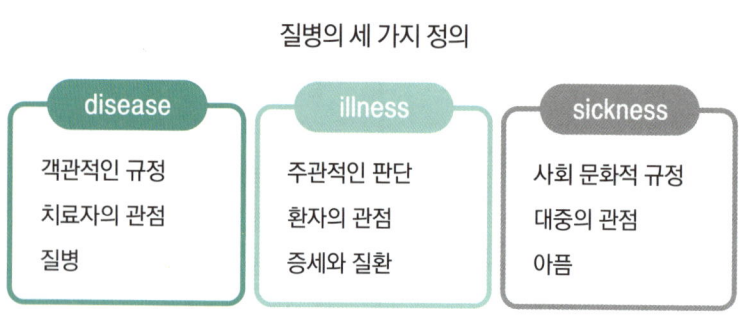

질병의 세 가지 정의

disease	illness	sickness
객관적인 규정	주관적인 판단	사회 문화적 규정
치료자의 관점	환자의 관점	대중의 관점
질병	증세와 질환	아픔

 질병을 원인별로 구분하면, 교통사고나 낙상, 화상, 자상 등 외상에 의한 질병, 탄저병이나 콜레라, 한센병, 디프테리아 등 세균 감염에 의한 질병, 인플루엔자, 조류독감, 신종플루, 노로바이러스, 코로나 바이러스 등 바이러스 감염에 의한 질병, 잘못된 생활습관으로 인해 발병하는 암이나 당뇨병, 고혈압, 고지혈증, 비만, 뇌혈관계질환 등 생활에 의한 질병으로 나눌 수 있다. 물론 질병에

유전적 요인도 작용할 것이다. 가계에서 심장질환으로 죽은 사람이 있다면, 나 역시 심장질환에 걸릴 확률이 높다. 오늘날 지구상에 존재하는 모든 동식물은 린네의 분류 체계를 따른다. 도서관이 소장하고 있는 책들은 듀이의 십진분류법에 따라 분류된다. 마찬가지로 인간의 질병은 흔히 업계에서 '아이씨디ICD'라고 불리는 국제질병분류체계International Statistical Classification of Diseases에 의해 체계적으로 분류되어 있다. 세계보건기구가 마련한 ICD는 1949년에 출판된 ICD-6을 시작으로 1990년부터 현재까지 현장에서 ICD-10이 활용되고 있다. 우리나라 역시 이를 근거로 KCD가 만들어져 질병에 관한 정책과 관리 및 보험수가가 정해진다.

병에 걸리지 않는 사람은 이 세상에 없다. 누구나 한 번쯤은 아프며, 사실 자주 아프다. 인간은 평생 동안 질병과 건강 사이를 오간다. 인간에게 질병은 늘 곁에 따라다니는 존재다. 코로나-19의 경우를 보자. 이제 코로나 바이러스도 독감 바이러스처럼 우리 일상에 함께 공존하는 질병이 될 거라는 예측도 나온다. 질병은 인간 본질의 일부이며 인간이 가진 속성의 하나다. 질병이 있기 때문에 건강의 중요성을 알게 되며, 아프기 때문에 아프지 않는 방법에 골몰한다. 어윈 셔먼Irwin W. Sherman은 『세상을 바꾼 12가지 질병』에서 인간의 역사는 질병의 역사라고 단언한다. 질병은 인간과 함께 언제 어디서나 존재해 왔으며, 인류가 극복한 질병에 맞서 새로운 질병이 어김없이 생겨난다고 말한다. 그래서 저자는 단순히 과거의 질병을 정리하고 역사적 의의에 대해 정리하는 것은 무의미하다고 말한다. 정작 중요한 것은 질병에 맞서 싸우는 인류의 노력과 이를 통해 건강과 안녕을 영위하려는 인간의 욕망에 있다고 주장한다.

"질병의 증상을 완벽하게 억제한다는 것은 실제로는 몸의 치유 능력을 강제로 약화시키는 것을 의미한다. 질병의 증상은 그저 몸이 현존하는 불균형에 대하여 반응하고 있으며 스스로 치유하는 데 열중하고 있음을 나타내는 신호일 뿐이다. 의사가 '우리의 치료는 성공적이었다.'라고 말하는 것을 사실에 맞게 옮기면, '우리는 몸의 치유 노력을 성공적으로 중단시킬수 있었다.'가 될 것이다. 이와 같이 단지 증상만을 다스리는 치료법의 이면에 숨은 핵심은 바로 이것이다. 즉 질병의 증상을 없애거나 완화함으로써 질병을 치유하거나 통제할 가능성이 사라진다는 점이다. 통증, 감염, 발열, 염증과 같은 질병의 증상을 제거하고, 그럼으로써 몸이 스스로 치유하려는 노력을 완수하지 못하게 함으로써 생기는 유일한 결과는, 그의 건강이 평생 황폐화되는 부작용이다."[15]

1) 마이크로 건강과 매크로 건강

질병을 다스리기 위해서는 마이크로 건강과 매크로 건강이 모두 필요하다. 마이크로 건강이 우리 눈에 보이지 않는 몸 속 수천조 개의 세포 속에 들어 있는 유전자에서부터 건강을 유추해내는 관점이라면, 매크로 건강은 우리 눈에 보이는 신체의 부위와 몸을 둘러싸고 있는 환경에서부터 건강을 모색하는 관점이다. 마이크로 건강이 신체의 유전과 자연치유력을 최대치로 끌어올려 병을 치유하고 건강을 회복하는 데 목적이 있다면, 매크로 건강은 의학적 도움과 사회 환경적 인프라를 통해 환자를 수용하고 돌보는 데 목적이 있다. 마이크로 건강이 개인의 영역이라면, 매크로 건강은 사회의 영역이라고 할 수 있다.

마이크로 건강과 매크로 건강의 비교

마이크로 건강 micro-health	매크로 건강 macro-health
미시적 관점 개인의 영역 유전자와 건강 항체와 자연치유력	거시적 관점 사회의 영역 개인/집단의 건강 환경과 의료 시스템

 마이크로 건강과 매크로 건강은 보통 중첩되어 상호 보완적 성격을 띠지만, 가끔 충돌하는 양상을 지닐 때도 있다. 대표적인 사례가 바로 최근 사회적으로 문제가 되고 있는 코로나-19다. 각 개인이 코로나 바이러스에 노출되지 않도록 개인 방역을 철저히 하고 손 소독과 마스크를 실천하는 것이 마이크로 건강이라면, 정부나 지자체, 질본*이 방역 시스템을 만들고 코로나 바이러스가

---

* 최근 질병관리본부에서 질병관리청으로 승격했다.

사회에 확산되지 않도록 '사회적 거리두기'를 실시하는 것은 매크로 건강에 해당한다. 그런데 일부 국가에서 전 세계적인 팬데믹 상황에서 건강의 주체를 개인의 문제로 놓고 이해하면서, 정부나 관계기관의 정책을 따르지 않는 현상이 벌어졌다. 어떤 나라에서는 마스크 착용을 거부하는 피켓 시위를 벌이기도 했다.

아프면 자신만 손해다. 의료 정책을 세우고 시행하는 주체는 정부와 국가에 맡기고, 건강을 지키고 유지하는 주체는 나 자신이 되어야 한다. 사회구성원들 각자 하나하나가 마이크로 건강을 확보하지 못하면 개인들이 병에 걸리게 되고, 그러면 개인들이 이루는 사회 전체가 붕괴될 수 있기 때문이다.

2) 마이크로 건강의 중요성

인간의 몸은 하나의 우주(코스모스)와 같다. 밤하늘에 빛나는 별을 들여다보면, 끝없이 펼쳐진 광대한 우주에서 경외감마저 든다. 인체 역시 별처럼 영롱하게 빛나는 존재다. 특히 어마어마한 개수의 세포들의 면면을 살펴보면, 인간도 우주와 같다는 사실을 깨닫게 된다. 인간은 대략 60조 개의 세포들로 구성되어 있다고 한다. 이 세포들이 모두 유기적으로 연결되어 하나의 통일된 유기체가 생명을 이어가는 것이 바로 마이크로 건강이다.

미 할리우드 여배우로 오스카상도 수상한 전력이 있는 안젤리나 졸리가 유전자 검사를 통해 자신이 유방암에 걸릴 위험이 높다는 것을 알고 유방절제술과 난소제거술을 받았다는 사실을 언론이 대서특필했다. 그녀의 어머니와 이모, 할머니 모두 유방암으로 세상을 떠난 가족력이 있었다. 안젤리나 졸리의 DNA를 검사한 주치의는 그녀의 DNA 샘플에서 유방암 관련 질병을 일으키는 BRCA1이라는 유전자에서 돌연변이를 찾아냈다. 의사들은 그녀가 유방암에 걸릴 확률이 87%라고 추정했다. 또한 난소암에 걸릴 확률은 50%에 이르렀다. 모두 BRCA1이라는 유전자 돌연변이와 관련이 있었다. 만약 여러분들이라면 어떻게 하겠는가?

안젤리나 졸리는 자신의 사례를 통해 마이크로 건강의 중요성을 어필했다.

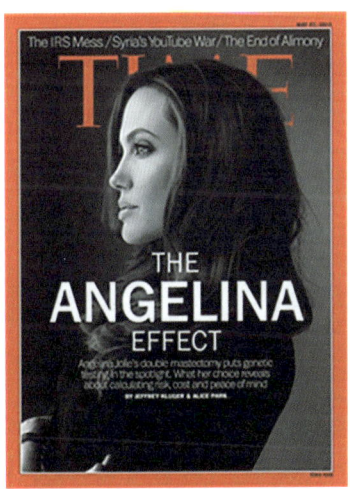

(출처: rsphealth.org)

졸리는 BRCA1과 BRCA2를 검사하는 비용이 전 세계 많은 여성들에게 여전히 커다란 걸림돌로 작용하고 있다는 점을 강조하면서 자신의 수술을 당당히 언론에 공개하고 사회적으로 의미 있는 대응을 촉구했다. 많은 여성들이 마이크로 건강에 관심을 기울이기 시작했고 유방암과 관련된 검사를 받기에 이르렀다. 심지어 일부 환자들은 BRCA를 '안젤리나 졸리 유전자'라고 지칭하고 그녀가 일으킨 사회적 파장을 '안젤리나 효과'라고 명명하기도 한다. 의학의 발달로 BRCA1 유전자의 돌연변이를 가지고 있는 여성들의 55~65%가 유방암의 위험을 안고 있으며, BRCA2의 경우에는 70세까지 유방암에 걸릴 위험이 45%에 이른다는 사실이 알려졌다. 졸리의 마이크로 건강이 매크로 건강에 영향을 미친 경우라 할 수 있다.

마이크로 건강은 유전뿐만 아니라 우리의 식습관, 포괄적으로는 생활습관과도 밀접한 관련이 있다. 우리가 무엇을 먹고 어떻게 사느냐가 우리의 세포와 DNA에 그대로 각인되고, 이는 우리의 건강, 또는 우리 자손들의 건강에 결과로 나타난다. 우리들 각자의 건강을 지키는 습관은 매크로 건강이 모두 채워줄 수 없는 영역에 속한다. 제아무리 의료 정책과 서비스가 갖추어진 사회라 해도 구성원 각자가 건강에 대한 인식이 높지 않다면, 사실 매크로 건강이 마이크로 건강을 위해 해줄 수 있는 일은 거의 없다.

약의 기능

　중세의 연금술사 파라켈수스는 "독성이 없는 약물은 없다. 모든 약은 곧 독이다."라는 유명한 명언을 남겼다. 모든 약은 다른 차원에서 보면 독인 셈이다. 더 큰 맥락에서 우리 입으로 들어가는 모든 음식은 어쩌면 다 독성을 가지고 있는지도 모른다. 중요한 것은 무엇을 먹느냐보다는 얼마의 양을 먹느냐에 있다. 그래서 파라켈수스는 "용량이 독을 만든다."고 말한 것이다. 하다못해 매일 아침 습관처럼 1잔씩 마시는 커피도 하루 75잔을 마시면 카페인 중독으로 사망에 이를 수 있다.

　매일 아무렇지 않게 먹었던 음식이 어느 날 아이를 갖게 되자 구역질 때문에 산모가 도저히 먹을 수 없는 음식으로 돌변하는 경우가 있다. 이른바 입덧morning sickness이다. 여성의 임산과 생리에 직접 관여하는 호르몬인 프로제스테론이 이런 현상을 일으키는 핵심 물질로 알려져 있지만, 입덧의 기본 구조는 사실 단순하다. 입덧은 음식에 들어있는 소량의 독소조차 태아에게 치명적인 피해를 입힐 수 있다는 산모의 생리적 표현인 셈이다. 심지어 엄마가 평소 좋아했던 음식에서 더 강한 구역질을 느끼기도 한다. 그만큼 몸은 독과 약의 미묘한 경계를 매우 정확하게 이해하고 있다.

　그래서 일찍이 약을 뜻하는 그리스어로 '파르마콘pharmakon'이라는 단어가 있는데,* 이 단어는 동시에 문맥에 따라 독을 의미하기도 한다. 잘 처방하면 약이 되지만, 잘못 처방하면 독이 되는 것이다. 나에게 약이 되는 물질도 얼마든지 남에게 독이 될 수 있다. 나에게 좋은 약이라고 무턱대고 남에게 추천해서는 안 되는 이유다. 그래서 우리 세대라면 누구라도 알 수 있는 유명한 말도 있지 않은가. '약은 약사에게 진료는 의사에게.'

약은 언제부터 시작되었을까? 인류가 약을 처음 사용한 때는 정확히 알 수 없으나, 약초의 용례를 익히고 효능을 검증하면서 매우 천천히 인류가 약의 가치를 알아가지 않았을까 싶다. 원시시대의 동굴 벽화를 보면 누워있는 환자에게 사제가 쓴 풀뿌리를 먹이거나 향을 피우는 그림이 등장하는데, 이는 아마도 인류 최초의 약이 아니었을까 조심스럽게 추정할 뿐이다. 고대 이집트인들의 파피루스를 보면 피마자기름을 하제로 사용한 기록이 등장한다. 또한 중국 진한시대에 만들어진『신농본초경神農本草經』에는 360여 종의 생약이 수록되어 있다. 근대적 의약학의 수립은 19세기 후기에 와서야 이루어졌다. 유기화학의 발달에 힘입어 새로운 물질을 합성하는 방법으로 약이 탄생하게 되었고, 비로소 대량생산이 가능하게 되었다. 최근에는 화학적 합성으로 만들어진 의약품 외에 유전자 재조합 기술, 세포배양 기술 등을 이용하여 만들어진 바이오 의약품도 널리 사용되고 있다.

---

* 이 단어에서 오늘날 약국, 약 조제실을 뜻하는 파머시(pharmacy)라는 단어가 파생했다.

병을 치료하는 방법은 다양하다. 한의학에서는 '약(탕제)으로 치료하면 하수, 침으로 치료하면 중수, 음식으로 치료하면 고수'라는 말이 있다. 치료의 수위를 논의하는 게 무의미하지만, 약이 반드시 필요한 경우가 있다. 약을 먹지 않고 버티는 것이 능사가 아니다. 정확한 함량과 용량을 지킨 약물의 사용은 병을 치료하고 건강과 생명을 지키는 파수꾼의 노릇을 한다. 이번 장에서는 마이크로 건강을 살리는 방법의 하나로 건강기능식품에는 어떠한 것들이 있고, 내 몸에 맞는 건강기능식품은 어떻게 찾고 어떻게 섭취해야 하는지 살펴보도록 하자.

건강기능식품, 알고 먹자

요즘 건강기능식품의 인기가 대단하다. 최근 프로바이오틱스와 크릴오일에 대한 광고가 건강기능식품 광고의 대부분을 차지하고 있는 것 같다. 대체 건강기능식품이란 무엇일까? 「건강기능식품에 관한 법률」 제3조 1호에 따르면, 건강기능식품이란 인체에 유용한 기능성을 가진 원료나 성분을 사용하여 제조가공한 식품을 말한다. 여기서 '기능성'이란 인체의 구조 및 기능에 대하여 영양소를 조절하거나 생리학적 작용 등과 같은 보건 용도에 유용한 효과를 얻는 것을 말한다. 한 마디로 건강기능식품은 건강을 유지하는데 도움을 주는 원료나 이를 가공한 식품이다.

식품의약품안전처는 동물시험, 인체적용시험 등 과학적 근거를 평가하여 기능성원료를 인정하고 있으며, 건강기능식품은 이런 기능성원료를 가지고 만든 제품을 통칭한다. 건강기능식품은 「건강기능식품에 관한 법률」에 따라 일정 절차를 거쳐 만들어지는 제품으로서 '건강기능식품'이라는 문구 또는 '인증마크'가 붙는다. 이러한 점에서 '건강식품', '자연식품', '천연식품'과 같은 명칭은 '건강기능식품'과는 엄연히 다르다. 모든 건강기능식품에는 기능성원료의 '기능성'이 표시되어 있다. 그렇다고 건강기능식품이 의약품인 건 아니다. 건강기능식품의 기능성은 의약품과 같이 질병의 직접적인 치료나 예방을 하는 것이 아니라 인체의 정상적인 기능을 유지하거나 생리기능 활성화를 통하여 건강을 유지하고 개선하는 것을 말한다. 좀 더 자세히 살펴보자.

1) 건강기능식품은 무엇인가

보통 건강식품에는 다음의 세 가지 종류가 있다. 일반 건강식품, 건강증진식품, 건강기능식품 등이다. 일반 건강식품은 건강에 도움이 되는 재료를 원료로 한 모든 제품을 말한다. 흔히 인삼이나 홍삼, 마, 오가피, 복분자 등 원료를 지칭하는 경우가 많으며 이 건강원료들을 1차적으로 가공하여 내놓은 제품까지를 포괄한다. 반면 건강보조식품은 건강에 도움이 되는 원료로 만든 제품으로 1~2차 가공을 통해 만들어진 건강제품을 지칭한다. 반면 건강기능식품은 그 중에서도 건강상 효과를 인증기관에서 인정받은 제품을 말한다. 건강에 도움이 되는 성분이 들어 있지만 식품의약품안전처에서 기능성이나 안전성을 인정받지 못한 경우 일반 식품에 속하게 된다. 따라서 '건강기능식품'이라는 명칭이 붙은 제품은 우선 믿고 복용할 수 있다고 보면 된다. 예를 들면, 아래와 같은 인증마크나 건강기능식품협회 마크가 있으면 일단 제품의 효과를 믿을 수 있다.

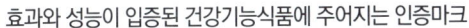

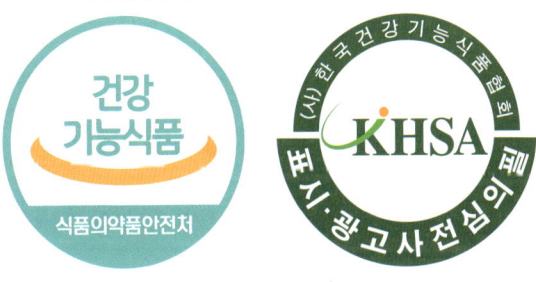

(출처: khsa.or.kr)

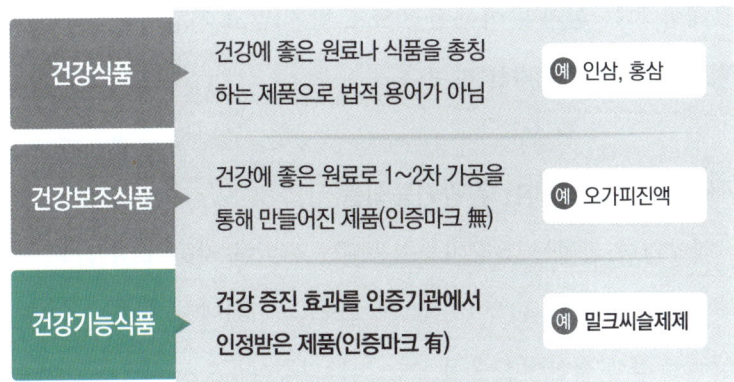

하지만 건강기능식품은 약이 아니다. 건강기능식품은 건강을 증진시켜주는 역할을 하는 식품으로 병을 치료하는 의약품과는 질적으로 다르다. 건강기능식품을 팔면서, "이거 약이야."라고 팔면 안 된다는 이야기다. 물론 건강기능식품을 먹으면서 마치 약을 먹어서 병이 낫는 것과 같은 결과를 기대해서도 안 된다. 건강기능식품의 목적은 건강을 지키고 발병을 예방하는 차원에서 도움이 되고자 복용하는 보조제일 뿐이다. 여기서 기능 보조라는 말은 인체의 구조나 기능에 대해 영양소를 조절하거나 생리학적 작용 등 건강 증진에 유용한 효과를 내는 것을 의미한다.

한 마디로 건강기능식품과 의약품은 트랙 자체가 다르다! 동일한 영양소라도 치료를 목적으로 사용하고자 한다면 건강기능식품이 아닌 의약품으로 허가 절차를 다시 밟아야 한다. 비록 원료가 동일하더라도 사용 목적에 따라 일반의약품이나 건강기능식품으로 허가가 다르게 날 수 있는 것이다. 당장 약을 복용하여 병을 치료해야 하는 환자가 아무런 치료도 받지 않고 건강기능식품이나 먹고 있으면 안 된다는 말이다.

2) 식약청이 권하는 건강기능식품

식약청이 권하는 건강기능식품에는 어떠한 것들이 있을까? 간편하게는 식약청 홈페이지(www.mfds.go.kr)에서 찾을 수 있다. 일예로 혈행 개선에 도움을 주는 건강기능식품으로 식약청은 EPA

및 DHA가 함유된 제품, 영지버섯 자실체 추출물, 은행잎 추출물을 권하고 있다. 혈행血行이란 혈액이 혈관을 통해서 신체의 각 부분으로 이동하는 흐름이다. 이해를 돕기 위해 수도관의 비유를 들어 보자. 새로 교체한 수도관이 깨끗하고 막힘이 없을 때 물이 잘 빠질 것이다. 하지만 시간이 지나며 이물질이 끼고 녹슬고 한두 곳이 막히면 물이 잘 흐르지 못할 것이다. 혈관도 마찬가지다. 혈전이나 지방이 혈관에 축적되면서 그 흐름이 원활하지 않을 때 동맥경화나 뇌졸중 등의 심혈관계질환이 발생할 수 있다. 머리카락으로 막힌 세면대의 하수관을 떠올려 보라. 하수관을 통과하지 못한 물이 흥건히 고이면 뚫어뻥 같은 제품을 사용해서 막힌 부분을 녹여야 할 것이다. 이처럼 막힌 혈관을 뚫어주고 혈행을 개선해주는 게 바로 EPA와 DHA라는 물질이다. 과연 EPA와 DHA는 무엇일까?

1970년대 초반 그린란드에 살고 있는 이누이트인들을 역학 조사하던 덴마크의 요른 다이어베르크Jorn Dyerberg는 이누이트인들의 식단에서 매우 흥미로운 사실을 발견했다. 평소 채소를 거의 먹지 않고 물개와 고래, 기타 생선을 주식으로 하는 고지방 식생활에도 불구하고 서구와 달리 이누이트인들 사이에서 동맥경화나 뇌경색, 심근경색 등의 심혈관계질환이 거의 일어나지 않는다는 점이었다. 흥미로운 사실은 그린란드의 이누이트인들이 덴마크 코펜하겐으로 이주하여 살면 서구의 대도시 사람들과 똑같이 심장질환에 걸린다는 점이었다. 다섯 차례나 그린란드 현지 조사를 통해 그가 밝힌 결론은 이누이트인들이 평소 섭취하던 생선을 통해 오메가-3 지방산omega-3 fatty acids인 EPA와 DHA를 꾸준히 복용하고 있었기에 관상동맥질환을 피해갈 수 있었다는 것이었다. 기름이라도 다 같은 기름이 아니었던 것이다.

'오메가-3의 아버지' 요른 다이어베르크(좌)와
오메가-3와 뇌 건강의 상관성을 입증한 마이클 크로포드(우)

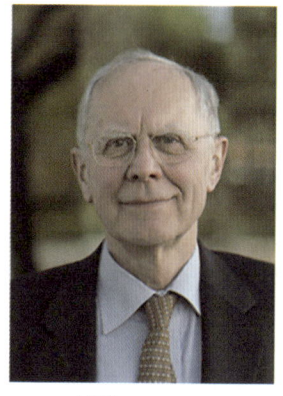 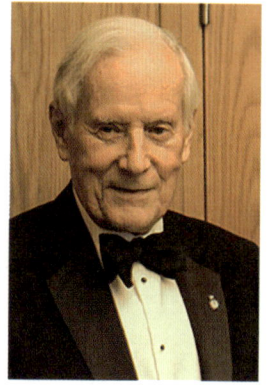

(출처: nutraingredients-usa.com(좌), ibchn.org.uk(우))

1989년, 영국에 소재한 뇌화학인간영양연구소 소장인 마이클 크로포드 교수는 오메가-3 지방산이 인간의 뇌 발달에 직접적인 연관성이 있다는 연구 결과를 발표했다. 뇌는 5억 년 전 DHA와 해양 영양소를 이용해 바다에서 진화했고 지금도 같은 영양소를 필요로 한다는 것이다. 그는 인간의 지질이 약 6억 년 전 캄브리아기 때 공기 중 산소 농도가 최고 수준에 도달한 직후 일어난 '진화의 결정적 요인'이었다고 주장한다. 이후 진화의 과정에서 지질의 하나인 DHA는 어류나 조류, 포유류처럼 다양한 종에서 신경계 조직들을 개발하는 데 핵심 자원이 되었다는 것이다. 등푸른 생선에서 주로 발견되는 오메가-3 지방산의 하나인 DHA가 인간의 진화에도 깊이 관여한 셈이다. 물고기가 사람을 사람답게 만든 것이다! 그의 주장으로 세계는 DHA의 중요성을 깨닫고 세계 각국의 연구진들이 DHA의 효용성을 연구하는 계기가 되었다.

우리 몸의 지질을 이루는 지방산에는 크게 포화지방산과 불포화지방산으로 나뉜다. 포화지방산은 주로 버터나 돼지기름 같은 동물성 기름에 많은데, 간에서 콜레스테롤을 합성하는 원료로 체내에서 에너지원으로 쓰인다. 체온 조절이나 세포막 생성 등 중요한 기능을 하지만, 지나치게 섭취하면 잉여 콜레스테롤이 혈관을 막아 동맥경화증이나 뇌졸중, 비만 등을 일으킨다. 포화지방산은 상온에 두면 바로 굳어버리는 특징이 있다. 우리가 매스컴을 통해 자주 듣는 트렌스지방 역시 포화지방산에 속한다. 반면 불포화지방산은 상온에서 액체의 형태로 존재하며 HDL 콜레스테롤 수치를 높이고 혈관을 청소하며 동맥경화를 촉진하는 콜레스테롤을 간으로 이동시켜 심혈관계질환을 예방해준다. 등푸른 생선과 견과류에 많으며, 각각 아이코사펜타엔산eicosapentaenoic acid과 도코사헥사엔산docosahexaenoic acid의 약자인 EPA와 DHA도 불포화지방산에 포함된다.

쉽게 말해서, 육류, 유제품, 코코넛 기름 등에 들어 있는 포화지방산이나 마가린과 같은 트랜스지방산은 나쁜 지방질에 속하며 생선기름이나 올리브유에 들어 있는 불포화지방산은 좋은 지방질에 속한다. 가급적 포화지방산의 섭취를 줄이고 DHA와 EPA와 같은 고도불포화 오메가-3 지방산 섭취가 필요하다. 특히 DHA는 사람 뇌의 전두엽에 20~25% 정도 함유되어 있으며, 망막에도 동일한 비율로 존재하고 있어 뇌 건강 및 망막과 관련된 고유한 기능을 가지고 있는 것으로 학자들은 보고 있다.

포화지방산	불포화지방산
나쁜 지방산 상온에서 고체로 변함 팜유, 야자유, 돈지(라드), 우지, 버터, 마가린 등에 풍부 트렌스지방산, 미리스트산 등	좋은 지방산 상온에서 액체 상태로 있음 고등어 같은 등푸른 생선, 아마씨 같은 견과류에 풍부 EPA, DHA, 리놀렌산 등

EPA와 DHA는 또한 혈행 개선에도 탁월한 효과가 있는 것으로 알려졌다. 혈액을 구성하는 혈장 및 혈구세포가 혈관을 흐르며 혈류의 항상성을 유지하고 혈관의 손상된 부위나 염증 부위에서 정상적인 지혈과 보호 작용을 함으로써 혈행을 원활하게 한다. 그런데 혈

장 내의 응집력이 지나치게 활성화되거나, 과도한 지혈 작용 및 혈괴의 생성은 혈행을 방해하여 혈전과 같은 병변을 유발한다. 이때 EPA는 혈중 중성지질을 감소시켜 혈소판의 응집과 혈관 수축을 억제해 원활하게 혈행을 순환할 수 있게 도와주는 역할을 하고, DHA는 적혈구의 탄력성을 높여 혈행에 도움을 주고 심장을 튼튼하게 만들어준다.

이 밖에 '불로장생의 불로초'로 불리는 영지버섯도 혈행에 도움을 주는 대표적인 건강기능식품이다. 영지에 포함된 감마리놀렌산은 오메가-6 지방산의 일종으로 식약청에서 인정한 혈행 개선 기능성 원료로 꼽힌다. 혈중 콜레스테롤 수치를 낮춰주는 효능과 함께 혈소판 응집 속도를 감소시켜 전체적으로 혈행을 개선시킨다. 은행잎 추출물 역시 혈행 개선에 도움을 주는 물질로 허가를 받았다. 건강기능식품이 아무리 좋다고 해도 자신의 건강과 상황에 맞춰 적절하게 복용해야 한다. 혈행 개선에 도움을 주는 제품들은 혈액을 묽게 하므로 아스피린과 같이 혈소판을 억제하는 약물과 함께 사용하면 출혈의 위험이 증가할 수 있다. 혈액이 과도하게 묽어지면 출혈이 일어나도 지혈이 안 되기 때문에 주의해야 한다. 특히 수술을 앞두고 있는 환자라면 대략 2주 전부터는 혈행 개선 건강기능식품들은 섭취하지 않는 게 좋다.

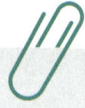

혈행 개선에 도움을 주는 건강기능식품

EPA, DHA 함유 음식
영지버섯 자실체 추출물
은행잎 추출물

한편 장 건강 도움을 주는 건강기능식품으로 식약청은 프로바이오틱스와 알로에겔, 알로에 전잎, 프락토 올리고당을 추천하고 있다. 최근 프로바이오틱스의 인기가 하늘을 찌르고 있다. 프로바이오틱스는 2014년부터 매출액이 꾸준히 증가하여 전체 건강기능식품 중에서 홍삼 다음으로 가장 많이 판매되는 건강기능식품이었다. 2018년 총 매출 2,994억 원을 기록하며 전년도 대비 매출 성장률이 37.7%에 육박할 정도다. 이렇게 프로바이오틱스 제품의 인기가 급상승하게 된 요인은 어디에 있을까? 무엇보다도 한국인의 식단이 서구화되었다는 데에 있을 것 같다. 고단백 식사와 육류, 기름진 음식, 가공 정제 식품 등 장 건강을 위협하는 식단이 우리나라 국민들에게 프로바이오틱스의 필요성을 강하게 어필했던 것이다. 그렇다면 프로바이오틱스란 무엇일까?

프로바이오틱스probiotics는 장내에서 활동하는 다양한 유익균을 통칭하는 이름이다. 마치 오메가-3가 단일한 하나의 물질이 아니라 여러 불포화지방산들을 통칭하는 이름이듯, 식약청이 인정한 프로바이오틱스만 해도 수십 종이 넘는다. 대중들에게는 예전부터 유산균이라는 이름으로 많이 알려졌다. 시중에서 판매되는 프로바이오틱스 중에는 이 중에서 한두 가지 균만 들어있는 것도 있지만, 수십여 종을 담은 제품도 있는 이유가 바로 이 때문이다. 따라서 섭취하기 전에 균마다 다른 기능들을 알아두고 자신의 건강 상태에 맞게 복용하는 게 지혜롭다. 콜레스테롤 수치를 개선하는 제품에서부터 아토피 같은 면역질환을 개선하고 장질환 및 변비, 설사를 개선하는 제품에 이르기까지 그 용도와 기능이 다양하다.

일예로 우리가 흔히 TV나 매스컴을 통해 듣는 것들 중에 락토바실러스lactobacillus라고 불리는 균이 있다. 얼마 전 모 유산균 제품에 들어있다는 광고가 전파를 타면서 건강에 관심이 많은 독자들이라면 한두 번쯤 이 락토바실러스균에 대해 들어보았을 것이다. 락토바실러스균은 소장에서 당류(탄수화물)를 젖산으로 발효해 에너지를 얻는 유산균으로 자연적 향균 물질을 생성해 장내 유해균의 증식을 억제한다. 식약청으로부터 면역력을 높이고 항균물질을 형성하며, 장내 세균을 정상화하여 유해균의 생성 억제하는 효능이 있는 것으로 인정받고 있다. 특히 한국인들의 식탁에 빠지지 않는 김치를 발효시키며, 임산부의 모유로 태아에게 들어가는 최초의 면역균의 하나가 락토바실러스균으로 알려져 있다.

반면 모 유산균 음료 때문에 알려진 비피더스균bifidus은 대장에서 활동하는 균으로 대장균의 증식을 억제하고, 장 운동과 배변 활동을 강화하는 효능이 있다. 설사나 장염, 과민성대장증후군 개선에 도움이 되며, 비타민 B1과 B2, B6, B12 등을 합성하는 동시에 장내 환경을 산성화시켜 외부에서 유입되는 병원균의 번식을 억제하는 역할도 한다. 최근에는 한국인 신생아의 장에서 얻은 비피더스 유산균이 음식 알레르기 반응을 낮추는 효과가 탁월하다는 사실도 밝혀냈다. 비피더스균 역시 락토바실러스균처럼 모유를 통해 태아에게 전달되며, 락토바실러스균과 함께 유산균으로 분류되어 다양한 요구르트 음료에 첨가된다.

이 외에도 프락토올리고당fructooligosaccharides도 장 건강에 도움을 주는 건강기능식품으로 식약청의 허가를 받았다. 올리고당은 2~10개의 당류로 구성된 혼합물로서, 정제 설탕을 대신하는 단맛 기능을 가지고 있어 1980년대부터 일본에서 식품 첨가물로 사용되어 왔다. 프락토올리고당은 위산에 의해 분해되지 않고 소장까지 도달하여 비피더스균이나 유산균에 의해 대사된다. 대장에서 유산균의 먹이가 되는 셈이다. 결국 프로바이오틱스 제품과 함께 프락토올리고당을 섭취하면 훨씬 정장기능이 활발해진다. 이 밖에 알로에겔이나 알로에 전잎도 장 건강에 도움을 주는 대표적인 식품이다. 알로에겔은 스트레스나 식습관, 알코올에 의한 위궤양과 위염에 효과가 있는 것으로 알려졌다. 잦은 설사나 복통으로 고생하는 이들에게 대변의 수분 보유력을 향상시켜 원활한 장운동을 돕기도 한다. 이 외에도 피부 보습효과와 면역력 증가에도 효과가 있다.

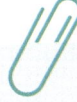

장 건강에 도움을 주는 건강기능식품

프로바이오틱스
알로에겔, 알로에 전잎
프락토올리고당

면역력 증진에 도움을 주는 건강기능식품에는 어떤 것들이 있을까? 식약청은 인삼과 홍삼, 클로렐라를 꼽았다. 인삼은 특히 오래전부터 우리나라에서 재배되어 온 대표적인 건강기능식품이라고 할 수 있다. 『본초강목』을 보면, 14세기말 개성 부근에서 인삼을 재배한 기록이 있는 것으로 보아 선조들이 씨를 뿌리고 재배, 수확한 역사가 꽤 길다고 유추할 수 있다. 인삼의 효능에 대해서는 예로부터 한방의학에서 수천 년 동안의 경험에 의하여 그 약효가 특출한 것으로 인정받아 왔다. 특히 인삼의 주요 유효성분 중에 진세노사이드ginsenoside로 명명되는 총 30여 종의 사포닌 성분이 있는데, 이는 강장, 강정, 건위 정장제로 피로 회복과 보혈 및 식욕 부진,

갱년기 장애, 류머티즘, 성무력증 등에 탁월한 약효가 있다. 인삼은 가공 방법에 따라 수삼, 홍삼, 백삼, 태극삼 등 크게 4가지로 구분되는데, 홍삼이란 수삼을 껍질 그대로 찌고 건조시켜 수분 함량이 14% 이하가 되도록 가공한 삼으로 보통 추출물을 가공하는 형태로 판매되고 있다.

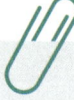

면역력 증진에 도움을 주는 건강기능식품

인삼
클로렐라
홍삼

건강기능식품을 고를 때에는 주의할 사항이 있다. 무엇보다 건강기능식품은 일반식품과 달리 섭취량과 방법이 정해져 있으므로 라벨에 표시된 섭취 방법과 주의사항을 반드시 확인해야 한다. 건강기능식품 라벨에는 1일섭취량과, 섭취 방법, 기능성분 함량, 섭취 시 주의사항, 알레르기 주의 표시, 보관 방법, 유통기한 등이 적혀 있다. 건강기능식품으로 식약청의 허가를 받았는지, 제조사가 건강기능식품협회 회원사인지 인증 마크를 확인하는 것도 좋은 방법이다. 아무리 건강에 좋은 식품이라 해도 체질과 상황에 맞게 선택해야 한다. 질병이 있거나 특이체질이 있는 경우, 건강기능식품을 섭취하기 전에 의사나 전문가와 상담한 후에 복용할 것을 권장한다. 그 밖에 건강기능식품의 정보를 알려면 식약청 홈페이지를 살피는 것도 좋은 방법이다. 건강기능식품은 안전성이 확인된 제품이지만, 개인별 특이체질 등 다양한 원인에 의해서 몸에 이상이나 불편함을 느낄 수 있다. 이러한 증상을 느낄 때는 바로 복용을 중단하고 주치의를 통해 상담을 받는 게 안전하다.

건강기능식품 라벨에는 다양한 종류가 있다. 우리나라에서 유통되는 건강기능식품들의 종류는 엄청난데, 그것들을 일정한 범주에 따라 분류한 것이 다음과 같다. 보통 식약청에서 인증한 건강기능식품은 GMP 마크를 받는다. 건강기능식품협회가 인증한 제품에는 KHSA 마크가 주어진다. 여기에 이력추적이 가능한 제품에 주는 마크, 제조부터 유통까지 전 과정 위생상태를 보고 주는 HACCP 마크, 그 밖에 종교적인 이유로 도축과 제조 과정에서 불결한 음식이 들어가지 않았고, 각 경전이 말하는 원칙에 따라 도축된 제품에 붙는 코셔 인증 마크와 할랄 인증 마크가 있다.

건강기능식품에 붙는 여러 종류의 인증 마크

GMP	건강기능식품 제조 및 품질 관리가 우수한 업체에 식약청이 주는 인증 마크
KHSA	건강기능식품의 제조 및 유통에 대해 건강기능식품협회가 주는 인증 마크
NSF	건강기능식품의 위생 항목에 관해 미국 국립위생협회(National Sanitation Foundation)가 주는 인증 마크
건강기능식품	식약청이 건강기능식품임을 인증한 마크
Traceability 이력추적	건강기능식품의 제조에서 유통, 판매까지 이력을 추적하여 관리한 제품에 식약청이 주는 인증 마크 (식품이력추적관리)
HACCP	식약청이 건강기능식품의 안전성을 보증하기 위해 생산에서 제조, 가공, 보존, 유통까지 모든 단계의 위생상태를 인증한 마크(식품안전관리인증기준)
K	유대인들의 식품 규정에 맞게 무독성, 무농약, 무화학으로 제조된 건강기능식품에 부여되는 인증 마크 (코셔 마크)
HALAL	무슬림들의 계율에 따라 도살, 처리, 가공된 식품에만 부여되는 인증 마크(할랄 마크)

3) 나에게 맞는 건강기능식품 고르기

건강기능식품을 고를 때 주의할 사항에는 어떠한 것들이 있을까? 첫 번째, 건강기능식품을 이루는 재료의 성분을 잘 들여다봐야 한다. 식약처장이 고시하거나 별도로 인정하는 원료가 아니면 아직 과학적으로 입증되거나 국가에서 인정한 것이 아니기 때문에 성분이 불분명하거나 약효를 과장한 제품일 수 있다. 식약청이 허가한 건강기능식품에는 '고시형 원료'가 들어있거나 '개별인정형 원료'가 포함되어 있어야 한다. 고시형 원료는 「건강기능식품공전」에 등재되어 있는 원료로 제조 기준이나 기능성 등 법이 정한 요건에 적합한 원료다. 반면 개별인정형 원료는 「건강기능식품공전」에 등재되어 있지 않지만, 사업자가 원료의 안전성과 기능성에 관한 자료를 제출하여 식약처장으로부터 인정을 받은 원료다. 이와 관련된 모든 정보는 한국건강기능식품협회 홈페이지(www.khsa.or.kr)를 가면 누구나 볼 수 있다.

참고로 식약청이 고시한 기능성을 가진 원료에는 다음과 같은 것들이 있다.

2016년 식약처장이 고시한 건강기능식품 원료 또는 성분 95종

구분	기능성을 가진 원료 또는 성분
영양소	○ 비타민 및 무기질(또는 미네랄) 25종: 비타민A, 베타카로틴, 비타민D, 비타민E, 비타민K, 비타민B1, 비타민B2, 나이아신, 판토텐산, 비타민B6, 엽산, 비타민B12, 비오틴, 비타민C, 칼슘, 마그네슘, 철, 아연, 구리, 셀레늄(또는 셀렌), 요오드, 망간, 몰리브덴, 칼륨, 크롬 ○ 필수지방산 ○ 단백질 ○ 식이섬유
기능성 원료	○ 인삼, 홍삼, 엽록소 함유식물, 클로렐라, 스피루리나, 녹차 추출물, 알로에전잎, 프로폴리스추출물, 코엔자임Q10, 대두이소플라본, 구아바잎추출물, 바나바잎추출물, 은행잎추출물, 밀크씨슬(카르두스 마리아누스)추출물, 달맞이꽃종자추출물, 오메가-3 지방산 함유유지, 감마리놀렌산 함유유지, 레시틴, 스쿠알렌, 식물스테롤/식물스테롤에스테르, 알콕시글리세롤 함유 상어간유, 옥타코사놀 함유유지, 매실추출물, 공액리놀레산, 가르시니아캄보지아추출물, 루테인, 헤마토코쿠스추출물, 쏘팔메토열매추출물, 포스파티딜세린, 글루코사민, N-아세틸글루코사민, 뮤코다당.단백, 알로에겔, 영지버섯자실체추출물, 키토산/키토올리고당, 프락토올리고당, 프로바이오틱스, 홍국, 대두단백, 테아닌, 엠에스엠(MSM), 폴리감마글루탐산, 마늘, 히알루론산, 홍경천추출물, 빌베리추출물, 라피노스, 크레아틴, 유단백가수분해물, 상황버섯추출물, 토마토추출물, 곤약감자 추출물 ○ 식이섬유(15종): 구아검/구아검가수분해물, 글루코만난(곤약, 곤약만난), 귀리식이섬유, 난소화성말토덱스트린, 대두식이섬유, 목이버섯식이섬유, 밀식이섬유, 보리식이섬유, 아라비아검(아카시아검), 옥수수겨식이섬유, 이눌린/치커리추출물, 차전자피식이섬유, 폴리덱스트로스, 호로파종자식이섬유, 분말한천

(출처: 「건강기능식품기능성 원료 인정 현황」)

의약품과 건강기능식품, 일반 식품을 구분해서 선택하는 것만큼 중요한 것이 올바르게 섭취하는 것이다. 간혹 건강기능식품이라고 하면 약이 아니라고 생각해서 많이 복용해도 문제가 없다고 생각하는 경우가 적지 않다. 하지만 건강기능식품에도 건강에 영향을 미치는 다양한 성분이 포함돼 있기 때문에 여러 제품을 동시에 섭취하거나, 기존에 복용하는 약과 함께 섭취할 경우 약끼리 서로 흡수를 방해하거나 체내에서 화학 반응을 일으켜 예상치 못한 결과를 초래할 수 있다. 특히 신장이나 간, 심장 기능이 떨어진 만성질환자는 약이 체내에서 대사되는 과정이나 체외로 배설되는 과정이 제대로 이뤄지지 않을 수 있다. 이러한 상황에서 건강기능식품이나 의약품을 함부로 섭취하면 약물 부작용이 생길 위험이 커진다.

면역력 강화, 건강기능식품으로

인류를 위협하는 것은 전쟁과 기아, 재앙만은 아니다. 인간은 평생 바이러스와의 전쟁을 해야 한다. 한 나라의 국력은 그 나라의 군사력에 있다는 이야기가 있다. 이를 건강에 적용해본다면, 한 사람의 체력은 그의 면역력에 있다고 할 수 있다. 내 몸의 전투력을 높이는 전략을 필자는 '우리 몸의 해자垓字를 파는 일'이라고 말한다. 해자가 넓고 깊을수록 우리 몸은 외부의 침략을 막아내는 더 견고한 난공불락의 성체가 될 것이다. 군사력을 증강시키기 위해 정부는 최신예 전투기와 탱크, 각종 정보 계측장비들을 구비하고 훈련된 정예군도 증원할 것이다. 몸의 면역력을 증가시키기 위해, 즉 우리 몸의 해자를 더욱 견고하게 파기 위해 우리는 일상에서 어떤 일을 할 수 있을까?

나라의 국력이 군사력에 달렸다면, 개인의 체력은 면역력에 달렸다

한 전문가에 따르면, 건강한 사람이라도 암으로 발전할 가능성이 있는 종양세포가 하루에 대략 3천 개 이상 생긴다고 한다. 놀라운 숫자다! 하지만 이 발암세포가 모두 종양으로 발전하지 않는 이유는 우리 몸의 건강한 면역력이 이들을 미리 공격하여 파괴하기 때문이다. 우리 몸이 병을 일으키는 외부 세균과 바이러스의 침입을 막아내는 면역력은 두 가지로 이뤄질 수 있다. 하나는 선천적인 면역력을 강화하는 방법이고, 다른 하나는 외부에서 면역력을 증가시킬 수 있는 건강기능식품을 몸속으로 투여하는 것이다. 우리 몸은 림프계와 백혈구가 몸에 침투한 각종 질병원pathogen들을 파괴하고 섬멸한다. 이들의 활약을 돕기 위해 우리는 앞서 언급한 것처럼 운동과 식이요법을 활용하게 된다. 이는 해자의 넓이를 넓히는 일이다. 하지만 바쁜 일상 중에 음식을 골고루 섭취하고 운동을 꾸준히 실천하는 게 쉬운 일은 아니다. 일상에서 실천할 수 있는 가장 쉽고 빠른 길은 건강기능식품을 정기적으로 섭취하는 것이다. 이는 해자의 깊이를 깊게 하는 일이다.

병원균 군대가 성체를 공격하는 공성전을 맞아서 성주城主인 개인이 할 수 있는 해자 파기는 두 가지 방식으로 전개된다. 첫 번째는 선천적인 면역력을 강화하여 해자의 넓이를 넓혀서 외부 병사들이 벽을 타고 기어오르거나 사다리를 걸치지 못하게 하는 것이다. 우리 몸은 적군과 아군을 구별할 수 있는 '피아식별' 기능을 갖추고 있다. 이를 의학적으로는 '항원-항체 반응'이라고 한다. 적진을 향해 화살을 쏘고 창을 던지는 것처럼, 항원에 대해 자가면역력이 들고 나가는 무기가 바로 항체antibody인 셈이다. 반면 백신이나 건강기능식품 같이 면역력을 위해 외부에서 신체에 투여되는 물질들은 아군을 돕기 위해 파견된 지원군 혹은 용병이라고 할 수 있다. 백신 주사를 맞아 몸에 항체를 미리 만들어두거나 건강기능식품을 꾸준히 섭취하여 면역력을 높이는 것이나. 이는 헤자의 깊이를 깊게 하는 작업이다. 이 작업은 반드시 해자를 넓히는 작업, 즉 운동과 식습관을 바꾸는 혁명과 함께 이루어져야 그 효과를 톡톡히 볼 수 있다. 절대 해자를 깊게 하는 작업만으로 면역력을 충분히 확보할 수 없다.

건강기능식품으로 면역력을 높이는 비결

기초 면역력	추가 면역력
해자의 넓이를 넓히는 작업	해자의 깊이를 늘리는 작업
선천적인 면역력이 증가	후천적인 면역력이 증가
꾸준한 운동	필수적인 백신 접종
건강한 식습관 혁명	꾸준한 건강기능식품 섭취

9장

식생활과 습관 혁명

"음식에 대한 사랑보다 더 진실한 사랑은 없다."
조지 버나드 쇼

습관의 힘, 건강은 습관으로 시작된다

일찍이 독일의 철학자 루트비히 포이어바흐Ludwig Feuerbach는 '인간은 그가 먹는 것 자체다.'라고 말했다.[*] 사람이 먹는 것은 무엇이든지 피와 살이 되기 때문에 이 말은 사실이다. 포이어바흐는 아마도 신체적인 건강과 행복이 균형 잡힌 식사에서 온다는 점을 강조하고 싶었던 것 같다. 건강한 피부와 치아를 위해 사람은 비타민과 미네랄을 필요로 한다. 적절한 양의 비타민과 미네랄을 섭취하지 않으면 대번 질병이 이르러 온다. 탄수화물과 지방은 신체가 일상생활을 영위하기 위해 필요한 에너지를 공급한다. 단백질은 몸의 세포와 조직을 만들고 튼튼한 오장육부가 만들어지고 회복

---

[*] Der Mensch ist, was er iβt.

하는 데 도움을 준다. 이 모든 것들은 우리 식단의 중요한 부분을 차지한다. 결국 우리가 육체적으로 건강해지려면 모든 영양소로 구성된 균형 잡힌 식사를 해야 한다. 우리는 우리가 먹는 것으로 이루어져 있기 때문이다.

『톰 소여의 모험』으로 유명한 미국의 소설가 마크 트웨인은 이렇게 말했다. "건강을 지키는 유일한 방법은 먹고 싶지 않은 것을 먹고, 마시고 싶지 않은 것을 마시고, 하지 않아도 될 일을 하는 것이다." 현대인들은 이 명언을 지키기 얼마나 힘든가! 우리는 먹고 싶은 것만 먹고, 마시고 싶은 것만 과도하게 마시며, 굳이 하지 않아도 될 일만 골라서 한다. 청개구리가 따로 없다. 우리는 마치 내일이 없는 것처럼 먹고 마시고 토하시 않은가? 고지혈증약을 달고 살면서도 단 10분이면 걸어갈 수 있는 거리도 꼭 차를 끌고 가고 스무 걸음이면 올라갈 수 있는 2층도 반드시 엘리베이터를 타야 직성이 풀린다. 올해는 꼭 금주 금연하리라 다짐해도 단 한 달도 지키지 못하고 숨겨둔 재떨이와 소주잔을 다시 찾고 있는 자신을 발견한다. 건강은 건강한 식생활에서 출발한다. 제아무리 좋은 약을 극성스럽게 골라 먹어도 좋은 음식, 양질의 식사를 하지 않으면 건강할 수 없다. 이번 장에서는 건강한 식생활에 대해 하나씩 알아보기로 하자.

식습관과 건강의 상관관계

마이크 애덤스Mike Adams는 "오늘날 95% 이상의 만성 질환이 그릇된 음식물 선택, 유독 성분, 영양 결핍, 신체 활동의 결핍으로 일어난다."고 말했다. 현대인들의 사망 원인 1위를 차지하는 암은 유전적 원인도 있겠지만 상당 부분 그릇된 음식물 섭취와 나쁜 생활 습관 때문에 온다. 미국 로마린다대학의 윌리엄 머독William G. Murdoch 박사는 이렇게 말한다. "질병의 원인은 두 가지다. 하나는 타고난 체질이고, 다른 하나는 생활 습관이다. 타고난 유전적 체질은 장전되어 있는 총과 같고 생활 습관은 뇌관을 때리는 방아쇠와 같다. 방아쇠만 당기지 않으면 총알이 발사되지 않는 것처럼, 병약한 체질을 유전적으로 타고났다 하더라도 생활 습관만 잘 들이면 발병하지 않을 수 있다."

유전이 장전된 총알이라면 생활 습관은 방아쇠와 같다

여기서 주의할 것은 유전성 질환과 가족력을 구분해야 한다는 사실이다. 가족 내에서 암이나 당뇨병 같이 특정 질병이 집중적으로 발생하는 경우를 가족력이 있다고 한다. 유전성 질환은 다운증후군이나 색맹, 1형 당뇨병처럼 부모 세대로부터 유전자를 받아 다음 세대에서 일어나는 것이고, 가족력은 생활 습관과 환경의 지배를 받는 후천적 질환을 일으키는 것이다. 부모 세대의 직업과 사고방식, 식습관, 생활 습관, 주거 환경 등을 자녀 세대가 함께 공유하고 있기 때문이다. 따라서 가족력은 생활 습관을 교정하거나 조기 진단을 통해 치료하면 얼마든지 예방이 가능하거나 적어도 발병 시기를 상당히 늦출 수 있다.

1) 채식의 인기

최근 주변에 건강상의 이유로 채식을 주장하는 분들이 많아졌다. 전 세계적으로도 채식주의자들의 숫자가 늘고 있다. 국제채식인연맹IVU에 따르면, 2018년을 기준으로 전 세계 채식 인구가 1억 8천여 명에 달한다고 밝혔다. 2014년부터 2017년 사이, 미국에서만 순수 채식을 실천하는 비건의 인구가 6배나 증가했다는 보고도 있다. 이러한 추세에 발맞춰 여러 프랜차이즈 레스토랑들은 속속 채식주의자들을 위한 샐러드바를 갖추거나 콩단백으로 만든 대체육 요리를 메뉴에 추가하고 있는 실정이다. 뿐만 아니라 최근에는 실험실에서 합성한 세포배양육도 시판되고 있다. 2013년에는 파운드당 3만2천5백 달러 이상의 비용으로 제조됐지만, 산업 규모가 커지면서 생산 비용이 급격하게 감소하여 2016년에 미국 대체육 기업인 맴피스 미츠가 파운드당 약 9천 달러까지 가격을 낮췄고, 알레프 팜스의 세포배양육 스테이크는 1조각에 약 50달러에 판매되고 있다. 머지않아 진짜 고기와 비슷한 수준까지 가격이 내려갈 것으로 보인다.

채식은 인류 역사상 여러 가지 이유로 행해져왔다. 크게 힌두교나 불교처럼 종교적인 이유나 동물복지나 동물권animal right을 주장하는 이들이나 단체처럼 윤리적인 이유, 그 밖에 건강을 지키고 질병을 예방하려는 위생학적 이유로 채식을 해왔다. 이처럼 채식주의 식단을 따르는 이유는 다양하지만, 최근 들어 심장병이나 당뇨병, 그리고 일부 암의 위험을 줄이는 것과 같은 건강상의 이유로 채식이 권장되고 있다. 영양학에 대한 적절한 이해와 합리적인 계획을 가지고 있다면, 채식주의 식단이 어린이나 청소년, 임산부 또는 모유 수유 여성 등 모든 연령대의 사람들의 요구를 충족시킬 수 있을 것이다.

동물복지와 동물권

동물이 배고픔이나 질병 따위에 시달리지 않고 행복한 상태에서 살아갈 수 있도록 만든 정책이나 시설에 환경 풍부화(environmental enrichment)를 실천하는 작업을 말한다. 여기에는 식용으로 소비되는 소나 돼지 따위의 가축이 열악하고 지저분한 환경에서 자라지 않고 최대한 청결한 곳에서 적절한 보호를 받으며 행복하게 살 권리를 포함한다. 우리나라의 경우 농림축산부가 높은 수준의 동물복지 기준에 따라 인도적으로 가축을 사육한 농장에서 생산되는 축산물에 동물복지 축산농장 인증마크를 부여하고 있다. 반면 동물권(animal rights)은 동물에게도 인권에 준하는 권리를 인정하자는 개념으로, 동물 학대, 실험, 도살, 사냥, 중성화 수술 등을 반대한다. 선진국을 중심으로 동물권 단체들이 정치, 사회적으로 활동하고 있으며, 우리나라에도 동물권을 옹호하는 단체들이 적지 않다.

2) 채식의 종류

　채식주의는 식단의 구성에 따라 다양한 스펙트럼을 이루고 있는데, 크게 7가지로 분류하고 있다. 가장 극단적인 형태의 채식주의는 비건vegan으로 모든 동물성 고기(적색육과 백색육, 가금류, 해산물)뿐만 아니라 동물을 도살해서 얻어지는 부산물(유제품, 계란, 꿀), 동물의 활동에 의해 만들어진 2차 가공물(양모, 가죽)까지 거부한다. 비건이면서 유제품은 먹는 이들을 락토lacto라고 부르며, 비건이면서 계란은 먹는 채식주의자들을 오보ovo라고 부른다. 락토와 오보를 다 실천하는 이들을 락토-오보lacto-ovo라고 하는데, 이들이 채식주의자들 가운데 가장 많은 퍼센트를 차지하고 있다. 결국 락토-오보는 동물의 부산물을 제외하고 모든 종류의 육류를 금기시하는 이들이다. 반면 지리적 이유나 건강상 이유 때문에 해산물의 일부를 허용하는 채식주의자들을 페스코pesco라고 부르며, 이들을 보통 반-채식주의자semi-vegetarian이라고 한다. 이외에도 치킨이나 오리는 먹는 폴로pollo나, 때와 장소에 따라 고기 한두 점은 먹는 플렉스flex도 있다. 이들은 보통 엄격한 의미에서 채식주의자로 보지 않는다.

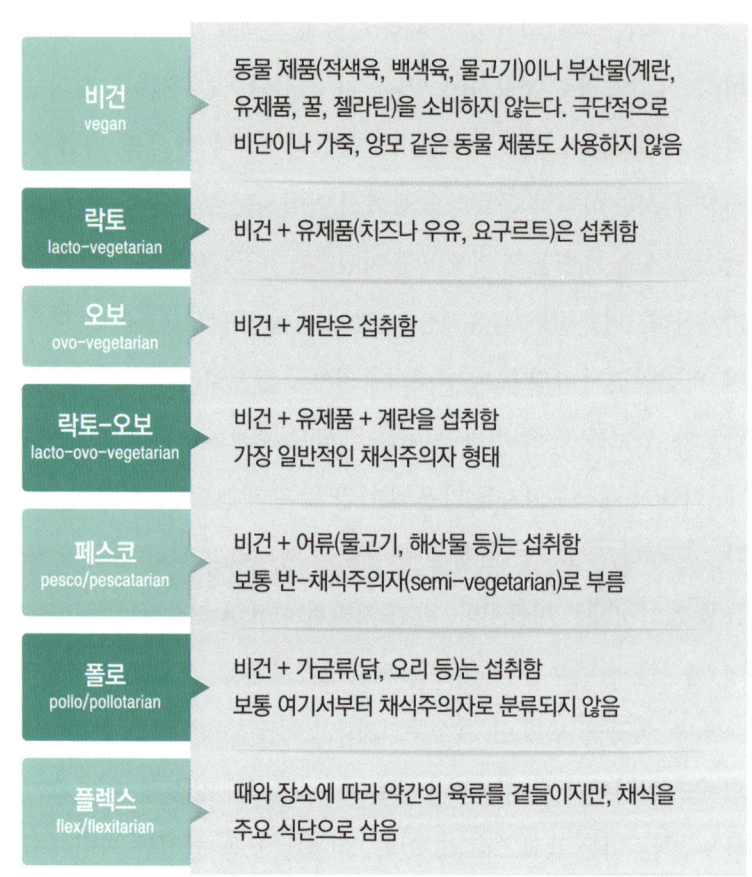

채식주의자의 종류

3) 채식의 역사

채식의 역사는 인간의 역사만큼 유구하지만, 근대적 개념의 채식주의는 19세기 미국의 의사였던 존 하비 켈로그 John Harvey Kellogg 로부터 시작되었다. 오늘날 우리에게 콘플레이크로 알려진 브랜드

켈로그를 개발한 인물이기도 하다. 그는 건강한 식습관으로 유명한 제칠일안식일예수재림교회의 신자로서 채식주의에 바탕한 식습관이 거의 모든 병을 치료할 수 있다는 신념을 갖고 있었다. 1875년 미시건의대를 졸업하면서 켈로그는 자신의 졸업 논문에서 질병은 자연적인 과정이 흐트러졌다고 몸이 보내주는 경고의 방식이며, 고통은 환자가 자연 법칙을 위반하고 있다는 징후라고 주장했다. 고통을 경감시키는 유일한 방법은 자연적이고 건강한 삶의 방식, 신선한 공기, 맑은 물, 운동, 채식의 기본 원칙들을 따르는 것뿐이라고 말했다. 그는 1876년 24세의 나이에 학위를 받고 돌아와 베틀크리크에 있는 위생병원Battle Creek Sanitarium에서 원장으로 일했다. 켈로그의 평판이 올라가자, 채식주의 운동이 이전의 종교적인 초점을 맞춘 식단 개혁보다는 디욱 과학에 기반한 이념으로 변모하기 시작했다. 그의 이런 채식주의는 1994년 영화 「로드 투 웰빌」에 잘 묘사되어 있다.

채식주의를 처음으로 체계화시켰던 존 하비 켈로그와
그의 일대기를 그린 영화 「로드 투 웰빌」

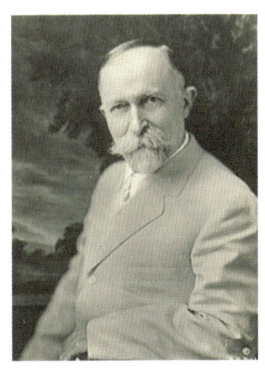 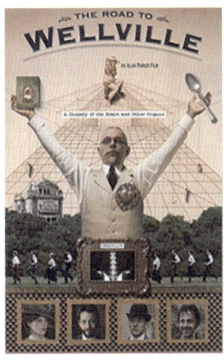

(출처: wikipedia.org(좌), .imdb.com(우))

켈로그는 채식 식단을 통한 천연치료와 예방의학을 강조한 자신만의 베틀크리크 시스템Battle Creek System을 개발했다. 이 체계는 오늘날 채식주의자들이 신봉하는 핵심적 가치들을 거의 그대로 가지고 있는 원형이라 할만 했다. 켈로그는 평소 부적절한 식사와 비과학적인 생활, 부절제가 구체적인 질병과 만성적인 질병을 일으켰다고 설명했다. 베틀크리크 위생병원의 환자들은 채식주의 식단, 규칙적인 운동, 적합한 의복 등 광범위한 주제들에 관한 강의를 들었다. 채식주의는 위생병원이 양보할 수 없는 핵심요소였고 병원에 있는 모든 환자와 손님, 직원, 방문객들마저 철저히 따라야했다. 켈로그는 육류는 소화기관에 과부하가 걸리게 하며 곡물에서 풍부하게 얻을 수 있는 절대 영양소가 결핍되어 있으며, 육식은 평균 수명을 40~50세 정도 갉아먹는다고까지 주장했다.

채식의 중요성은 과학적으로 뒷받침되었다. 그는 모든 건강은 음식에서부터 나온다고 믿었다. 건강한 음식은 건강한 뇌와 강한 뼈와 근육을 만들어낸다고 믿었으며, 불량한 음식은 결함이 있는 뇌와 뼈, 근육을 만들어낸다고 보았다. 켈로그는 채식과 식이요법을 전반적으로 무시하는 처사로 인해 미국이 소화불량의 국가로 전락했다고 믿었다. 채색주의가 이상적인 증거는 해부학적 분석, 비교생리학, 실험상의 증거로 제시되었다. 켈로그는 채식주의에 대한 자신의 주장을 뒷받침하기 위해서 과학 저널과 기사 실험실에서의 결과들을 제시했다. 켈로그는 고기가 인간의 생명을 유지시키는데 필수적이라는 대중적인 편견을 거부하고, 고기가 요산, 콜레스테롤, 그 밖의 독소들로 가득한 유해한 피에 절어있다고 주장했다. 그의 건강 강연에는 언제나 구름떼처럼 청중들이 몰려들었다.

4) 채식의 장점

 채식이 주는 장점은 많다. 채식을 할 경우, 체중 감량을 할 수 있다. 육류 섭취를 중단하면 체내에 축적된 지방과 칼로리의 양을 줄일 수 있고, 이는 적정 체중을 유지하는 데 바로 도움을 줄 수 있다. 또한 채식 식단에는 건강에 도움이 되는 식이섬유와 칼륨 등 기타 중요한 영양소가 풍부해 고혈압을 비롯한 심혈관계질환을 예방하는데 도움을 준다. 육식을 하는 사람들에 비해 채식을 하는 사람들은 혈압과 혈중 콜레스테롤 수지가 낮았다는 무수한 연구 결과들이 있다. 세계보건기구가 발표한 자료에 따르면, 연간 질병으로 인한 사망자의 71.5%인 2,557만 명이 육식과 직간접적인 관련 있는 질병으로 사망한다고 한다. 이는 심혈관계질환 사망자의 85%, 전염병 사망자의 61%, 암 사망자의 60%, 당뇨병 사망자의 50%에 해당하는 어마어마한 수치다.

 2형 당뇨병은 과일이나 채소, 통곡물 등의 섭취가 충분하지 않은 불균형한 식단이 주원인이 된다. 채식 식단은 체내 콜레스테롤을 낮추고, 식물성 단백질 섭취로 당뇨병 예방에 도움을 준다. 질산염이 함유된 가공육(소시지, 햄)과 같은 종류를 식단에서 빼면 암에 걸릴 확률을 현저히 줄일 수 있다. 세계보건기구 산하 국제암연구소IARC의 2015년 보고서에 따르면, 햄, 소시지, 베이컨 등 육가공 식품은 인간에게 암을 일으키는 물질이며, 쇠고기와 돼지고기 등 적색육은 인간에게 암을 일으킬 가능성이 상당히 높은 물질이다. 반대로 섬유질과 과일, 채소를 많이 먹고 육류를 적게 섭취하는 사람들이 상대적으로 암에 걸릴 확률이 낮다는 연구결과가 있다.

미국영양협회ADA는 2009년 채식에 대한 중요한 보고서에서 이렇게 말하고 있다. "채식은 건강에 좋고 영양학적으로 적절하며 특정 질병을 예방하고 치료하는 데 도움이 된다. 잘 짜인 완전한 채식 식단과 채식 위주의 식단은 연령에 관계없이 적절하며, 임신부나 수유 중인 여성, 유아, 아동, 성인 모두에게 좋다. 채식주의자는 비채식주의자보다 체질량지수가 양호하며 허혈성 심장질환에 따른 사망률도 낮게 나타난다. 또한 채식주의자들은 혈중 콜레스테롤 수치도 낮고 고혈압도 드물며 2형 당뇨병, 전립선암 그리고 결장암 발병률도 낮다."

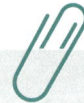

채식의 장점

심혈관계질환 예방
당뇨병 예방
체중 조절 및 유지

5) 채식의 주의할 점

 80만 명의 유튜버 구독자를 둔 비건 인플루언서였던 앨리스 파커Alyse Parker는 '나는 비건이 아니다'라는 제목의 동영상에서 비건주의를 공식적으로 포기했음을 알려 전 세계를 충격에 빠트렸다. 그녀는 후속 영상에서 육류만으로 구성된 식단으로 30일 동안 살았으며, 지난 5년 동안 극단적인 채식주의자로 살아왔던 그 어느 때보다 더 맑은 정신과 건강한 육체를 가지게 되었노라고 고백했다. 그녀는 전 세계 비건들 사이에서 '여제'로 통했던, 이 업계에서 가장 정점에 서 있던 채식주의자였다. 그녀는 단순히 식단만 채식을 실천했던 게 아니라 모든 인공적인 식품과 가공 제품, 심지어 문명의 이기조차 멀리하는 미니멀리즘을 실천하던 운동가였다. 30일간 머리를 감지 않고, 1년간 몸에 화학제 데오드란트를 쓰지 않았다. 21일간 과일 주스만 마시며 버텼고, 30일간 소셜미디어를 거들떠보지 않았다. 3년간 면도기로 겨드랑이를 밀지 않고, 일체 화장을 하지 않았으며, 머리에 드라이어기조차 대지 않는 수도승과 같은 삶을 살았다.

 그러던 그녀가 2019년 초 건강의 이상이 오게 되면서 이러한 모든 노력이 무의미하다는 사실을 깨닫게 되었다. 육식주의자였던 한 친구의 조언에 따라 그녀는 오로지 살기 위해 비건주의자에서 탈출하기로 마음먹었다. "저는 육식으로 식단을 바꾼 이후 몇 년 동안 느꼈던 것보다 정신적으로 더 맑고, 집중력이 있고, 건강한 기분으로 다음날 아침에 일어났습니다. 이건 정말 놀라운 변화였어요." 그녀의 변신(?)은 비건 정체성을 허무는 것이었으며, 일체의 고기도 입에 대지 않겠다는 서약을 깨는 것이었기에 많은 이들의 비판이 뒤따랐다. 하지만 그녀의 입장은 확고했다. 육식과 함께 그녀를 오랫동안 괴롭혀오던 자가면역질환과 만성피로, 비만, 염증성 질환에서 곧바로 해방되었기 때문이다. "5년간 채식을 하면서 다이어트 문화 속에서 나 자신을 잃는 경험을 했고 오픈마인드를 잃는 경험이 어떤 것인지 알게 되었습니다. 30일 동안 육식에 도전한 이후, 지방은 더 줄었고 일상에서 더 많은 에너지를 느끼게 되었으며 몸무게도 2파운드 가량 감량하게 되었습니다."

이런 사례는 얼마든지 있다. 유명한 비건 블로거인 버피 미코넨 Virpi Mikkonen은 17만 명 이상의 팔로워를 모은 자신의 인스타그램 페이지에서 아름답고 맛있는 식물을 기반으로 한 식사를 만들고 요리법을 공유하면서 채식주의 전도사를 자처해왔다. 하지만 오랫동안 극단적 채식주의자로 살아온 그녀의 몸에 이상증세가 생기면서 결국 다이어트를 포기하고 말았다. 37세의 나이에 생리가 멈추어 버린 것이다. 그녀는 한 매체와의 인터뷰에서 "극단적인 채식주의 식단과 과중한 스트레스를 주는 생활방식이 건강 상 여러 문제들을 야기했다."고 고백했다. 그녀는 오로지 생존을 위해 고기와 계란을 포함한 식단으로 돌아갔고, 식단을 바꾸자 대번 생리가 터지고 일상에서 기운과 활력, 의욕이 넘치게 되었노라고 밝했다. 평소 그녀는 글루텐이나 곡물, 유제품, 육류, 정제된 설탕 등을 전혀 섭취하지 않는 것으로 채식주의자들 사이에서 명성과 경력을 쌓아왔기 때문에 대중들의 충격은 컸다. 그녀는 비건주의에 관해 4권의 책을 쓸 정도로 정력적인 채식주의 운동가였기 때문에 채식주의자들은 그녀의 훼절을 비난하고 나섰다. 이에 대해 그녀의 대답은 이러했다. "비건주의가 모든 사람에게 효과가 있는 것은 아닙니다. 그것은 나에게 효과가 없었죠. 단지 그것뿐입니다. 누구에게나 다 어울리는 식단이란 없을 것입니다."

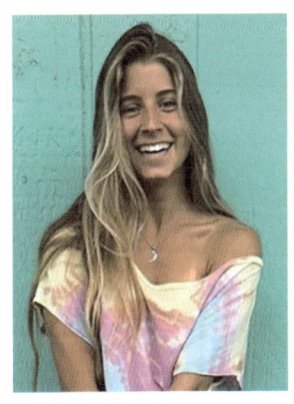 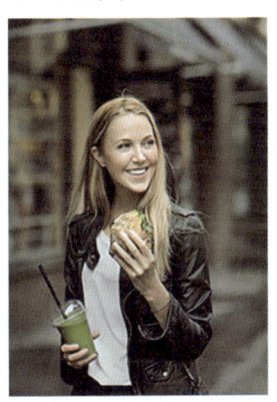

극단적 채식주의에서 벗어나 전 세계 비건들의 원성을 산
엘리스 파커(좌)와 버피 미코넨(우)

(출처: twitter.com(좌), en.mogaznews.com(우))

그렇다면 어떻게 건강한 채식을 실천할 수 있을까? 채식을 할 때 가장 명심해야 할 것은 골고루 풍부한 영양을 섭취해야 한다는 점

이다. 식물성 단백질만으로는 체력이나 면역력이 부족해지기 쉽다. 특히 식물성 단백질만으로는 근육뿐 아니라 피부나 머리카락, 손톱과 같은 인체 조직을 만들고 유지하는 원료를 공급할 수 없다. 동물성 지방을 대체할 수 있는 견과류나 다양한 통곡류 식단이 적절히 조화를 이루어야 한다. 두 번째로는 성장기 어린이의 경우 채식이 자칫 영양 불균형을 초래할 수 있다는 점이다. 섬유소만 과하게 먹으면 칼슘이나 아연, 마그네슘 같은 무기질이 체내에 흡수되는 것을 방해해 영양 결핍이 생길 수 있다. 또한 빈혈이나 암 환자, 임산부의 경우, 채식만으로 모든 영양분을 다 얻을 수 없다. 육류에는 철과 아연뿐 아니라 구리, 망간 같은 미량원소가 많이 함유되어 있기 때문에 태아를 형성하는 임산부들에게 중요하다. 특히 철분 섭취가 필요한 빈혈 환자에게 채식만으로는 필요한 철분을 확보할 수 없다.

채식할 때 주의사항

1. 다양한 영양소를 골고루 풍부하게 섭취한다.
2. 성장기 어린이나 환자의 경우 각별히 주의한다.
3. 부족한 영양은 건강기능식품으로 보충한다.
4. 한 끼는 단순한 종류, 매 끼니마다 다르게 섭취한다.
5. 통곡류나 견과류를 꼭 챙겨 먹도록 한다.
6. 식이섬유를 먹기 때문에 평소에 물을 많이 마신다.
7. 철분이나 아연 보충에 신경을 쓴다.
8. 내 건강 상황에 맞게 적절한 채식 단계를 조절한다.

사람은 5대 영양소를 골고루 먹어야 신체가 건강하게 유지된다. 비건의 경우, 일체 동물성 단백질과 지방을 입에 대지 않기 때문에 건강기능식품으로 보충해주지 않으면 다양한 건강의 문제를 호소하게 된다. 극단적으로 단백질을 제한하면 육류를 통해 섭취할 수 있는 단백질과 철분, 비타민B12, 아연 등이 자칫 부족해지게 되고, 이는 신체에 다양한 부작용을 낳을 수 있다. 우선 채식으로 부족해진 단백질을 보충해주지 않으면 우리 몸에서 단백질로 이루어진 손톱이나 발톱, 머리카락 등이 갈라지거나 빠지는 현상이 일어날 수 있다. 또한 철분이 부족하게 되면 피부가 창백해지고 빈혈이 올 수 있다. 여성의 경우, 생리불순이 올 수 있다. 식단에서 비타민B12가 빠지게 되면 신경계에 문제가 생기는데, 뇌세포가 손상되어 치매를 유발할 수 있다. 아연이 부족하게 되면 야맹증이나 백내장이 올 수 있으며, 정서적으로 불안정해지면서 우울증이 올 수 있다.

채식으로 부족해지기 쉬운 영양소는 건강기능식품으로 보충한다

채식 식단은 한꺼번에 많은 종류를 먹는 것보다 한 끼를 단순하게 구성하고 매 끼니마다 자주 식단을 바꾸는 것이 좋다. 즉 한 번에 먹을 여러 종류의 반찬들을 매 끼니로 나누어 섭취하는 것이다. 조리 시간을 되도록 짧게 해서 자체의 영양분 파괴를 최소화하는 것도 중요하다. 채소는 가급적 생으로 먹는 게 제일 좋지만, 간단하게 조리를 해야 한다면 살짝 찌거나 데치는 정도는 좋다. 게다가 채소를 먹을 때에는 항산화물질이 들어있는 카로티노이드와 비타민C, E가 풍부한 녹황색 채소를 반드시 포함시켜야 한다. 식재료도 가급적이면 유기농을 쓰는 것이 좋다.

밥상 혁명, 건강에 좋은 식재료

종교적인 이유에서건, 건강상의 목적에서건, 윤리적인 관점에서건 다양한 채식이 존재한다. 경건한 유대인들은 코셔 인증을 받은 식재료만을 먹으며, 신실한 무슬림들 역시 할랄 인증을 받은 음식만 입에 댄다. 극단적인 신앙을 가진 무슬림들 중에는 대중식당에서 주는 물컵조차도 입에 대지 않으려고 한다. 건강상의 목적으로 채식을 진행하는 사람은 누구보다 자신의 몸을 잘 알고 있기 때문에 육류를 삼키지 않는다. 동물복지나 동물권, 나아가 환경문제까지 생각하는 활동가들은 윤리적인 관점에서 채식을 결행한다. 이유야 어떻든 채식에는 공통점이 하나 있다. 그건 채식을 올바르게 하는 것이 생각처럼 쉽지 않다는 점이다.

채식은 주변 환경이 받쳐주지 않으면 할 수 없다. 식재료를 쉽게 구할 수 있는 곳이라 할지라도 채식으로 건강을 꾸준히 유지하는 것이 그렇게 쉽지는 않다. 채소에는 단백질과 철분, 아미노산, 칼슘 등이 부족하므로 항상 식단을 짜면서 결핍된 영양소 섭취에 신경을 써야 하기 때문이다. 육류에서 쉽게 얻을 수 있는 동물성 단백질은 반드시 두부나 콩류, 견과류를 통해 보충해야 한다. 그렇지 않을 경우, 비타민D와 비타민B의 결핍을 불러올 수도 있다. 따라서 이번 장에서는 건전하고 건강한 채식을 실천하기 위해 반드시 챙겨야 할 식재료 두 가지를 소개할까 한다.

1) 미나리

미나리 좋아하는가? 주로 습지나 물웅덩이, 개천에서 자라는 물풀로 취급되던 미나리가 최근 건강식품으로 많은 이들의 사랑을 받고 있다. 미나리는 물이 있는 곳이면 어디서나 잘 자라는 습성 때문에 따로 심지 않아도 물가나 개울가, 도랑이나 방죽가 등 어디에서나 흔히 찾아볼 수 있었다. 한방에서는 오래 전부터 미나리를 수근水芹으로 부르며 약재로 활용했고, 선조들은 미나리가 가지고 있는 독특한 향 때문에 생선찜이나 매운탕을 끓일 때 종종 넣어 먹곤 했다. 그러던 것이 간의 기능을 높여주고 몸에서 독을 빼주는 역할을 한다는 이야기가 퍼지면서 요즘에는 다량으로 미나리를 재배하는 농가도 늘었다. 미나리는 과연 어디에 어떻게 좋은 것일까?

『동의보감』에 보면 '미나리는 머리를 맑게 하고 대장과 소장의 기능을 강화하여 신진대사를 촉진시킨다. 또한 고열을 내려주며 류머티즘에 효과가 있는 등 여러 가지 병의 증세에 효과적이다.'라고 적혀 있다. 미나리의 가장 중요한 효능은 독소를 제거하는 데에 있다. 미나리의 대표적인 성분으로 이소람네틴과 페르시카린 등의 성분이 간의 독성을 해독하는 기능을 담당한다. 변비를 해소하고 몸의 나쁜 독을 제거하는 작용이 있어 염증을 가라앉히고 붓기를 빼준다. 미나리는 혈압을 내려주는 효능도 있어 고혈압 환자들이 즐겨 먹으며, 최근에 간염이나 위염에 효과가 좋은 것으로 밝혀졌다.

　미나리는 성질이 차서 열을 내려주고 소변과 대변의 배설을 촉진하며 염증을 가라앉히는 효능이 있다. 술을 마신 뒤 생긴 열독을 풀어주고 정신을 안정시켜주며 가슴 답답함이나 부종, 임질, 질염이나 방광염, 변비 황달에 좋다. 『신농본초경』에서는 식욕을 생기게 하고 지혈 효과가 있다고 한다. 미나리에 들어 있는 성분을 보면, 단백질과 지방, 무기물과 함께 플라보노이드라고 불리는 식물성 색소물질인 퀘르세틴과 캠프페롤 등이 있다. 퀘르세틴은 항산화 물질로 사람 몸속의 세포를 산화시키는 물질로부터 보호하는 기능을 할 뿐만 아니라 염증을 가라앉히는 효과가 있다. 또 유방암, 대장암, 난소암, 위암, 방광암을 예방하는 효과가 있는 것으로 밝혀졌다. 또한 캠프페롤이라는 물질은 대장암 세포의 증식을 억제하는 것으로 밝혀졌다. 캠프페롤이라는 성분이 세포주기 진행을 촉진하는 단백질들의 유전자 전소를 감소시켜 세포증식을 억제하기 때문이라고 한다. 캠프페롤은 대장암, 유방암, 폐암, 전립선암 등의 진행을 억제시켜 준다고 한다.

미나리는 최고의 자연 해독제로 사랑받고 있다.

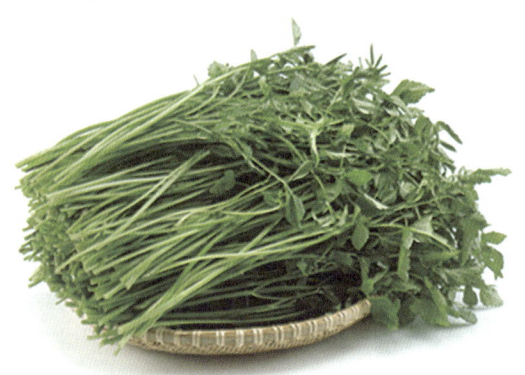

(출처: google.com)

이 밖에 비타민A와 비타민C, 칼슘, 철분 등 무기질이 많이 들어 있어 머리에 좋은 알칼리성 식품으로 각광받고 있다. 그래서인지 조선의 교육기관이었던 성균관에서 유생들이 미나리를 많이 재배했다고 한다. 얼마나 미나리를 많이 재배하고 먹었는지 성균관을 '미나리궁'이라는 뜻에 근궁芹宮이라고 부르기도 했다고 한다. 입맛을 잃었을 때 미나리 무침이나 생으로 된장 등에 찍어 먹으면 식욕을 되찾는 데 효과가 있다. 혈압이 높고 신열이 있을 때에도 복용하면 좋다. 특히 미나리는 비타민A, B, B2, C 등이 다량 함유되어 있고 단백질, 철분, 칼슘, 인 등 무기질이 풍부하여 영양도 좋다.

이렇게 좋은 미나리라도 너무 많이 섭취하면 좋지 않다. 미나리는 성질이 차기 때문에 맥이 강하고 몸에 열이 있는 사람에게 좋은 음식이며, 설사를 자주하고 몸이 찬 사람은 먹지 않는 게 좋다. 특히 자생하는 독미나리는 먹지 않도록 주의한다.

2) 부추

아스파라거스목 수선화과에 속하는 식물로 독특한 맛과 향이 나서 여러 음식에 넣어 먹던 채소였다.『동의보감』에는 '부추는 성질이 따뜻하고, 맛이 매우면서 약간 시고, 독이 없다. 오장을 편안하게 하고, 위의 열기를 없애며, 허약한 것을 보하고, 허리와 무릎을 덥게 한다.'고 나와 있다. 한의학에서는 '부추가 양기를 회복해 주기 때문에 기운이 없거나 체력이 떨어졌을 때 먹으면 효과 있다.'고 말한다. 그래서인지 일찍이 불가에서 날것으로 먹으면 화를 돋우고 익혀서 먹으면 음란한 마음을 일으킨다고 먹지 못하게 했던 다섯 가지 채소인 오신채五辛菜에 부추가 꼭 들어간다.

부추만큼 영양이 뛰어난 채소도 드물다. 부추에는 비타민A와 비타민C, 단백질, 탄수화물, 칼슘, 철, 인 등이 포함되어 있어 혈액순환을 돕고 피부 미용에 좋다. 부추는 열을 내는 식품이므로 몸이 찬 사람에게 좋다. 몸이 차서 생기는 요통이나 손발 저림, 아랫배가 찬 증상 등에 부추를 약재로 사용한다. 부추는 오래 전부터 정력에 좋기로 소문나 있다. 본래 부추를 이르는 '정구지精久持'라는 방언도 '부부간의 정을 오래 유지시켜준다'는 뜻으로 오래 전부터 조상들이 남성의 성적 능력과 지구력을 강화시켜주는 식물로 부추를 즐겨 먹었음을 말해 준다. 그래서 시쳇말로 '부추 씻은 첫물은 아들도 안 주고 신랑만 준다.'는 말이 있을 정도다. 중국 의서에서도 양기를 돋우는 풀이라고 '기양초'라고 부르기도 했다. 덕분에 부추는 비뇨기, 생식기 계통에 좋은 식물로 많은 남성들, 그리고 많은 여성들(?)에게도 사랑받고 있다. 부추 성분 중 정력을 좋게 하는 것은 매운맛 성분인 황화알릴 덕분이다. 황화알릴은 비타민 B1과 결합해 알리티아민이 되는데, 알리티아민은 피로해소제로 처방되는 성분이다. 피로가 해소되고 원기가 회복되니 당연히 정력은 좋아질 수밖에 없다.

부추는 강력한 천연 정력제다.

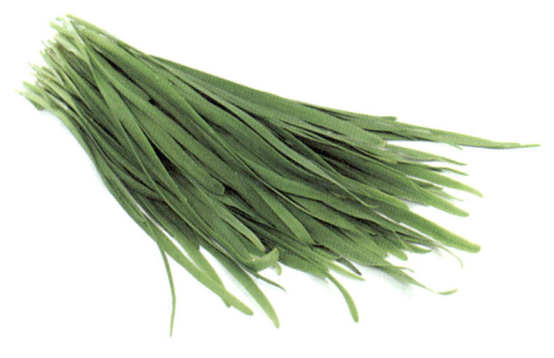

(출처: google.com)

특히 부추는 피를 맑게 해 주는 채소로도 유명해서 심혈관계질환을 가진 환자에게 좋다. 또한 부추에는 철분성분이 다량 함유돼 있어서 빈혈예방 및 치료에 효과적이다. 부추에는 아릴성분이 함유돼 있는데 이 성분은 장을 튼튼하게 만들어주는 역할을 한다. 또한 부추에 함유된 알릴설파이드라는 성분은 위나 장을 자극하여서 소화효소의 분비를 촉진시켜준다. 부추에 들어 있는 알리신은 체내에서 티아민과 결합하여 알리티아민으로 분해되는데, 이 성분이 말초신경을 활성화시키면서 몸이 찬 사람에게 몸을 따뜻하게 만들어주는 기능이 있다. 부추에 독특한 향을 주는 아릴설파이드라는 성분은 소화작용을 도와주고 강력한 암 예방 효과까지 있다고 알려져 있다.

신장을 따뜻하게 하고 정을 단단하게 다진다는 온신고정溫腎固精의 의 부추는 어떻게 먹는 게 좋을까? 부추는 1년 내내 출하되지만 5~6월에 나오는 것이 가장 맛있다고 한다. 된장국을 끓일 때 부추를 넣으면 부추가 된장의 짠맛을 감소시키고, 된장에 부족한 비타민A, C를 보완해 준다. 부추를 구입할 때는 색이 뚜렷하고, 줄기가 통통하며, 몸통의 흰 부분이 긴 것을 고른다. 냄새를 맡았을 때 특유의 향이 진한 것이 좋다. 부추는 신문지에 말아 냉장실에 세워 보관해 두고 필요할 때마다 꺼내 쓴다. 한국인들이 좋아하는 각종 탕이나 국에 넣어 먹으면 잡내를 없애주고 국물의 풍미를 높여준다. 부추는 양념 채소로 오이소박이를 비롯해 부추전, 부추김치, 부추밀전병, 만두소 등을 만들 때 좋다. 웬만한 음식과 궁합이 잘 맞는데 특히 육류와 잘 어울리기 때문에 육개장이나 영양탕과 같은 국에도 부추가 빠지지 않는다.

3) 마

외떡잎식물 마목 마과의 덩굴성 여러해살이풀로 한자로는 서여 薯蕷라고 한다. 서동요로 유명한 신라의 서동薯童이 바로 '마를 캐는 아이'라는 뜻이다. 마는 오래 전부터 우리 조상들이 먹어온 작물이자 전통적으로 사용해온 약재다. 칡뿌리처럼 겨우내 캐기 때문에 식량이 부족한 춘궁기 때에 요긴하게 쓰였던 구황작물이기도 했다. 마에는 섬유질과 비타민C, 비타민B1(티아민), 마그네슘, 칼륨, 아연 등 각종 비타민과 미네랄이 풍부하게 들어있어 예로부터 '산속의 장어'라는 별명으로 불렸다. 마에는 뮤신mucin이라는 끈적이는 물질이 나오는데 이는 소화를 돕고 간 기능을 강화하며 혈중 콜레스테롤 수치를 안정시키는 효능이 있다. 또한 위벽을 보호하는 역할을 해서 속이 쓰리거나 위염이 있을 때 먹으면 증상을 완화시켜 준다. 그리고 마에 들어 있는 아르기닌arginine은 혈액순환을 돕고 혈당 수치를 안정화시키는 다양한 효능을 가지고 있다. 인삼이나 더덕에 들어 있는 사포닌 성분 또한 마에서 찾을 수 있는데, 항염, 항암 효과가 탁월한 것으로 알려져 있다.

마는 당뇨병 환자에게도 효과적인데, 혈액의 당을 세포로 흡수시키는 인슐린 분비를 촉진해 혈당을 낮춰주기 때문이다. 마에는 글루탐산과 아스파르트산 등 각종 아미노산이 풍부해 면역력을 높이는 데도 큰 도움을 준다. 녹말을 분해하는 디아스타제와 소화효소인 아밀라아제가 들어있어 위장에서 편하게 소화되고, 비타민B군과 칼륨, 인 등의 무기질이 풍부하다. 근래에 유럽에서 마 성분의 연구가 진행되어, 영양가나 약리 효과가 높은 것이 판명되었다. 특히 뿌리 부분에 포함되는 이누린은, 당뇨병이나 비만, 고지혈증에 유효하다고 여겨져 주목을 받고 있다. 마에는 콜린이라는 물질도 있는데, 레시틴을 합성해서 갱년기 증상을 보이는 여성들의 혈중 콜레스테롤 수치를 낮추며 혈류 흐름을 원활하게 도우면서 갱년기 얼굴로 피가 몰려서 붉게 올라오는 안면홍조증을 막아준다. 지방 함량이 적고 단백질이 많은 대표적인 저칼로리 음식이므로 당연히 다이어트 음식으로도 좋다.

산에 나는 장어라는 별명이 있을 정도로 스태미나에 좋은 국산 마

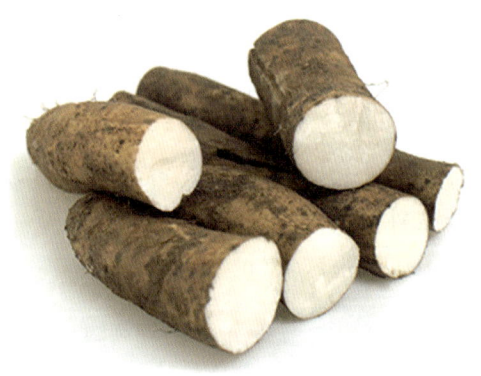

(출처: google.com)

마는 독특한 맛과 향 때문에 사람에 따라 호불호가 갈리는 대표적인 식품이다. 마의 끈끈한 점액질이 불편함을 주기 때문에 강판에 갈아서 전을 부치거나 스프를 끓이는 것이 좋다. 껍질을 벗기고 얇게 썰어 기름장(소금장)에 찍어 먹는 것도 좋고 찌거나 구워 먹는 것도 좋다. 주의할 점은 마의 알레르기 반응을 보이는 경우인데, 마의 껍질에는 옥살산칼슘이 있어 만지면 손등에 가려움을 느끼는 사람들이 있다. 알레르기 반응을 보이면 당장 섭취를 중단하는 게 좋다. 마를 고를 때에는 국산인지 중국산인지 꼭 확인해 보는 게 좋다. 신토불이라고 우리나라에서 나는 마가 우리 몸에 좋다. 전국 마 생산량의 70%가 경북 안동에서 나는데, 안동산 마는 특히 뿌리가 길고 굵으면서 육질이 단단해 저장성이 뛰어나다고 한다.

건강의 주적, 나쁜 음식

건강에 좋은 식재료가 있다면 건강에 나쁜 음식도 있는 법이다. 건강은 좋은 음식을 먹는 것만큼이나 나쁜 음식을 멀리 하는 것에서 지킬 수 있다. 좋은 음식을 먹는 것이 건강을 탑처럼 공들여 쌓는 습관이라면, 나쁜 음식을 먹는 것은 그 공든 탑을 무너뜨리는 습관이라고 할 수 있다.

1) 정크푸드

정크푸드는 열량은 높지만 영양가는 낮은 패스트푸드나 인스턴트식품을 총칭하는 말이다. 높은 열량으로 단기적으로는 많은 에너지는 주지만, 영양가가 낮기 때문에 장기적으로는 몸이 망가지며 고혈압, 심장병 등으로 사망에까지 이를 수 있기에 섭취 시 주의가 필요하다. 정크푸드로 분류하는 식품에는 탄산음료, 과지방과자, 패스트푸드 등이 있다. 특히 이 중에서 햄버거는 정크푸드의 대명사로 통하고 있다. 우리나라에는 라면이 대표적인 정크푸드다. 정크푸드의 과도한 섭취는 체중 증가는 기본이며, 각종 만성질환의 원인이 된다. 햄버거나 탄산음료와 같은 고지방, 고당분의 식품들은 치매의 위험도 높인다고 알려져 있다. 정크푸드를 즐겨먹는 부모는 자녀에게 당뇨병을 물려줄 수 있다는 연구도 있다. 정크푸드를 규칙적으로 섭취하면 DNA와 장내 미생물군집에 암호화된 후 변형돼 면역체계에 나쁜 영향을 주고 암이나 염증, 알레르기 반응에 쉽게 감염될 수 있다는 것이다.

이렇게 안 좋은 음식임에도 불구하고 왜 인간들은 정크푸드를 끊지 못하는 걸까? 미국의 한 비만연구센터에 따르면, 정크푸드가 마약이나 담배만큼 중독성이 높다고 말한다. 인간의 뇌의 쾌락중추를 자극하여 똑같은 음식을 계속 찾게 만든다는 것이다. 연구센터는 쥐를 가지고 실험을 했는데, 실험쥐에게 치즈케이크와 베이컨, 소시지 등을 지속적으로 섭취하게 했다. 그 결과 쥐들은 체중이 불어나며 약물중독과 비슷한 폭식 성향을 보였다. 특히 중독된 쥐들은 정상적인 쥐들과 달리 쳇바퀴를 달리지 않았으며 식사 중 신체에 전기 충격을 줘도 음식을 먹는 데에만 집착했다. 이러한 중독 증상은 정크푸드를 끊은 뒤에도 2주나 지속됐다.

세계보건기구가 발표한 10대 불량식품에 선정된 정크푸드에는 어떠한 것들이 있을까? 기름에 튀긴 식품은 심혈관계질환을 일으킬 수 있고 장내 세균 균형을 깨트릴 수 있다. 소금에 절인 염장 식품은 많이 섭취할 경우 고혈압을 부른다. 체내 나트륨 수치는 신장에 큰 부담을 주며, 후두암을 일으킬 수 있다. 소금기가 지나치게 많은 음식은 점막이 쉽게 헐거나 염증이 생기고 대장암 발병률을 높인다. 소금뿐 아니라 설탕에 절인 것도 몸에 좋지 않다. 돼지고기나 소고기를 가공하여 만든 햄이나 소시지는 1급 발암물질인 아질산염과 방부제를 다량 함유하고 있다. 시중에 판매되는 대부분의 과자와 소프트드링크는 식용향료와 색소를 담고 있어 간 기능에 부담을 줄 수 있다. 특히 탄산음료는 질이 낮은 당이 들어가면서 몸에 갖가지 문제를 일으킨다. 아이스크림이나 냉동식품은 비만을 가져온다. 숯불에 구운 고기도 몸에 매우 안 좋다. 고온에 바싹 익힌 고기를 먹은 사람은 낮은 온도에서 덜 익힌 고기를 먹은 사람보다 대장 속 DNA 손상이 심하다고 한다.

> **세계보건기구가 선정한 10대 불량식품**
>
> 1. 기름에 튀긴 식품
> 2. 소금에 절인 식품
> 3. 가공 육류 식품
> 4. 과자류
> 5. 사이다, 콜라 등 드링크류
> 6. 인스턴트식품
> 7. 통조림류
> 8. 설탕에 절임 과일류
> 9. 냉동 간식류 식품
> 10. 숯불 구이류 식품

2) 인공식품첨가물

 딱히 반찬이 없을 때 프라이팬에 노릇노릇하게 구운 스팸은 밥도둑이 따로 없을 정도다. 입맛 없을 때 소시지와 햄, 살라미를 김치와 함께 넣고 라면과 보글보글 끓인 부대찌개는 훌륭한 정찬을 완성시킨다. 이처럼 햄과 소시지는 어린아이부터 어른에 이르기까지 세대 구분 없이 좋아하는 효자 반찬이다. 이처럼 햄이나 소시지, 베이컨, 살라미, 스팸 같은 소고기나 돼지고기를 갈아서 첨가물을 넣고, 훈연이나 건조, 열처리 등의 공정을 거쳐 만들어낸 제품을 가공육加工肉이라고 한다. 도시락 반찬이나 술안주로 빠지지 않는 소시지는 값도 싸고 맛도 좋아 편의점이나 마트에서 잘 팔리는 육가공 제품이다.

문제는 가공육이 가공하지 않은 적색육보다 몸에 해로운 영양성분을 더 많이 함유하고 있다는 데에 있다. 50g의 가공하지 않은 적색육과 가공육을 비교해 본 결과, 가공하지 않은 적색육보다 햄이나 소시지에 훨씬 많은 지방과 나트륨이 함유되어 있었다. 또한 햄이나 소시지에 보존제로 사용되는 아질산염은 육류에 존재하는 아민과 결합했을 때 발암물질인 니트로사민을 만들어낸다. 그래서 세계보건기구 산하 국제암연구소는 아질산염을 1급 발암물질로 분류하고 있다.

아질산염(아질산나트륨)은 흰색 결정체로 물에 잘 녹고 보존성이 높아 햄과 소시지, 베이컨 등 시중에서 흔히 볼 수 있는 대부분의 가공육에 보존제로 들어간다. 가공육에 아질산염을 쓰면 제품의 색깔이 뛰어나고 변질이 되지 않는 특성이 있다. 또한 고기에 포함되어 있는 지방이 산화할 경우 독성과 악취를 내는데, 아질산염이 산화방지제 역할을 하기 때문에 산화를 막아준다. 우리를 당황스럽게 하는 것은 아질산염이 상추와 같은 채소에도 많이 들어있다는 점이다. 이유는 상추를 재배할 때 유기질 비료를 써서 성장을 촉진시키기 때문이다.

문제는 한국인들에게 빈번히 고기를 상추에 싸서 먹는 식문화가 있기 때문에 고기를 먹나 가공육을 먹나 아질산염 섭취에 별 차이가 없어진다는 점이다. 따라서 소고기나 돼지고기를 불판에 구워 먹을 때에는 되도록 상추에 싸먹는 것을 지양하고, 평소 핫도그나 햄샌드위치, 스팸 같은 가공육으로 만든 제품을 피하는 게 좋다. 어쩔 수 없이 먹어야 하는 경우라면, 가공육이나 야채를 끓는 물에 2~3분 정도 데치면 아질산염을 어느 정도 제거할 수 있다고 하니 이 방법을 써보는 것도 좋을 것이다.

또 다른 인공식품첨가물로는 MSG가 있다. 소위 '다시다'로 대변되는 화학조미료에 들어가 있는 MSG는 우리가 흔히 볼 수 있는 식품첨가물이다. 글루탐산나트륨이라고 불리는 이 성분은 버섯이나 육류, 김, 토마토 등 자연 식품에도 존재하는 물질이지만, 식품첨가제로 만들어진 화학조미료일 때 건강에 안 좋은 영향을 미치는 것으로 알려져 있다.

일찍이 감칠맛을 내는 화학조미료 MSG는 본래 이웃나라 일본의 이케다 기쿠나에池田菊苗 박사에 의해 다시마 추출물에서 합성한 물질로 우리나라에는 1960년대 '미원'이라는 이름으로 소개되었다. 글루탐산은 홍분성 신경전달물질로 많은 양이 신경조직에 흡수될 경우 신경 세포막을 파괴한다. 유아의 대뇌는 어른과 달리 극소량이라도 뇌하수체가 파괴될 가능성이 있으며 성장은 물론 일반 대사에 이상을 불러올 수 있다는 보고가 있다. 이밖에 글루탐산은 산혈증의 원인이 되면서 신장에서의 칼슘 흡수를 막고 뼈 속에 저장됐던 칼슘까지 떨어져 나가게 해 골다공증을 일으킬 수 있다.

인공식품첨가물의 대명사 MSG를 합성한 이케다 기쿠나에와 그가 만든 조미료 우마미

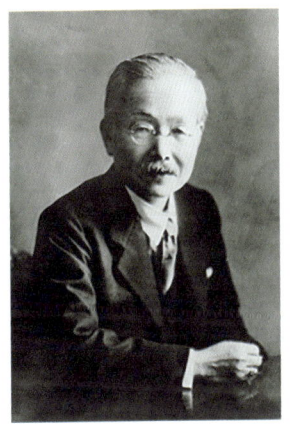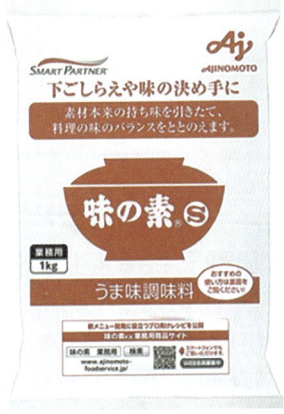

(출처: wikipedia.org(좌), google.com(우))

오늘날 MSG가 들어가지 않은 식품이 없을 정도로 보편화되었다. 특히 중국집에서 미원을 많이 쓰기 때문에 중국음식을 먹고 난 후 메슥거리고 불쾌감을 느끼는데 이를 '중국음식점증후군Chinese Restaurant Syndrome'이라고 부른다. 비단 중국집뿐만 아니라 거의 모든 식당과 가정에서 맛을 내기 위해 MSG를 사용하고 있는 것은 건강에 심각한 문제다. 이외에도 식품의 보존과 유통을 위해 방부

제로 쓰이는 소르빈산 칼륨이나 벤조산나트륨, 살리실산 등도 대표적인 식품첨가물이다. 중추신경 마비나 출혈성 위염을 동반하므로 MSG와는 전혀 다른 건강에 악영향을 끼치는 물질이다. 최근 건강을 생각하여 '무방부제'라는 문구가 포장지에 종종 등장하고, 실지로 많은 제품들이 방부제를 쓰지 않거나 양을 줄이며 방부제가 갖는 여러 문제들은 전보다 많이 줄어든 게 그나마 위안거리가 된다.

> **인공식품첨가물**
>
> 식품첨가물이란 식품을 조리 및 가공 또는 제조할 때 보존 기한을 늘리거나 색깔이나 맛, 모양을 좋게 하기 위하여 인위적으로 첨가하는 화학합성물질을 말한다. 식품첨가물은 그 양이 얼마든 상관없이 배출되고 남은 잔류물은 몸속에 축적되며 체내에서 새로운 독성을 가진 물질과 결합하거나 생성되기도 한다. 대표적인 인공식품첨가물로는 설탕 대체제로 개발된 사카린, 감칠맛을 내기 위한 MSG(글루탐산나트륨), 햄과 소시지에 발색제와 보존제로 들어가는 아질산염 등이 있다. 되도록 인공식품첨가물이 들어간 제품은 피하고 가능한 천연조미료를 사용하는 게 좋다. 또한 인공조미료보다는 버섯이나 무, 멸치, 다시마 등을 이용하면 좋은데, 특히 다시마에는 알긴산이 들어 있어 각종 공해 물질과 중금속, 농약, 식품첨가물 등에 노출되었을 때 생기는 활성산소를 효과적으로 억제한다.

이처럼 인공식품첨가물은 암이나 피부질환 등을 비롯한 다양한 신체 이상을 가져올 수 있는 화학물질들이 많다. 우리가 편히 한 끼 때우는 라면에서부터 아이들이 즐겨 먹는 과자에 이르기까지 수십 종류의 인공식품첨가물이 들어간다. 비록 함유된 양이 적다고 하나 소량이라도 중첩되고 누적되면 신경계나 순환계, 면역계에 지속적으로 영향을 미칠 수 있다. 국내에서 사용되는 식품첨가물은 그 종류만 해도 549종에 달한다. 이 중에 화학합성물이 381종, 천연첨가물이 161종, 혼합제제가 7종 등이 포함된다. 가공식품을 만들 때, 보존과 유통기한을 늘리고, 색깔이나 맛, 모양을 좋게 하기 위해, 여러 가지 목적으로 화학물질들을 첨가한다.

대표적인 식품첨가물로는 우리가 잘 알고 있는 화학조미료, 방부제, 감미료, 착색제, 발색제를 비롯해 산화방지제, 탈색제, 팽창제, 살균제 등이 있다. 맛을 강화하거나 나쁜 맛을 감추고 보기 좋은 색을 내기 위한 물질로 글루탐산나트륨, 구연산, 사카린나트륨, 아황산나트륨, 아질산나트륨 등이 있고, 식품의 부패나 변질을 방지하고 살균하는데 쓰이는 물질로 소르빈산나트륨, 안식향산나트륨, BHA, BHT 등이 있다. 이 밖에 식품의 형태를 유지시키거나 점성을 증가시키고 식품 내 물질을 파괴하여 품질을 유지하고자 하는 물질로 브롬산칼륨, 카세인나트륨, 글리세린지방산에스텔 등이 있다.

식품첨가물의 종류와 부작용

식품첨가물	부작용
방부제	발암성물질 포함. 중추신경 마비, 출혈성위염
화학조미료	성장호르몬, 생식 기능, 갑상선 장애
착색제	간, 혈액, 콩팥 장애, 뇌장애 유발, 발암성물질 함유
발색제	헤모글로빈 빈혈증, 호흡 기능 악화, 급성구토, 발한
탈색제	신경염 및 순환기 장애, 위점막 자극, 기관지염, 천식 유발
살균제	피부염, 고환 위축, 발암성물질 함유

10장

일상생활에서
건강을 지키는 비결

"건강한 육체에 건강한 정신이 깃든다."
Anima sana in corpore sano

유베날리스

건강한 육체에 건강한 정신

　세계적인 스포츠웨어 기업 아식스ASICS의 상호가 '건강한 육체에 건강한 정신이 깃든다.'는 로마 속담의 머리글자를 따서 만든 두문자어라는 사실을 아는 사람은 그리 많지 않다. 1세기 후반에서 2세기 초반에 활동했던 고대 로마의 풍자시인이었던 유베날리스는 당대 도미티아누스 황제를 비롯해 수많은 황제들과 로마의 귀족들, 정치와 사회에 대한 통렬하고 유쾌한 풍자시를 썼던 인물이다. 그는 총 16편의 풍자시집을 남겼는데, 그중 10편에 유명한 경구가 등장한다. '건강한 육체에 건강한 정신이 깃든다.'

육체와 정신은 유기적으로 연결되어 있기 때문에 반대로도 말이 될 것이다. '건전한 정신이 건강한 육체를 만든다.' 사실 건강은 먼 곳에 있지 않다. 누구나 건강을 지키는 습관들을 알고 있다. 단순한 일상과 스트레스 없는 생활, 적당하고 꾸준한 운동, 몸과 마음을 다스리는 수련과 명상, 부족하지도 넘치지도 않고 영양가 있는 음식을 골고루 섭취하는 식습관, 그리고 삶의 목표와 가치관을 세우는 일 등 우리가 마음먹으면 언제든지 실천할 수 있는 일들이다. 반대로 정신적 건강은 어떤가? 바쁜 일상 속에서 정신줄 놓고 살았던 시절, 과중한 스트레스로 몸도 가눌 수 없을 만큼 힘들었던 나날들이 우리의 건강을 해치고 육신을 피폐하게 만들어오지 않았는가? 이번 장에서는 육체와 정신을 함께 고양시키고 건강하게 묶을 수 있는 방안들을 살펴보도록 하자.

습관적 운동이 전부다

운동을 영어로 엑서사이즈exercise라고 한다. 어원상 나쁜 습관을 잘라내어 버린다는 뜻을 가지고 있다. 운동은 일상의 생체 리듬과 관성을 깨뜨린다는 뜻이다. 정지한 물건은 계속 정지하려고 하고, 움직이는 물건은 계속 움직이려고 하는 성질을 관성이라고 하는데, 일상의 관성을 제거하는 것이 바로 운동이다. 헤르만 헤세의 『데미안』 중에는 이런 대목이 나온다. "새는 알을 깨고 나온다. 알은 새의 세계이다. 태어나려는 자는 하나의 세계를 파괴하지 않으면 안 된다. 새는 신을 향해 날아간다. 그 신의 이름은 아프락사스다."

운동이 이와 같다. 평온하고 잠잠했던 일상을 깨고 비상을 위해 새로운 날갯짓을 하는 발버둥이 바로 운동이다. 계란은 내가 깨고 나오면 병아리가 되지만, 남이 깨면 계란프라이가 된다. 경제학에서는 이를 창조적 파괴 schöpferische Zerstörung라고 부른다. 독일의 경제학자 조셉 슘페터 Joseph Schumpeter는 새로운 기술 혁신으로 낡은 기술을 파괴시키고 새로운 틀을 창조하고 변혁을 일으키는 창조적 파괴의 과정이 한 기업이나 사회의 원동력이 된다고 주장했다. 많은 사람들이 생각하는 것처럼 파괴는 기존 질서에 대한 위협이 아니라 도리어 도약을 위해 새 판을 짤 수 있도록 혁신을 가져다주는 기회가 된다.

엑서사이즈 = 창조적 파괴

운동은 일상에서 일어나야 할 창조적 파괴다. 엑서사이즈의 어원적 의미는 바로 그것이다. 인간의 신체는 수조 개의 세포들로 구성되어 있으며, 이 세포들은 우리가 인식하고 있지 않을 때에도 끊임없이 활동하고 있다. 새로운 세포가 생성되기 위해서 늙은 세포는 도태되고 사멸되어야 한다. 늙은 세포들이 일정한 기간이 지난 뒤에도 죽지 않고 살아있다면 어떻게 될까? 바로 암세포가 된다. 죽지 않고 반사半死의 상태로 몸을 떠돌아다니던 좀비 세포들이 결국 연약한 부위에 똬리를 틀고 종양을 만들어 기생한다. 부지런히 생성과 소멸의 사이클을 반복하는 유기체만이 생존할 수 있다. 운동은 이승에서 배회하는 좀비 세포들을 저승으로 보내버리는 일이다.

운동은 좀비 세포들을 소멸시킨다

1) 운동의 이점

모 스포츠브랜드의 유명한 캐치프레이즈 중에 '저스트 두 잇Just Do It'이라는 게 있다. 말 그대로 '그냥 해보라'는 조언이다. 운동을 시작할까 생각하는 사람들에게 이보다 더 적절한 조언은 없을 것이다. 운동이 주는 이점은 이루 헤아릴 수 없다. 운동은 마치 연식이 오래되어 삐거덕거리는 기계에 기름칠을 하는 것과 같다. 매일 규칙적으로 운동을 하고 나면 신진대사가 원활해지고 삶에 활력이 생겨 신체적, 정신적 건강을 유지할 수 있다. 우리 몸이 지면에 닿는 면적이 많을수록 그만큼 게을러진다는 말이 있다. 몸을 끌어당기는 일상의 관성을 뿌리치고 하루 30분 꾸준히 운동에 매진하면 체중 조절에도 도움이 된다. 너무 거창하게 시작할 것도 없다.

특정 종목이나 기구를 가지고 할 필요도 없다. 본인이 일상에서 바로 시작할 수 있는 맨손체조와 간단한 유산소운동부터 시도해볼 수 있다. 건강이 우리에게 주는 유익에 어떠한 것들이 있을까?

운동은 그냥 해보는 것이다

먼저 운동이 주는 신체적 특징이 두드러진다. 운동은 신체의 활동성을 높여주어 심장이나 혈관, 폐, 근육 등 신체기관의 전반적인 기능을 원활하게 해주며 생리적인 노화현상을 지연시켜준다. 사지 각 마디마다 관절과 인대, 뼈를 강화시켜주며, 근섬유를 확장시켜 몸을 바르게 세워준다. 특히 노화로 인한 뼈의 무기질 감소를 지연시키고 골밀도를 증가시켜 노년까지 뼈를 튼튼하게 유지시켜준다. 규칙적인 운동은 심장의 기능을 높여주어 신체에 혈액을 고르게 보내 혈액순환을 돕는다. 심장이 튼튼해지면 각종 심혈관계 질환을 예방할 수 있으며, 불순한 혈액순환으로 일어나는 만성 두통이나 피로, 변비, 불면증, 소화기 장애 등을 해결할 수 있다.

또한 운동은 혈관의 탄력을 유지시켜 동맥경화나 심근경색과 같은 심장병을 조기에 예방할 수 있다. 운동은 폐활량을 늘리는 데에도 탁월한 방법이 된다. 특히 호흡에 관여하는 횡경막 근육과 늑간 근육을 발달시켜 호흡능력을 향상시켜 몸 전체에 산소 공급을 원활하게 해준다. 운동은 감기, 독감, 폐렴, 기관지염 등 호흡기질환을 예방하는 데 가장 현명한 선택이 된다. 적절한 운동은 노화를 방지하고 피부와 골격, 체형을 건강하게 하여 젊고 건강한 외모를 유지하는데 도움이 된다.

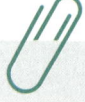

운동이 줄 수 있는 신체적, 정신적 건강의 이점
심혈관계질환 예방, 콜레스테롤 및 중성지방 감소, 체중 조절 및 유지, 불안감 해소, 우울증 예방, 스트레스 없는 삶, 삶의 활력 증가

운동은 이처럼 단순히 신체적인 건강만을 주는 건 아니다. 운동은 뇌에서 도파민이라는 호르몬을 분비하는데, 삶의 활력과 만족감, 일의 쾌감을 관장하는 도파민을 통해 운동 전후 행복감을 느낄 수 있다. 꾸준히 운동을 실시하면 특정 약물이나 술, 담배 중독에 저항력이 생기고 금단현상을 극복할 수 있는 체력이 확보되기 때문에 중독을 조절하고 중독물질을 끊을 수 있는 자신감이 생긴다. 이 모든 게 운동 중에 뇌에서 분비되는 도파민이라는 호르몬 때문이다. 도파민은 뇌의 보상체계와 연관된 호르몬으로 부족하게 되면 우울증이나 조현병을 야기할 수 있는 중요한 화학물질이다. 운동은 이러한 보상체계에 영향을 주므로 뇌에서 도파민이 분비되도록 자극한다.

운동은 기억력을 개선시키고, 스트레스나 불안감을 해소하며, 학습 능력이나 운동신경을 향상시켜 주면서 자기 몸을 조절할 수 있는 능력에서 깊은 만족감을 얻게 해준다. 게다가 인지 능력이 퇴화하는 것을 예방시켜서 알츠하이머(치매)와 같은 퇴행성 질환을 예방하는 데 탁월한 이점이 있다. 최근 매스컴을 보면, 우울감과 공황장애로 힘들어하던 장년의 연예인들이 운동과 피트니스 프로그램을 통해 정신적 문제들을 해결하고 원만한 삶을 살아가는 모습을 보게 된다. 필자 역시 이순의 나이지만 꾸준한 운동을 통해 신체적 완전함뿐만 아니라 정신적으로도 원숙해졌음을 고백한다. 우리의 삶에 활력을 줄 수 있는 운동에는 어떠한 방법이 있을까?

> **도파민**
>
> 호르몬인 뇌에서 분비되는 에피네프린과 노르에피네프린의 전구체다. 뇌신경 세포들 간에 어떠한 신호를 전달하기 위해 분비되는 신경전달물질 중에 하나로, 행동과 인식, 자발적인 움직임, 동기 부여, 처벌과 보상, 수면, 기분, 주의력, 작업 기억, 학습에 중요한 역할을 포함하여 두뇌에 많은 기능을 가지고 있다. 도파민은 뇌의 보상체계와 관련되어 있어 좋아하는 음식이나 음악, 섹스, 약물과 자극, 중독으로도 분비될 수 있다. 도파민 분비 조절에 이상이 발생하면 사람에게 다양한 질환이 발생한다. 도파민의 분비가 줄어들거나 재흡수되어 부족할 경우 우울증을 일으키는 경우가 대부분이며, 우울증이 만성화되는 경우 조현병(정신분열증)의 증상도 같이 나타나기도 한다. 또한, 도파민을 생성하는 신경세포가 손상되면 운동장애를 일으켜 파킨슨병을 유발할 수 있다.

2) 내 건강을 지키는 3-3-7 운동법

우리나라의 15세 이상 국민의 규칙적인 운동 비율은 32.1%로 매우 낮으며, 19세 이상 성인의 70.4%가 아예 일상에서 운동을 하지 않는 비운동군에 속하거나 신체 활동량이 극히 부족하다고 한다. 특히 신체활동 부족병이라고도 일컬어지는 고혈압과 당뇨병, 고지혈증, 대사증후군 등의 만성질환을 앓고 있는 경우, 신체활동이나 운동에 참여하는 비율이 더 낮은 것으로 나타났다. 신체활동 부족과 관련 있는 만성질환이 최근에는 젊은 연령층에서도 나타나고 있기 때문에 특정 연령대뿐만 아니라 모든 연령에서 운동의 중요성을 인식해야 하며, 건강한 삶을 살기 위해서 운동에 보다 관심을 가지고 규칙적으로 참여해야 한다.

3-3-7 박수가 있다. 우리에게는 3-3-7 운동법이 있다! 이 운동법은 필자가 30년 동안 실천하면서 스스로 그 효과를 입증한 방식이다. 과거에는 달리기와 수영, 배드민턴 등을 했었고, 50대에 접어들면서 골프도 조금 배웠지만, 3-3-7 운동법만큼 필자에게 만족감과 기대 이상의 효과를 주었던 건 없었다. 누구나 쉽게 따라할 수 있을 만큼 간단하면서도 재미있고 보람이 있어서 지속적으로 할 수 있는 운동법이라고 자부한다. 시중에 다양한 운동기구가 많이 쏟아져 나와 있고, 헬스장이다 피트니스센터다 비싼 프로그램과 전문 PT 트레이닝 방법이 깔려 있지만, 3-3-7 운동법은 전혀 돈이 들지 않고 지금 당장 시작할 수 있기 때문에 연령과 성별을 무론하

고 누구에게나 권할 수 있다.

> **건강을 지키는 3-3-7 운동법**
>
> 1. 일주일에 반드시 3번은 운동하기(퐁당퐁당 운동법)
> 2. 한 번 할 때 30분 이상 운동하기
> 3. 매일 7가지 생활운동을 실천하기

직업이 있고 일정이 바쁜 현대인들이 매일 30분 이상 운동한다는 게 그렇게 말처럼 쉽진 않다. 필자 역시 대학에서 학생들을 가르치고 기업체와 NGO 단체, 준정부 기관에 자문과 강연을 다니면서 눈코 뜰 새 없이 바쁘기 때문에 일주일 내내 운동에 전념할 수 없었다. 가장 좋은 방법은 월-수-금 혹은 화-목-토처럼 하루걸러 하루씩 운동 스케줄을 짜는 것이다. 이른바 '퐁당퐁당 운동법'이다. 월-화-수, 목-금-토처럼 요일을 붙여서 '몰이식 운동법'을 따르다 보면, 몸에 무리가 가고 운동을 쉴 때에 관성에 빠지기 쉽다.

그리고 한 번 운동할 때에는 1시간 이상 운동하지 말고 30분 정도 집중적으로 하는 게 적당하다. 30분 이하로 운동하면 몸에 땀이 나기도 전에 마치기 때문에 운동 효과를 제대로 볼 수 없다. 필자가 교원으로 있는 대학 뒷산을 개인적으로 매일 오르는 등산을 했고, 일주일에 3번은 무슨 일이 있어도 피트니스센터를 찾아 근력운동과 지구력운동을 병행했다. 드라마에 흐름이 있듯이, 운동에도 기승전결이 있다. 운동 전 5분 정도 심호흡과 준비운동을 하고, 운동을 시작하고 10분 정도 신체 운동의 최대치를 끌어올린다. 이후 10분 정도는 더 이상 운동의 강도를 올리지 말고 이전 운동의 효과가 최대로 살아날 수 있도록 페이스를 유지한다. 이후 운동을 끝내고 5분 정도 근육을 풀어주고 마무리운동으로 신체를 정상화한다. 이렇게 하면, 30분은 금방 지나가게 된다.

3-3-7 운동법에서 제일 중요한 건 하루 매일 같이 7개의 실천 동작을 한 번 이상 하는 것이다. 이 생활 밀착형 운동 방법은 사실 일주일에 3번 피트니스센터에 가는 것보다 더 큰 효과가 있다. 일상 속에 숨어 있는 7개의 동작은 매일 하기 때문에 효과 만점이다. 그 7개의 실천 동작을 열거하면, 다음과 같다. 시내에서 대중교통으로 출퇴근하기, 차로 10분 이내의 가까운 거리는 걸어서 가기, 엘리베이터 대신 계단을 이용하기, 일어서서 걸어 다니며 전화 받기, 의자에 앉아서 일할 때 수시로 스트레칭하기, 점심식사 후 10분 이상 산책하기, 저녁식사 후 있는 자리에서 10분 이상 스쿼트하기 등이다.

일곱 가지 생활 밀착형 활동들

1. 시내에서 대중교통으로 출퇴근하기
2. 차로 10분 이내의 가까운 거리는 걸어서 가기
3. 엘리베이터 대신 계단을 이용하기
4. 일어서서 걸어 다니며 전화 받기
5. 의자에 앉아서 일할 때 수시로 스트레칭하기
6. 점심식사 후 10분 이상 산책하기
7. 저녁식사 후 10분 이상 스쿼트하기

우리나라와 달리 서구에서는 이미 오래 선부터 일상에서 실천하는 소위 'NEAT 운동법'으로 위 일곱 가지 생활 밀착형 활동들이 소개되기도 했다.* 전문가들에 따르면, 하루 동안 계단을 이용해 걷는 것과 헬스장 트레드밀 위에서 30분 동안 달리기한 운동 효과가 같다고 한다. 이렇게 일상에서 바로 따라할 수 있는 생활 속 운동법은 아무런 기구를 가지지 않고도 누구나 있는 곳에서 쉽게 할 수 있기 때문에 서구에서는 마니아들이 있을 정도로 인기가 좋다.

---

* 원어로는 Non-Exercise Activity Thermogenesis의 약자로, 우리말로 옮기면 '비운동성 활동 열생성'이라고 할 수 있다.

필자는 아무리 바쁘고 피곤해도 3-3-7 운동을 절대 거르지 않았다.

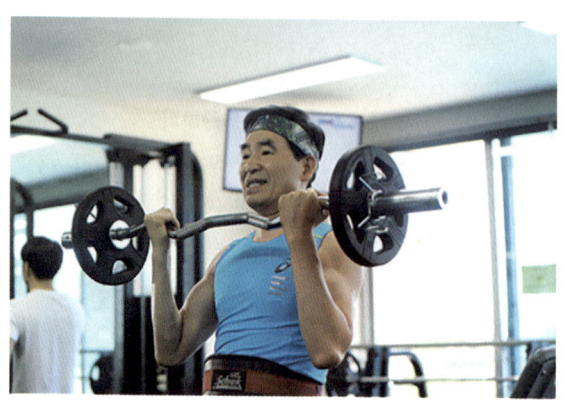

3) 운동 시 주의사항

2004년 10월, 축구 그라운드에서 불상사가 일어났다. 브라질 출신의 축구 선수 파울루 다 시우바Paulo Sérgio Oliveira da Silva가 경기 중 갑자기 심장마비로 쓰러져 사망한 것이다. 부검을 해보니 그의 심장은 정상인보다 2배 이상인 600그램으로 부풀어 있는 상태였다. 그의 동료들은 시우바가 1주일에 2~3번 이상 경기를 갖는 빡빡한 스케줄로 심장에 무리가 가서 죽었다고 입을 모았다. 아무리 운동이 탁월한 효과를 가지고 있다 하더라도 지나치면 차라리 안 하는 것만 못하다. 잘못된 운동은 생명을 앗아갈 수도 있다. 운동에도 중용이 필요하다. 개중에는 지나친 운동으로 도리어 신체의 밸런스가 무너져 부상을 입는 경우도 있고, 심하면 멈출 수 없는 운동중독에까지 이르는 경우도 있다. 어떻게 하면 일상에서 즐겁고 안전한 운동을 할 수 있을까?

제일 중요한 것은 나에게 맞는 신체활동을 하는 것이다. 각자의 체력이나 건강 목표에 맞추어 신체활동을 선택한다. 체중을 좀 빼보려고 막 운동을 시작한 사람이 철인3종을 준비하듯 운동 강도를 높이는 건 옳지 못하다. 내 체형과 근력, 신장, 체중에 맞는 운동이 따로 있으며, 내 기호와 관심에 따라 다양한 선택지가 앞에 놓여있다. 남이 좋다고 그가 소개하는 운동을 무조건 따라하다 보면 금방 싫증이 날 수 있고, 그릇된 자세와 균형으로 부상을 당할 수도 있다. 그 다음 운동 시 주의할 사항은 적절한 수준의 활동 강도와 양을 지키는 것이다. 운동을 처음 시작하거나 운동 경험이 많지 않은 사람은 낮은 운동 강도로 시작하고, 운동 시간은 되도록 짧게 하는 것이 좋다. 초보자인 내가 시작한 운동이 벌써 햇수로 3년이 다 된 친구의 운동 강도와 같을 수는 없다. 첫 술에 배부를 수 없다! 당장 운동의 효과가 나타나지 않더라도 꾸준히 운동에 재미를 붙이는 게 내 운동을 제 궤도에 올려놓는 지름길이다.

운동을 할 때에는 유산소운동과 함께 근력운동을 해야 한다. 신체의 주요 부위를 골고루 자극할 수 있는 프로그램을 구성한다. 근력운동을 무시하다 보면 자칫 나이가 들면서 근손실이 발생할 수 있기 때문이다. 나이가 들수록, 여성일수록 근력운동을 놓치지 말아야 한다. 운동을 시작했으면 운동 외적인 다른 부분에는 한눈을 팔지 않는다. 짧게라도 운동에 몰입하는 것이 운동의 효과를 배가시킬 수 있는 좋은 방법이다. 운동을 할 때에는 주변에 안전을 확보하고 넓고 탁 트인 장소를 고르는 게 중요하다. 지형지물이 복잡하거나 돌발적인 상황이 일어날 수 있는 공간에서는 운동을 삼가는 게 좋다. 또한 운동 중에 자칫 집중력이 흐트러지거나 딴 생각을 하다가 부상을 입을 수 있으니 주의한다. 운동할 때에는 올바른 방법과 올바른 자세가 필요하다. 골프 선수인 타이거 우즈가 예전에 이런 말을 한 적이 있었다. "자세가 전부입니다. Attitude is everything." 잘못된 자세로 계속 운동을 하다 보면 관절이나 근육, 인대에 무리를 주기 쉽다.

  마지막으로 운동의 처음과 끝은 준비운동과 정리운동으로 해야 한다. 사실 운동을 한창 할 때보다 운동 사이클에 진입하는 순간과 빠져 나오는 순간이 더 중요하다. 운동 전에는 준비운동을 통해 점진적으로 심박수를 높이고 혈액순환을 원활하게 해야 심장이나 근육에 무리가 없다. 수영을 할 때에는 미리 몸을 충분히 푼 다음 풀장에 들어가도록 한다. 운동을 끝낼 때에도 스트레칭으로 근육과 인대를 정리하고 높아졌던 심박수나 혈압, 호흡 등을 안정상태로 회복시켜 줌으로써 신체에 쌓일 수 있는 노폐물을 제거하고 근육통을 예방한다. 정확한 동작과 적절한 호흡을 유지할 수 없다면 개인 트레이너나 전문가의 지도를 받는 것이 좋다. 노년층은 특히 낙상에 주의한다. 파트너와 함께 운동을 진행할 때에는 파트너와 페이스를 맞추면서 운동 속도나 강도를 조절하는 게 필요하다. 한 사람이 너무 앞서가거나 뒤처지면 운동 전체의 사이클이 어그러질 수 있기 때문이다.

운동을 너무 싫어해도 문제지만, 때로 운동을 너무 좋아해도 문제다. 달릴수록 몸이 더 상쾌해지고 기분이 좋아지는 러너스하이 Runner's High 때문에 자칫 운동중독이 올 수도 있기 때문이다. 이와 관련해 미국 터프츠대학의 심리학 교수 로빈 카나렉 Robin Kanarek 이 이끄는 연구팀은 쥐를 대상으로 흥미로운 실험을 진행했다. 이들은 격렬한 달리기에서 오는 신체적 반응이 아편이나 마약을 복용했을 때 느끼는 행복감을 흉내 내는 화학물질을 뇌에서 방출할 수 있다는 사실을 입증하고자 했다. 연구팀은 수컷 쥐 44마리와 암컷 쥐 40마리를 두 그룹으로 나누었다. 한 그룹은 철장 안에 운동용 쳇바퀴를 넣어주었고, 다른 그룹은 아무것도 없는 철장에 가두었다. 각 그룹은 다시 하루 1시간만 먹이를 접할 수 있는 집단과 하루 24시간 동안 자유롭게 먹이를 먹을 수 있는 집단으로 세분화하였다. 이렇게 해서 만들어진 네 그룹은 몇 주 동안 이러한 환경에 젖어들도록 방치되었다. 각 집단의 쥐들이 어느 정도 주변 환경에 적응했을 때, 모든 그룹에게 즉각적인 금단증상을 유발하는 약물을 1.0㎎/㎏쯤 투여했다. 과연 이들에게 어떤 일이 일어났을까?

> **러너스하이**
>
> 1979년 미국 캘리포니아대학의 아놀드 맨델(Arnold J. Mandell)에 의해 처음 발표된 러너스하이는 그 중독성과 느낌이 종종 오르가즘에 비유될 정도로 짜릿하다고 한다. 선수는 고통을 느끼지 못하고 마치 몸이 붕 뜬 것 같은 쾌감과 희열을 느끼게 된다. 러너스하이에 영향을 준다고 알려진 물질 가운데 가장 유력하게 언급되는 물질이 엔돌핀(endorphin)이다. 엔돌핀은 뇌하수체 전엽에서 분비되는 호르몬으로 통증을 억제하는 효과가 마약인 모르핀보다 100배나 강한 물질이다. 엔돌핀은 산소를 이용하는 에어로빅(aerobic) 상황에서는 별 증가를 보이지 않다가 운동 강도가 높아져 산소가 줄어드는 비에어로빅(anaerobic) 상태가 되면 급증하게 된다. 또한 인체가 고통을 겪거나, 심리적으로 충격을 받아 기분이 나쁠 때 분비된다고도 알려져 있다. 즉 스트레스를 통제하기 위한 인체의 자기 방어 호르몬 중 하나인 것이다.

실험 결과는 충격적이었다. 쳇바퀴가 설치된 철장 안에서 평소 활발하게 운동을 했던 쥐들은 아무런 움직임도 없었던 운동 부족의 쥐들보다 약물에 대한 훨씬 더 높은 수준의 금단증상을 보였다. 특히 쳇바퀴를 돌면서 하루 1시간씩만 먹이를 먹을 수 있었던 집단의 쥐들이 다른 집단에 비해 월등히 운동을 많이 했으며, 먹이를 줄이면서까지 약물에 대한 가장 강렬한 중독반응을 보였다. 24시간 먹이를 자유롭게 먹고 운동을 했던 쥐가 그 뒤를 이었고, 철장에 갇혀 운동을 거의 하지 않았던 쥐에게서는 최소한의 금단증상만 관찰되었다. 연구팀은 적당한 운동이 인간 헤로인과 모르핀 중독자들을 위한 일종의 대체 약물이 될 수 있다고 제안한다.[16]

중용과 명상의 중요성

명상은 영어로 메디테이션meditation이다. 메디테이션은 약물치료, 즉 메디케이션medication과 같은 어근에서 나왔다. 어근 '메디-'는 '중간'을 뜻한다. 부족하거나 과하거나, 산성이거나 알칼리성이거나 한쪽으로 치우치지 않는 신체를 유지하는 것이 약물치료의 목적이라면, 좌로나 우로나 치우치지 않는 정신 상태를 유지하는 것이 바로 명상의 목적인 셈이다. 의학을 뜻하는 메디신medicine이나 매체를 뜻하는 미디어media 모두 이와 같은 어근에서 파생한 단어다. 언제나 과함이 부족함보다 못하다. 아무리 몸에 좋은 것이라 할지라도 무엇이든 과하면 탈이 나기 마련이다. 그래서 건강의 중용은 매우 중요하다.

> **중용과 명상**
>
> 중용(中庸)은 유교사상에서 현실에 적용되는 행도(行道)의 최선의 길을 뜻하며, 형이상학적인 개념에서 출발한 행동 양식이다. 불교의 중도(中道)도 비슷한 의미를 지니고 있다. 중(中)은 치우치거나 의지함이 없고, 지나치거나 모자람이 없음을 의미하며 용(庸)은 평상(平常)으로 정의된다. 공자는 중용을 최상의 덕으로 찬양했다. 반면 명상은 인도 요가를 비롯하여 거의 모든 세계종교에서 유사한 개념을 찾을 수 있다. 그리스도교에서는 기도 문화가 있고, 이슬람에서도 명상이 존재한다. 최근 서구를 중심으로 몰입(flow)이나 집중(mindfulness)이라는 개념이 인기를 끌면서 명상의 가치가 다시 주목받고 있다.

명상은 건강의 중용을 지킬 수 있는 좋은 수단이다. 명상은 가만히 앉아 머릿속으로 쏟아져 들어오는 잡념이나 상념을 가지고 노닥거리는 소극적인 씨름이 아니다. 명상은 종종 마음을 깨끗이 하고 스트레스를 줄이며 마음을 긍정적으로 변화시키는 적극적인 싸움이다. 꼭 종교를 거론하지 않더라도 명상은 인류의 역사를 타고 면면히 흐르는 가장 오랜 정신 수양의 한 방법이었다. 최근 명상은 심리학이나 상담학에서 건전한 정신과 건강한 육체를 유지하는 과학적인 방법으로 추천되어지고 있다. 세계보건기구가 내린 건강의 정의만 보더라도 정신 건강의 중요성은 결코 신체 건강의 중요성보다 떨어지지 않는다. '건강은 단순히 질병이나 허약함이 없는 상태가 아니라 신체적, 정신적, 사회적으로 완전한 안녕의 상태다.'

명상은 중용을 지킬 수 있는 마음의 운동이다

1) 명상의 가치

명상은 흔들림이 없는 고요한 마음의 상태를 말하며, 차분히 마음을 집중시키는 일을 가리킨다. 보통 명상이 종교단체나 신앙공동체에 의해 이루어져왔지만, 현대적 의미의 명상은 대체의학이나 심리학에서 마음을 집중해서 얻게 되는 다양한 정신적, 신체적 이득을 목적으로 실시하고 있다. 특히 최근 들어 뇌과학의 비약적인 발전과 함께 심리와 명상의 관계, 신체와 정신의 상관관계에 대해 과거 그 어느 때보다 많은 정보와 자료들을 가지고 있기 때문에, 명상의 긍정적인 효과를 과학적으로 입증하고 있다.

　최근 수십 년간 명상에 대한 대중의 관심뿐 아니라 과학계의 관심이 급증했다. 이 주제에 관한 과학적 연구 결과를 요약한 최근 기사에 따르면, 1995년에서 1997년 사이에 고작 단 한 개의 연구만 발표되었던 것이 2004년에서 2006년 사이에는 11회로 늘어나더니 2013년에서 2015년 사이에는 무려 216회로 껑충 뛰었다. 일예로 2015년 하버드 의과대학 연구팀은 명상과 정신, 신체 건강에 관한 유의미한 상관관계를 밝혀냈다. 본 연구는 과민성대장증상, 섬유근육통, 건선, 불안, 우울증, 외상후스트레스징애PTSD 등 신체적, 정신적 조건 모두에 대해 명상이 커다란 이점이 있음을 보여주었다. 2012년 시행된 한 연구에서는 관상동맥 심장질환을 앓고 있는 201명에게 더 나은 식생활과 운동을 장려하는 건강교육 수업을 듣거나 초월명상 수업을 듣도록 했다. 그리고 연구원들이 향후 5년 동안 참가자들을 추적 관찰한 결과, 명상 수업을 들은 사람들에게서 전반적인 심장마비와 뇌졸중으로 인한 사망 위험이 48%나 감소했다는 사실을 발견했다. 명상이 단순히 마음의 안정을 주는 데에서 그치지 않고, 신체에도 직접적이고 긍정적인 영향을 미칠 수 있었다는 뜻이다.[17]

명상은 수천 년 동안 행해져 왔다. 인간은 명상을 통해 우주의 원리를 깨닫고 신과의 합일을 도모했다. 이처럼 명상은 원래 생명의 신성하고 신비로운 힘에 대한 이해를 깊게 하기 위한 것이었다. 정신일도하사불성精神一到何事不成이라는 구호는 인간의 정신 집중과 결의가 얼마나 대단한 것인지 잘 말해준다. 요즘 명상은 단순히 종교적인 목적을 벗어나 흔히 정신 이완과 스트레스 해소에 좋은 매개로 쓰이고 있다. 최근 서구에서는 집중과 몰입이라는 개념을 통해 명상이 비즈니스나 문화, 예술계로 전파되면서 퍼포먼스를 향상시키고 스트레스와 부담을 덜어내는 정신적 기제로 응용되고 있다. 명상이 건강에 주는 효과도 분명하다. 하루의 일과를 마치고 조용히 자신의 내면을 응시하는 명상 훈련은 단순한 수양을 넘어 우울증과 수면장애를 극복하는 적극적인 치유의 방식으로 각광받고 있다.

명상이 줄 수 있는 신체적, 정신적 건강의 이점

불안증, 천식, 만성통증, 우울증, 공황장애, 심장병, 고혈압, 과민성대장증후군, 수면 문제, 긴장성 두통, 편두통 등을 치료하거나 완화시킴

2) 명상의 시공간

스트레스가 삶을 압도하고 짓누를 때 몇 분이라도 명상에 집중하

면 내적 평온과 활력을 되찾을 수 있다. 명상은 단순히 정신적인 건강뿐 아니라 신체적인 건강도 지키는 파수꾼이다. 누구라도 일상에서 따라할 수 있는 명상에는 어떤 것이 있을까? 우선 명상을 하는 데 특별한 도구나 장비가 필요하지 않다. 명상은 누구나 마음만 먹으면 언제 어디서나 할 수 있다. 동네 산책길을 걸으면서든, 버스나 지하철을 타고 출퇴근하면서든, 심지어 회사 부서회의실에서나 비즈니스 미팅 자리에서든 짧은 시간 짬을 내서 명상에 들어갈 수 있다. 실천하는데 간단하고 용이하며 심지어 아무런 비용도 들어가지 않는다.

어디서나 아무 때나 할 수도 있지만, 명상을 하는 데 보다 도움이 되는 시간과 장소는 따로 있다. 무엇보다 번삽하고 시끄러운 곳보다는 한적하고 조용한 곳이 정신 집중에 더 도움이 된다. 사람들로 붐비는 공공장소보다는 개인 서재나 독립된 공간을 선정하는 게 명상에 더 알맞은 기준이 된다. 주변이 사방으로 터진 곳보다는 막힌 공간, TV나 전화기, 팩스 등 전자기기나 사무기기가 없는 공간이 명상에 더 좋다. 그리고 매번 새로운 장소를 물색하거나 바꾸지 말고 한 번 정한 장소는 계속 명상을 위한 공간으로 활용하는 게 좋다. 낯설고 새로운 곳에 적응하려면 일정한 시간과 에너지를 써야하기 때문에 이미 익숙해진 나만의 '명상터'를 계속 쓰는 게 바람직하다. 또한 한창 일을 하는 때나 전화가 자주 오는 시간, 회의 일정이 가로막고 있는 시간대는 피하는 게 좋다. 도중에 정신 집중을 방해하는 외부 요소 때문에 자칫 명상이 끊어질 수 있기 때문이다. 심한 공복이 느껴지는, 아니면 도리어 포만감이 느껴지는 시간대도 피하는 게 좋다. 허기가 느껴지면 음식 생각으로 집중이 잘 안 되고, 반대로 식사 직후에는 식곤증으로 졸릴 수 있기 때문이다.

명상을 하기에 바람직한 시간과 공간을 찾아라

1. 복잡하고 시끄러운 곳보다는 한적하고 조용한 공간
2. 외부적 방해요인(TV, 전자기기, 사무기기 등)이 적은 공간
3. 공적인 공간보다는 사적이고 개인적인 공간(골방, 서재)
4. 사방이 트인 공간보다는 칸막이나 벽으로 가로막힌 공간
5. 매번 새로운 낯선 공간보다는 정해진 익숙한 공간
6. 대낮이나 오후보다는 이른 아침이나 늦은 밤
7. 공복이 느껴지는 식전, 포만감이 식곤증을 부르는 식후는 피할 것
8. 주변이 훤히 보이는 밝은 곳보다는 조금 어두운 조명이 있는 공간
9. 명상 중에 휴대폰은 비행기모드나 잠시 꺼두는 센스

---

3) 명상의 자세

시간과 공간뿐만 아니라 명상의 자세 또한 중요하다. 부자연스럽고 억지스러운 자세보다는 되도록 안정적이고 편안한 자세가 좋다. 앉아있든 누워있든 걷든 다른 위치나 활동에서 얼마든지 명

상을 할 수 있지만, 최대한 시간을 효율적으로 활용하려면 편안하게 의자에 앉거나 바닥에 (가부좌까지는 아니더라도) 양반다리를 하고 앉는 자세가 좋을 수 있다. 앉아서 명상을 할 때에는 앞뒤로 몸을 흔들거나 허리를 구부리는 자세보다는 목과 일직선이 되도록 허리를 곧게 펴고 정면을 응시하는 자세를 추천한다. 한 번 정한 자세는 일관되게 유지하는 게 좋다. 손이나 발을 꼼지락거리거나 자세를 자주 바꿔서 몸을 비트는 건 좋지 않다. 명상하는 동안 주변 사물이 시야에 들어오므로 사사로운 잡념에 정신이 어지러워지는 걸 방지하기 위해 눈을 뜨는 것보다는 눈을 지그시 감는 게 좋다.

흔히 불교나 그리스도교에서 활용하는 명상이나 묵도 혹은 기도를 반드시 따라할 필요는 없다. 종교석 의례를 흉내 내는 것까지는 좋지만, 건강을 위한 명상에 꼭 종교적인 의미를 부여하지 않는다. 명상을 하는 동안, 제일 중요한 일은 주의와 생각을 한 곳에 집중시키고 호흡을 안정적으로 유지하며 마음을 가득 채우고 있는 상념, 스트레스를 유발할 수 있는 잡념을 버리고 제거하는 것이다. 집중 혹은 몰입은 명상에서 첫 번째로 꼽는 가장 중요한 요소다. 생각과 주의를 집중시키는 데 도움이 되는 특정한 사물이나 물체, 이미지, 상징(십자가나 만트라) 따위를 준비하는 것도 좋다. 몰입은 여기서 매우 중요한 요소다.

그 다음은 규칙적이고 고른 호흡을 유지하는 것이다. 편안한 호흡을 위해 되도록 폐를 확장시키고 횡경막 근육을 이완시켜 깊고 고른 호흡을 만든다. 점차 호흡이 느려지고 산소를 더 많이 섭취하며 호흡 중 어깨, 목, 가슴 위쪽 근육의 사용을 줄여 호흡 효율을 높이는 것이 목적이다. 이를 위해 주변에 신경이 쓰이는 물건을 제거한다. 초보자라면 TV나 라디오, 컴퓨터, 스마트폰 등 산만함을 줄 수 있는 물건의 전원을 꺼두거나 아예 눈에 띄지 않는 곳으로 치워버린다. 일단 훈련을 통해 명상 호흡에 능숙해지면 어디서나 호흡을 안정적으로 가져갈 수 있다. 필자는 호흡의 중요성을 주변에 종종 말한다.

명상에서 호흡은 매우 중요하다

마지막으로 나쁜 생각, 안 좋은 생각을 지우고 없애는 것이다. 나쁜 생각은 왜 그렇게 우리 뇌를 비집고 들어오는 걸까? 이유는 간단하다. 우리가 현재를 살지 못하고 언제나 과거에 갇혀 있기 때문이다. 대부분의 사람들이 몸은 현재에 와있는데 생각은 과거에 머물러 있다. 과거의 생각을 소환하면 누구라도 긍정적인 경험보다는 부정적인 경험, 잘하고 성공했던 일보다는 잘못하고 실수했던 일들이 먼저 떠오르는 법이다. 나쁜 생각은 떠오르자마자 지우개로 지워버린다. 판단을 중지하고 내면을 흐르는 생각의 덩어리들을 그냥 흘려보내라. 내가 사랑과 감사를 표할 것들에 집중하라. 나에게 도움을 주었던 사람, 내가 어려울 때 기꺼이 손을 내밀었던 사람을 떠올려라. 나의 꿈과 목표를 생각하며 자기암시를 하라.

좋은 명상 자세의 3요소

생각과 주의 집중하기
규칙적으로 호흡하기
나쁜 생각 제거하기

삶의 목표가 건강을 지킨다

어린 시절 꿈에 대해서 곧잘 이야기하던 이도 나이를 먹고 성인이 되면 더 이상 꿈을 이야기하지 않게 된다. 언제부턴가 꿈은 소싯적 아이들의 지적 유희에 불과한 것으로 치부하기 일상이다. 하지만 꿈과 목표는 인생뿐만 아니라 건강에 있어 가장 중요한 요소다. 아무리 영양가 있는 음식을 먹고 꾸준히 운동한다 하더라도 내 삶의 희망과 긴장을 주는 꿈과 목표가 없다면 건강할 수도, 건강을 유지할 수도 없다. 일찍이 필자가 쓴 『퓨처드림』에는 이런 내용이 나온다.

"꿈을 문장으로 언명하라! 구체적이지 않은 꿈은, 비유하자면, 지도도 없이 내비게이션이 먹통인, 몸에 익지도 않은 렌트카를 몰고 부산에서 서울로 무작정 운전해 가는 것과 같다. 구체적이지 못한, 두루뭉술한 꿈은 불확실한 목표를 낳게 되고, 이는 결국 시작도 해보기 전에 실패를 예정하는 결과를 낳는다. 항상 드림 빌딩은 구체적인 숫자와 목적을 동원해서 하나의 완결된 문장으로 세우는 게 바람직하다."(18)

필자는 목표 설정에 원칙이 있어야 한다고 생각한다. 막연하게 '건강해야지.' '올해는 담배 끊어야지.' '아, 술 좀 줄여야겠다.'와 같은 건 목표가 아니다. 목표를 설정할 때에는 반드시 구체적인 문장이 되어야 한다. 또한 꿈은 내가 진행 과정의 전모를 계량화된 수치를 통해 파악할 수 있는 것이어야만 한다. 그리고 아무리 측정 가능한 꿈과 목표를 설정했다 하더라도 의욕이 앞선 나머지 누가 보더라도 무모한 도전을 계획해서도 안 된다. '1개월 안에 체지방을 반으로 줄이겠다.' '3개월 내로 벤치프레스 50을 찍겠다.'는 식의 목표는 도전의식과 성취감보다는 낭패감과 무력감을 주기 쉽다. 이보다는 '1개월 동안 빠지지 않고 15일 이상 피트니스센터에 가겠다.'는 식의 목표가 훨씬 좋다.

무엇보다도 실천 가능한 꿈일지라도 시간의 제한을 두지 않은 목표는 성과를 내기 어렵다. 필자는 일찍이 건강 목표를 설계할 때

유념해야할 접근 방식을 스마트SMART로 제시해왔다. 목표는 매우 구체적이고, 측정 가능하며, 달성 가능하고, 실천 가능하며, 제한된 시간 내에 이룰 수 있는 것들이어야 한다. 이렇게 목표를 설정하면 자신이 건강해질 수 있는 최소한의 경쟁력을 갖춘 셈이다. 이는 다음의 도표로 나타낼 수 있다.

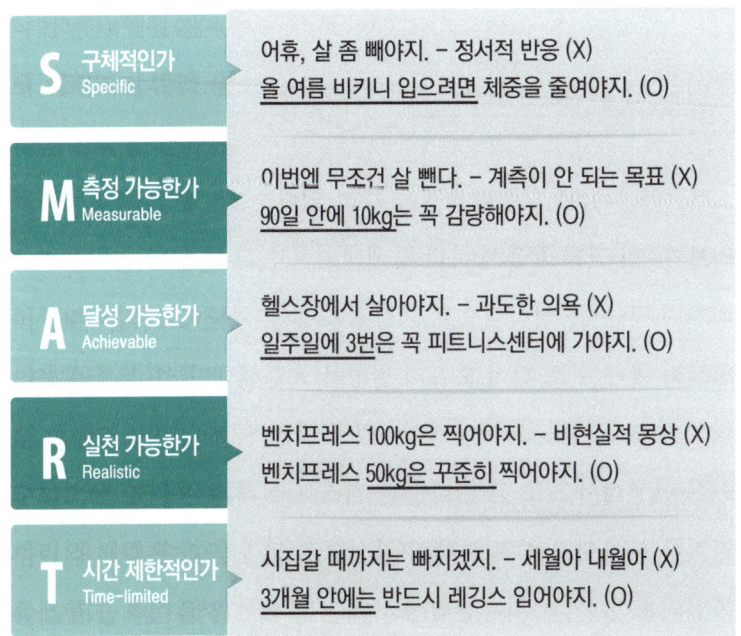

삶에 목표가 있는 사람과 그렇지 않은 사람은 세상을 바라보는 관

점부터 다르다. 60대 중반에 은퇴하고 갑자기 할 일이 없어져 매일 탑골공원에 가서 하루 종일 무료하게 앉아있는 가장들이 많다. 그들 중 거반은 건강의 적신호가 켜진 경우가 적지 않다. 인생의 목표가 없는 사람은 그냥 살아갈 뿐 스스로에게 자극을 주는 운동이나 활동을 거의 하지 않기 때문이다. 운동의 필요성을 절감해도 선뜻 몸을 움직이지 못하는 건 목표가 없기 때문이다. 오늘부터라도 건강을 위해 삶의 목표를 가져보자.

회복탄력성을 갖자

건강한 사람은 회복탄력성을 갖고 있다. 실례로 고무공을 떠올려보자. 힘 있게 공을 땅바닥에 패대기쳐도 그 공은 터지거나 찌그러지지 않는다. 일시적으로 균형점을 잃고 외관이 심하게 뒤틀리면서도 금세 위로 튀어 오르며 원형을 복원해낸다. 이것이 회복탄력성 resilience 이다. 회복탄력성이란 무엇일까? 회복탄력성은 한 개인이 인생에서 크고 작은 다양한 역경과 실패를 겪을 때마다 깨어지거나 부서지지 않고 본래의 자신으로 되돌아갈 수 있는 심리적 복원력을 말한다. 회복탄력성을 가지고 있는 사람이라면 문제에 봉착했다고 세상이 다 무너져내릴 것처럼 절망하거나 극단적인 선택을 하지 않는다. 역경으로 인해 삶의 밑바닥까지 떨어졌더라도 자신을 포기하거나 삶의 책임을 방기하지 않는다.

> **회복탄력성**
>
> 영어 resilience의 번역어로 심리학이나 정신의학, 경제학 등 다양한 분야에서 연구되는 개념이며, 한 개인이 문제나 시련에 직면했을 때 이를 극복하고 다시 본래의 자신으로 돌아갈 수 있는 탄력성 내지 회복력을 일컫는다. 마치 고무공처럼 인생의 바닥을 치고 다시금 위로 올라올 수 있는 힘, 문제를 회피하거나 부인하지 않고 직접 극복해내는 마음의 근력을 의미한다. 본래 회복탄력성은 심리학에 앞서 생태학에서 시작된 개념이다. 생태계가 외부의 변화나 파괴에 어떻게 반응하며 최적의 상태를 유지하는가를 가리키던 지표의 하나였다. 이제 회복탄력성은 심리학과 교육학을 넘어 최근에는 경제학이나 도시 건축, 커뮤니케이션 분야에서도 주목받을 만큼 널리 유행하고 있다.

『회복탄력성』을 쓴 연세대 김주환 교수는 회복탄력성으로 어려움을 이겨낸 사람들의 사례를 소개하고, 수십 년 간 이어온 회복탄력성에 대한 연구결과를 제시해 설득력을 높인다. 더불어 회복탄력성지수 KRQ-53 TEST를 개발하고 스스로 회복탄력성이 어느 정도 되는지 진단할 수 있게 했다. 모두 53개 문항으로 구성된 회복탄력성지수는 스스로의 감정과 충동을 잘 통제할 수 있는 자기조절력, 주변 사람과 건강한 인간관계를 맺을 수 있는 대인관계력, 긍정적 정서를 유발하는 습관인 긍정성이라는 세 가지 요소로 이루어져있는데, 이는 각각 세 가지 하위요소를 지녀 모두 아홉 가지 요소로 구성된다. 관심 있는 독자들이라면 책의 일독을 권한다.

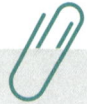

회복탄력성지수의 세 가지 요소

자기조절력 = 감정조절력 + 충동통제력 + 원인분석력
대인관계력 = 소통능력 + 공감능력 + 자아확장력
긍 정 성 = 자아낙관성 + 생활만족도 + 감사

미 캘리포니아 대학 에미 워너Emmy E. Werner 교수는 1955년부터 하와이 카우아이 섬 신생아 698명을 대상으로 32년에 걸쳐 추적조사를 시행했다. 그녀는 열악한 환경에서 자란 아이들이 사회부적응자로 성장할 것으로 가정했지만, 특별히 역기능 가정에서 자란 아이 210여 명 중에서 3분의 1 정도가 별 문제없이 유능하고 자신감 있고 자상한 성인으로 성장한 사실을 발견했다. 그들은 어린 시절이나 청소년기에 어떠한 행동이나 학습 문제도 일으키지 않았다. 그들은 학업에서 성공했고 가정을 꾸리고 사회생활을 잘 이어나갔으며 현실적인 교육 및 직업 목표와 자신에 대한 기대를 성취했다. 그들이 40세가 되었을 때, 그들 중 단 한 명도 실업자가 아니었고, 이혼율이나 사망률, 만성적인 건강 문제의 비율은 같은 동료의 그것보다 현저하게 낮았다. 그들의 교육적, 직업적 성취는 더 경제적으로 안정되고 나은 가정환경에서 자란 아이들보다 더 뛰어났다.

이들이 알코올중독자 부모 밑에서 자랐거나 정신적 문제가 있는 편부모 가정에서 성장했음에도 불구하고 어떻게 인생을 포기하지 않고 성공할 수 있었을까? 워너 교수는 성장 배경과 환경, 선천적인 능력 따위가 한 개인의 성장에 적잖은 도움을 주긴 하지만, 인생의 역경에서 회복하기 위한 능력은 따로 얻어진다는 사실을 발견했다. 해당 아이들은 자기 조절 능력, 대인관계 능력, 긍정성 등에서 높은 수준을 보였다는 공통점이 있었다. 연구를 마치며 그녀는 이들이 환경이나 배경을 원망하지 않고 역경과 시련을 이겨내는 회복탄력성을 갖고 있었다고 결론 내렸다. 그리고 그녀는 이렇게 회복탄력성을 갖춘 이들을 '취약하지만 무적인 존재vulnerable but invincible'라고 불렀다.

역경을 이겨낸 성공의 비결을 회복탄력성에서 찾아낸 에미 워너와 그녀의 저서

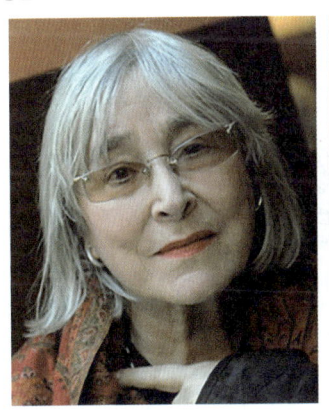 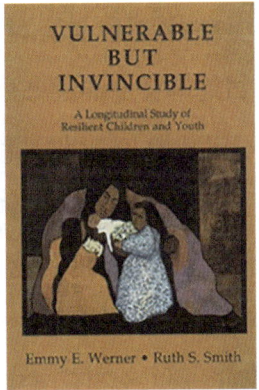

(출처: google.com(좌), amazon.com(우))

누구나 살아가면서 역경과 어려움을 겪게 마련이다. 뜻하지 않던 병이 자신의 육체를 갉아먹을 수도 있고, 졸지에 직장을 잃거나 사업에 실패할 수도 있다. 사랑하는 사람을 사고로 잃을 수도 있고, 사회적으로 고립되어 자신을 세상과 단절하고 무위도식하는 삶을 살 수도 있다. 이런 일이 일어나면 대번 몸이 아프다. 정신적 고통은 육체적 고장을 동반한다. 인간의 두뇌는 매우 섬세하기 때문에 심리적 타격을 금세 알아챈다. 이럴 때 진정 필요한 것은 약 한 첩이 아니라 회복탄력성이다. 회복탄력성은 긍정심리학이 만들어낸 현대인들의 마음 처방전이다. 건강하고 싶은가? 인생의 파고를 넘을 때, 상실감으로 멘붕이 왔을 때, 세상 뭐 하나 내 뜻대로 되는 일이 없을 때, 그때야말로 다시 오뚝이처럼 일어날 수 있는 회복탄력성이 필요한 때다. 회복탄력성은 과연 어떻게 습득할 수 있을까?

자신에게 자신감을 갖는 게 제일 중요하다. 자기효능감을 가진 사람은 어떤 상황에서건 당당할 수 있다. 자신감이 있는 사람은 실패를 두려워하지 않으며, 실패와 역경이 나에게 성장을 위한 밑거름이 된다는 사고방식을 갖는다. 건강에 잠시 문제가 생기거나 덜컥 암 진단을 받더라도 이런 사람은 삶에 대한 의지도 강하고 자신감이 넘치기 때문에 치료도 잘 되고 완쾌도 빠르다. 필자 역시 인생에서 여러 가지 역경을 겪었지만, 자신에 대한 확신이 컸기 때문에 극복할 수 있었다. 무엇보다도 회복탄력성을 기르는 기술은 긍정적인 사고방식과 함께 하루에 하나씩 삶에서 감사할 조건을 찾는 연습이다. 자신에게 주어진 현실에 감사할 줄 아는 사람은 그렇지 않은 사람보다 어려움을 겪었을 때에도 회복이 빠르다. 상황을 긍정적이고 낙천적으로 보는 자세는 시간을 두고 학습하는 것이며 의도적으로 습득하는 것이다.

| 나가는 글 |

건강을 위한 습관 혁명은
지금도 늦지 않았습니다

'천하를 얻고도 건강을 잃으면 무슨 소용인가?'

 세상에는 많은 혁명이 있습니다. 프랑스혁명, 여성혁명, 산업혁명, 농업혁명, 기술혁명, 심지어 문화대혁명도 있었습니다. 그러나 그 무엇보다 건강혁명이 필요합니다. 건강이 가장 중요하기 때문입니다. 우리의 삶을 들여다보면 그 이유를 알 수 있습니다. 바쁜 도시인의 삶 속에 경쟁에서 오는 끊임없는 스트레스와 쉼 없는 라이프스타일이 정신건강을 위협하고, 매연과 미세먼지, 오염된 환경은 우리의 면역력을 위태롭게 하고 있습니다. 그뿐이 아닙니다. 우리가 먹고 마시는 모든 것들은 죄다 자극적이고 지나칩니다. 종류도 알 수 없는 많은 식품첨가물들이 들어간 가공식품이 우리 식탁을 점령했고, 우리 몸은 하루가 멀다 하고 절제하지 못한 음주와 흡연, 과도한 육식의 영향을 고스란히 받고 있습니다. 이대로는 안

됩니다. 이제 건강혁명의 깃발을 올려야 합니다.

 우리의 건강을 혁명적으로 재창조하기 위해서는 건강에 대한 새로운 접근이 필요합니다. 역사상 모든 위대한 혁명은 가장 단순하고 기본적인 사고의 단초에서 시작되었습니다. 아주 작고 시시해 보이지만 결코 그 파급력을 무시할 수 없는 생각의 씨앗! 그 씨앗에서 한 사회와 나라와 세상을 뒤집어 놓은 혁명이 시작되었습니다. 건강혁명도 마찬가지입니다. 무엇보다 내가 건강해야겠다는 생각부터 가져야 합니다. 자신의 건강한 삶을 위해서, 생각을 바꾸고 의식을 뒤집어야 합니다. 생각이 바뀌면 행동이 바뀌고, 행동이 바뀌면 습관이 바뀌고, 습관이 바뀌면 운명이 바뀌기 때문입니다. 그래서 저는 감히 이 혁명을 건강 습관 혁명이라고 부릅니다. 스스로 건강할 수 있도록 운명적으로 자신의 삶을 재창조하는 것이 건강 습관 혁명의 골자입니다.

 '건전한 정신이 건강한 육체를 만든다.'

 사실 건강은 먼 곳에 있지 않습니다. 누구나 건강을 지키는 습관들은 잘 알고 있습니다. 학생들은 공부 잘하고 우등생이 될 수 있는 비결을 이미 다 알고 있습니다. 다이어트를 원하는 주부는 어떻게 해야 살을 뺄 수 있는지 묻지 않아도 방법을 알고 있습니다. 건강을 지키는데 필요한 필수적인 습관 역시 매우 초보적이고 단순한 데에 있습니다. 제가 이 책을 갈무리하면서 제시하는 건강 습관 혁명의 기조는 다음과 같습니다.

첫째, 내 삶의 목표와 가치관을 세우는 일에 대한 의식 혁명
둘째, 잡다한 고민을 끊어내고, 만남을 최소화하며, 단순한 일상과 스트레스 없는 생활 혁명
셋째, 부족하지도 넘치지도 않고 영양가 있는 음식을 골고루 섭취하는 식습관 혁명
넷째, 매일 적당하고 꾸준한 일상생활 속 운동을 통한 육체 혁명
다섯째, 몸과 마음을 다스리는 수련과 명상의 마음 혁명

별스럽지 않은 비결입니다. 필자는 이 비결을 통해 건강을 유지했고, 활력이 넘치는 삶을 살아왔습니다. 건강하고 행복한 삶을 유지하니 개인적으로 직업이나 사업 모두 잘 될 수밖에 없습니다. 가정에서 믿음직한 가장이 되고, 사회에서 존경 받는 교수가 되어 성공적인 삶을 살고 있습니다. 여러분들도 멀리서 건강의 비결을 찾지 마시고 저와 함께 오늘부터 건강 습관을 바꾸는 혁명에 동참하지 않으시겠습니까?

참고문헌

(1). 아이작슨, 『스티브 잡스』, 887.
(2). 앞의 책, 72.
(3). 폴 제인 필저, 『건강관리 혁명(아이프렌드)』, 19.
(4). 앞의 책, 87. 본문을 약간 수정했음.
(5). 앞의 책, 25.
(6). 김창환, 『몸과 마음은 하나다(지성사)』, 7~8.
(7). http://www.yakup.com/news/index.html?mode=view&cat=12&nid=247229
(8). https://biz.chosun.com/site/data/html_dir/2020/06/19/2020061904465.html
(9). http://health.chosun.com/site/data/html_dir/2014/12/08/2014120802225.html
(10). mediarelations.uwo.ca/2017/10/11/ridiculously-healthy-elderly-gut-microbiome-healthy-30-year-olds/
(11). webmd.com/diabetes/news/20180309/enlisting-gut-bacteria-and-fiber-to-fight-diabetes
(12). http://www.korea.kr/news/healthView.do?newsId=148846947
(13). https://www.theguardian.com/world/2007/jan/15/usa
(14). 『The Effect of Morinda citrifolia L. Fruit Juice on the Blood SugarLevel and Other Serum Parameters in Patients with Diabetes Type 2』
(15). 안드레아스 모리츠, 『의사들도 모르는 기적의 간청소(에디터)』, 54~55.
(16). 변상해, 박수경 공저, 『멈출 수 없는 즐거움의 민낯, 중독(한국청소년보호재단)』, 6장을 참고.
(17). https://www.bhf.org.uk/informationsupport/heart-matters-magazine/wellbeing/meditation-and-mindfulness
(18). 김병곤, 『퓨처드림(피톤치드)』, 138~139.